›Leben mit einem Neugeborenen‹ ist eine Kritik an den überkommenen Methoden des Umgangs mit Säuglingen und als solche zugleich positive Aufklärung: ein ›Gegen-Leitfaden‹. Er soll Erwachsenen, die mit einem neugeborenen Kind zusammenleben, helfen, Unsicherheiten, Ängste und Vorurteile abzulegen und das Einfache zu tun, das so schwer zu sein scheint: das Neugeborene an den Körper zu nehmen und es während seiner ersten sechs Lebensmonate im wesentlichen dort zu belassen.

›Leben mit einem Neugeborenen‹ ist keine wissenschaftliche Abhandlung, sondern ein Buch für die Praxis. Es verzichtet allerdings nicht auf die Diskussion wichtiger Einsichten und Impulse, die die Wissenschaft zur frühkindlichen Entwicklung und zum Verhältnis der Generationen in unserer Gesellschaft in neuerer Zeit geliefert hat. Es versucht in Konzeption und Stil den Graben zwischen theoretischer Diskussion und praktischer Anleitung zu überspringen.

Barbara Sichtermann wurde 1943 geboren. Nach dem Abitur und dem Besuch einer Schauspielschule war sie einige Jahre als Schauspielerin tätig. Sie studierte dann Volkswirtschaft, Soziologie und Psychologie. Wichtigstes Lern- und Erfahrungsfeld war für sie jedoch ein Medium, das sich nicht als Institution fassen läßt: die politische Protestbewegung Ende der 60er und Anfang der 70er Jahre.

Sie arbeitet als freie Autorin und erhielt 1985 den Jean-Améry-Preis für Essayistik. Buchveröffentlichungen: ›Vorsicht Kind‹ (1982), ›Weiblichkeit. Zur Politik des Privaten‹ (1983), ›Frauenarbeit‹ sowie ›Wer ist wie? Über den Unterschied der Geschlechter‹ (beide 1987).

Barbara Sichtermann

Leben mit einem Neugeborenen

Ein Buch über das erste halbe Jahr

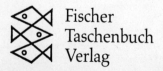

Fischer
Taschenbuch
Verlag

189.–198. Tausend: April 1994

Originalausgabe
Veröffentlicht im Fischer Taschenbuch Verlag GmbH,
Frankfurt am Main, März 1981

© Fischer Taschenbuch Verlag GmbH, Frankfurt am Main 1981
Druck und Bindung: Clausen & Bosse, Leck
Printed in Germany
ISBN 3-596-23308-9

Gedruckt auf chlor- und säurefreiem Papier

Inhalt

Zur Einführung 9
1. Vom Umgang mit Leitfäden 9
2. Dieses Buch: seine Absicht, sein Leitmotiv, sein Aufbau 16
3. Das Material, dem dieser ›Gegen-Leitfaden‹ ent›gegen‹steht 21

Erstes Kapitel: Zur Erziehung der Erzieher 27
Über Allmachts- und Schuldgefühle 29 · Das ›Um . . . zu‹ 34

Zweites Kapitel: Das Schreien 39
Schreienlassen stärkt nicht die Lungen, sondern die Angst 39 · Mit der
Ruhe eines Butlers 43 · Das Bedürfnis nach Geborgenheit am Körper 47 ·
Das Körpertragen und seine Ersatzformen 51 · Hunger und Durst 57 ·
Bauchweh und anderes Weh 61 · Nässe, Kälte und andere Unbilden 68 ·
Zorn 70 · Ein Rest von Geheimnis 72

Drittes Kapitel: Das Stillen 74
›Faire l'amour‹ 74 · Nach Bedarf 79 · Frauenmilch ist konkurrenzlos 82 ·
Die sogenannten Stillschwierigkeiten 90 · Die Technik des Stillens 99 ·
Stillhygiene? 108 · Ernährung der Frau, Milchbildung und Gedeihen des
Kindes 111 · Abstillen 119 · Die Flaschen 121 · Politik des Stillens 122

Viertes Kapitel: Schlafen und Wachen 129
Die Nacht zum Tage 129 · Das gemeinsame Bett von Neugeborenem und
Erwachsenen 135 · Wie kommt die stillende Frau zu ihrem Schlaf? (Übers
Abpumpen) 142 · Das Bett – ein Kindergefängnis 146 · Schlafen unter-
wegs 151 · Die Übergänge 153 · Gemeinsames Wachsein, Spiele 155 ·
Spiel- und Arbeitszeug 163

Fünftes Kapitel: Was man Pflege nennt 170
Der Hygiene-Isolationswall 170 · Der Regelkanon 175 · Ausscheidungen, Wundsein 180 · Wickeln als Liebkosung 182 · Die Kinderhaut und
die Elemente: Textil, Wasser, Luft, Sonne 189 · Die sogenannte Erstausstattung: Was Sie alles nicht brauchen 197

Sechstes Kapitel: **Krisen und Probleme** 203

Bemerkungen zur Krise der Geburt 203 · Die ersten Tage mit dem Neugeborenen 210 · Das Problem mit dem Erziehungsurlaub 216 · Die Entwicklung des Säuglings und ein Rest von Angst 218 · Das Kind ist krank 225 · Trübe Tage 229 · Das Kind – ein Gast im Haus 233

Für eine gemischte Welt 240

Literatur 245

Namen- und Sachregister 247

Für Simon, geboren 1978

Zur Einführung

1. Vom Umgang mit Leitfäden

Als es noch selbstverständlich war, daß Erwachsene und Kinder, Alte und Neugeborene unter einem Dach wohnten, als die Nachbarschaften noch eng waren, so daß Anteilnahme am familialen Leben über die eigene Verwandtschaft hinausreichte – da hatte jeder einzelne eine Fülle von Gelegenheiten, zu sehen, zu erleben, zu lernen, wie man mit einem Neugeborenen umgeht. Die Ratgeber saßen in der eigenen Familie oder nebenan, und man mußte nicht lesen können, um sie zu verstehen. Der Anschauungsunterricht geschah nebenbei und kostenlos, und statt der Puppen gab es echte Wickelkinder.

Diese Zustände, die übrigens auch nicht das Paradies auf Erden waren – man denke nur an die verbreitete barbarische Strafpraxis –, sind im vorigen Jahrhundert untergegangen. Die Generationen haben sich entmischt, ebenso Arbeits- und Wohnschauplätze, eine Bedingung für die Verflüchtigung der nachbarschaftlichen Kommunikation. Die Kleinfamilie von heute ist relativ isoliert, aber auch selbstverantwortlich und etwas freier von der Bevormundung durch überlieferte Vorurteile und Moralen. Sie ist auf sich selbst gestellt und betrachtet den guten Rat der (entfernt wohnenden) Eltern eher als Einmischung denn als Hilfe. Aber da die jungen Eltern, erfahrungs- und ahnungslos wie sie sind, nicht von selbst wissen können, wie und wozu sie's machen sollen, da sie, unterwegs zum Leben mit einem Kind, zunächst mal *unsicher* sind, muß eine neue Instanz die Autoritäten der Vergangenheit: Religion und Herkommen, Sitte und Gewohnheit, begründet ersetzen. Diese Instanz ist die *Wissenschaft* bzw. in unserem Fall die für den Endverbraucher aufbereitete Form, die populärwissenschaftliche Aufklärungsliteratur: der *Leitfaden* für den Umgang mit einem Säugling. Neben der Erziehungswissenschaft und der Sozialisationsforschung spielen Säuglingsmedizin, vorgeburtliche Medizin und Kinderpsychologie eine Rolle bei der Konzeption und Formulierung der modernen Lebenshilfe; ihre Forschungsergebnisse werden von Leitfadenautoren berücksichtigt, damit den jungen Eltern schließlich ein Kompendium von Leitideen, Regeln, Vorschriften in die Hände gelegt werde, das sie befähigt, nach objektiven Kriterien zu handeln, d. h. möglichst alles ›richtig‹ zu machen.

Es sieht also so aus, als hätten Eltern heute, sofern sie sich nur um Aufklärung bemühen, alle Chancen, die Verhältnisse für sich und ihr Kind aufs beste zu gestalten. Aber es sieht nur so aus. Bei genauerem Hinschauen wird deutlich, daß nach wie vor Unsicherheit und Angst vor Fehlern verbreitet sind, daß, wenn das Kind geboren ist, Betriebsamkeit, Sorge und Nervosität den Alltag stärker prägen als Selbstbewußtsein und Zufriedenheit. Irgendwas kann an der neuen Form, in der der Elterngeneration das nötige Wissen für die Aufzucht ihres Nachwuchses beigebracht wird, nicht stimmen, irgend etwas stimmt auch bei Form und Inhalt dieses Wissens, dieser Aufklärung selbst nicht.

1. Die modernen, von der Wissenschaft inspirierten Ratgeber sind untereinander, oft auch in sich selbst, *widersprüchlich*. Denn in der Wissenschaft gibt es stets verschiedene Schulen, die miteinander im Streit liegen – für die Streitenden selbst mag das ganz anregend sein, für das Publikum aber ist es eher verwirrend, wenn es an jedem ›trial‹ und jedem ›error‹ teilnehmen muß.

Moral: Hören Sie auf, zu glauben, daß alles, was von höherer Stelle, von offizieller Seite mit dem Gestus einer Offenbarung verkündet wird, der Weisheit letzter Schluß sei. Fürchten Sie nicht, Sie seien als Laie dumm; was von der Wissenschaft zu lernen ist, das haben wir oft schon gelernt, manchmal ohne es zu wissen. Vertrauen Sie Ihren eigenen Erfahrungen, d. h. trauen Sie sich erstmal, welche zu machen. Es wäre falsch, von der Wissenschaft zu verlangen, sie solle sich zur Eindeutigkeit zwingen, denn daß sie das nicht immer tut, ist eine ihrer letzten Stärken. Was Sie hier und jetzt machen können, ist, Ihrer eigenen Wissenschafts- und Autoritätsgläubigkeit zu mißtrauen.

2. In alle populärwissenschaftlichen Anweisungen spielen stets *politische* Interessen hinein – ob es nun darum geht, wie man sich als Deutscher im Ausland verhalten, welchen Beruf ein Jugendlicher ergreifen soll oder wie ein Baby zu behandeln ist –, die offiziellen Ratgeber wollen, daß Sie es in *ihrem* Sinn richtig machen, ob Sie persönlich damit zurechtkommen oder nicht. Die Objektivität der Wissenschaft ist Schein.

Moral: Fragen Sie *warum*. Wenn Sie sich zu Verrichtungen aufgefordert finden, die Ihnen nicht liegen oder die Sie nicht verstehen, so fragen Sie auf der Mütterberatungsstelle nach Gründen. Wenn die Gründe Sie nicht überzeugen, machen Sie es lieber so, wie Sie selbst es wollen und wie es Ihrem Kind gefällt. Denken Sie immer daran, daß jeder Leitfadenautor (auch ich) nicht einfach nur das Beste für Sie und Ihr Kind will – auch wenn er das selbst glaubt –, sondern daß er zugleich Sie (und andere) zu einem bestimmten Verhalten auffordert, zu einem Verhalten, das den einen oder anderen sozialen Trend stützt oder gerade nicht stützt.

3. Als Besserwisser sind Leitfadenautoren im allgemeinen nicht imstande, ihre Ratschläge so zu formulieren, daß für den Leser Alternativen sichtbar werden und Raum frei bleibt für eigenes Ausprobieren, eigene Erfahrung. Die gängigen Leitfäden für den Umgang mit Säuglingen lesen sich als Schulen eines *normierten* Handelns. Da werden peinlich alle Prozeduren zusammengetragen, die gerade generationentypisch sind, und gewissenhafteste Ausführung wird mit der dräuenden Intensität eines Orchesterdirigenten gefordert. Die moderneren Ratgeber sind manchmal weicher im Ton, auffällig ist aber auch bei ihnen der rituelle Charakter der empfohlenen Handlungen.

Moral: Das A und O im Leben mit einem Neugeborenen ist die Bereitschaft der Erwachsenen, zu *experimentieren*, Probehandeln zu wagen. Gerade diese Bereitschaft wird von den meisten Leitfäden systematisch erstickt. Fürchten Sie sich nicht vor neuen Wegen. Verleihen Sie nicht den Regeln und Verfahrensvorschriften, sondern Phantasie und Spontaneität die Macht über den Tagesablauf. Ein Recht dazu gibt Ihnen die vollkommene Neuheit des Geborenen: So eins war noch nie da – weiß man, was es wollen, was es zurückweisen, wie es reagieren wird? Die Individualität des Neugeborenen ist (oder: könnte sein) selbst ein einziges experimentelles Verhalten, geben Sie ihr Gelegenheit, zum Vorschein zu kommen.

Um Ihnen zu helfen, die Angst vorm Experimentieren abzubauen, möchte ich Ihnen in kurzen Worten eine kleine wissenschaftliche Kontroverse zu diesem Punkt referieren, damit Sie sehen, daß es auch Autoritäten gibt, die der Verregelung des menschlichen Zusammenlebens mißtrauen.

In den ersten zwei, drei Jahrzehnten unseres Jahrhunderts entdeckten Psychologen – in ihrer eigenen Wissenschaft! – die heimliche Ein- und Mitwirkung einer unausgesprochenen (und falschen) Grundannahme. Sie lautete: Geschehen, das man ›frei‹ sich selbst überlasse, sei keiner überdauernden Ordnung fähig – es werde über kurz oder lang in chaotische Zustände übergehen. Wo immer ein Maß an (lebensnotwendiger) Ordnung im Leben anzutreffen sei, könne es nur *von außen aufgezwungen* sein. Entweder durch einen Verkehrsschutzmann oder Schleusenwärter, der alles, was geschieht, fortwährend überwacht, kontrolliert und durch Eingriffe autoritär regelt, oder durch starre und tote Gebilde wie: Kanäle, Röhren, Schienen, Verbotstafeln und Tabus.

Dagegen behaupteten nun Kritiker, daß ein gerade ›frei‹ sich gestaltendes, ein sich sozusagen selbst überlassenes Geschehen nicht nur keineswegs chaotisch wird (und schließlich zugrunde geht), sondern sogar zu einer besseren Ordnung gelangen kann – wobei ›besser‹ nicht nur heißt: menschlicher, entwicklungsfreudiger, sondern sich auch auf die Chance bezieht, daß sich die ›Ordnung‹ im Fall von Störungen und Krisen selbst wiederherstellt, also mit auftretenden Schwierigkeiten schlicht besser fertig wird – ohne Zwang, ohne Tabu, ohne Regelkanon.

Allerdings bedarf es für diese ›frei‹ sich gestaltende Lebensordnung einiger Voraussetzungen. Zu deren wichtigster gehört das ›Eindringen in den Sachverhalt‹, auf unser Thema angewendet: das neugierige und sorgfältige Sich-Einlassen auf das Neugeborene und unsere Beziehung zu ihm. Erwachsene sollten sich einem Säugling zuwenden, »nicht selbst formend, sondern suchend«, »ohne ein vorher fest bestimmtes Ordnungsprinzip«, sich einfühlen in die Bedürfnisse des Kindes, in seine Lage und die eigene mit ihm.[1]

4. Leitfäden sind, so trefflich sie auch verfaßt sein mögen, immer nur aus Papier. Seit junge Eltern ihre Informationen nicht mehr aus der Auseinandersetzung mit den Alten und aus dem Wiegen des Nachbarkinds oder Geschwisterchens beziehen, sondern aus einer Broschüre des Bundesgesundheitsministeriums oder aus dem Fernsehen, hat sich die Form der Kenntnisvermittlung *entsinnlicht*. Sie ist anonym und grau-theoretisch geworden. Das bleibt nicht ohne Auswirkung auf die Beziehung zum Kind. Diese Beziehung büßt etliche Grade an Selbstverständlichkeit und Direktheit ein. Hinterm rationalen Informationsgewinn ist ein Erfahrungsverlust verborgen, der durch noch so viele Lektionen und Traktate nicht aufzuholen ist, ja der durch die Aufklärung

[1] Vgl. W. Metzger: Psychologie, Darmstadt 1954, S. 234

selbst immer wieder neu erzeugt wird. Auch dann, wenn diese Aufklärung in vielem besser und umfassender ist als das Wissen, das sie ersetzt hat.

Moral: Wir haben doch alle schon so viel gelernt. Viele von uns können besser lesen und schreiben oder wenigstens per Film gebotene Information verarbeiten als mit anderen reden. Es wäre auch heute durchaus möglich, Kenntnisse, Informationen, Ideen von Mund zu Mund zu tauschen, *unter Betroffenen* Probleme zu bereden, Fragen zu stellen, Lösungen und Antworten zu erörtern. Ein kritischer Leitfaden, so einer wie der, den sie jetzt in der Hand halten, sollte immer versuchen, sich ein Stück weit überflüssig zu machen. Warum also nicht Schwangeren-Gruppen bilden, Zirkel von werdenden, jungen und erfahrenen Eltern und von anderen Betroffenen und Interessierten (auch größeren Kindern), die sich untereinander beraten, Wünsche und Ängste besprechen können? Und gemeinsame Erfahrungen machen?

5. Die *Inhalte* der zur Säuglingspflege empfohlenen Prozeduren setzen die Körperfremdheit, ja -feindlichkeit der Aufklärungs*form* fort. Die Regeln und Verfahrensvorschriften, die unsere Leitfäden aufstellen, sind in ihrer großen Mehrzahl Vermeidungsrituale (ob die Autoren das nun wollen und wissen oder nicht), sie *unterbinden* eine spontane *Körperbeziehung* zwischen Neugeborenem und Erwachsenen. Eine scheinbar notwendige Verrichtung reiht sich da an die andere, ein Ritual ans nächste. Es sieht fast so aus, als dürfe man nicht zur Besinnung kommen, als dürfe kein freier Raum, keine freie Zeit entstehen zwischen Kind und Erwachsenem: Die beiden könnten einander kennenlernen. Jedes Luftloch, jede offene Sekunde wird sofort mit einer Prozedur gestopft.

Die Folgen: Die Beziehung zwischen Erwachsenen und Säugling beginnt, sich zu entkörperlichen, zu versachlichen, zu mechanisieren. Aufgeklärte Eltern, die Kurse besucht, Literatur studiert und Ausstattungen besorgt haben – sie nähern sich dem Baby gut informiert, sie wissen, wie man es richtig macht, aber sie wissen gar nicht mehr, was ›es‹ eigentlich ist. ›Es‹, das neugeborene Kind und die mögliche Beziehung der Erwachsenen zu ihm.

Moral: Sie sollten vorab wissen, daß die *Körperbeziehung* zu Ihrem Kind wichtiger ist als die Einhaltung sämtlicher Regeln. Bieten Sie – das gilt für Frauen *und Männer*, auch für größere Kinder – dem Neugeborenen Ihren Körper als Wohnung an. Wenn das Kind eingezogen ist, lösen sich viele der auftretenden Probleme auf verstehbare, individuelle, manchmal spielerische Weise.

Dieser ›Gegen-Leitfaden‹ soll Sie dazu befähigen, die Körperbeziehung zum Baby aus dem ganzen Wust von überflüssigen Prozeduren und nebensächlichen Verrichtungen, aus dem nach Leitfaden-Vorstellung Ihr Alltag mit dem Kind zu bestehen hätte, wieder freizulegen.

Ich möchte noch ein wenig mehr zu Punkt 5 sagen, denn er liegt mir besonders am Herzen. Sicher werden Sie, wenn Sie in einem normalen Leitfaden blättern, lesen, daß ein neugeborenes Kind Liebe und Zuwendung brauche, daß Sie es zärtlich streicheln und freundlich anreden sollen usf. Ich habe, wenn ich solche Sätze lese, immer das Gefühl, als sollten die Aufforderungen zu Zärtlichkeit und Freundlichkeit zugleich eine Schranke setzen, als stünde zwischen den Zeilen der Satz: Bis hierher und nicht weiter. Ginge es denn weiter? Ja, es geht weiter: Aber dieses Weitergehen berührt eines der strengsten Tabus der modernen Gesellschaft: das Sexualtabu zwischen Erwachsenen und Kindern.

Kindern werden sexuelle Wünsche und Handlungen nicht zugestanden, Säuglingen schon gar nicht. In Leitfäden werden Erwachsene, die es zu »sexuell getönten Zärtlichkeiten« mit einem Baby kommen lassen, unter der Rubrik ›Fehlhaltungen der Eltern‹ abgehandelt. Wenn (ältere) Säuglinge an ihrem Penis oder ihrer Vulva spielen, so rät man Eltern »darüber hinwegzusehen« oder das Kind abzulenken. Mit einem Wort: Die Sexualangst und -feindschaft der Leitfadenverfasser ist ebenso blind wie durchgängig.

Was würde es nun bedeuten, wenn wir nicht nur ›bis hierher‹, also bis zu Güte und Pflege, sondern ›weiter‹ gingen? Worin würde sich ein ›sexualfreundlicher‹ Ratgeber vom üblichen unterscheiden, wie soll eine Beziehung zum Säugling ohne Sexualangst aussehen?

Unsere Vorstellungen von Sexualität sind im allgemeinen so sehr zentriert auf die genitale Sexualität, auf das, was in der Sprache der Polizei und der Aufklärungsliteratur ›Geschlechtsverkehr‹ heißt, daß wir empfindungsblind zu werden drohen für alle Formen, die jenseits davon möglich und wirklich sind. Natürlich ist die Sexualität mit einem Baby keine genitale, sie bezieht sich überhaupt nicht spezifisch auf die Geschlechtsorgane des Säuglings, aber sie hat doch in vielem Ähnlichkeit mit Liebe-Machen.

Eltern, sagte ich oben, wollen es richtig machen, aber sie wissen gar nicht, was ›es‹ eigentlich ist. ›Es‹: das Baby und die Beziehung der Erwachsenen zu ihm. Diese Beziehung hat eine bestimmte

Qualität, die wir sonst nur aus der Sexualität kennen, und deshalb sollten wir sie ruhig eine sexuelle Beziehung nennen. Der Anblick eines Neugeborenen löst in Erwachsenen – übrigens *beiderlei* Geschlechts – und auch in größeren Kindern ein spontanes physisches Verlangen aus, das Kind an ihren Körper zu nehmen, es mit Hals, Kinn, Armen, Brust und Händen so zu halten, zu stützen und zu umschlingen, daß es ganz von ihrer Körperhaut, von deren Wärme und Feuchtigkeit umgeben ist. Obwohl die meisten Erwachsenen dieses Verlangen verdrängt und verlernt haben, ist es doch, als erotischer Ausdruck des ›Brutpflegetriebs‹, unterschwellig wirksam. Ein Neugeborenes ist vom komplementären Verlangen, also von dem Bedürfnis, in den Körpern der Erwachsenen eingebettet, geborgen zu werden, während seiner ersten Lebensmonate vollständig erfüllt. Das beiderseitige Bedürfnis nach körperlicher Verschränkung bildet sich bei Kind und Erwachsenen, die zusammen leben, immer wieder neu, solange das Baby sich noch nicht selbst fortbewegt, und es gibt beiden, wenn es befriedigt wird, ein ruhiges leibseelisches Glücksgefühl. Das ist schon alles, aber das ist nicht wenig.

Warum nun, werden Sie vielleicht fragen, kann man diesen Wunsch nach Umarmung nicht einfach als zärtliche Wallung ansehen, warum muß man von Sexualität sprechen? Sicher, die Bezeichnung ist letztlich nicht so wichtig, die Sache soll getroffen werden. Aus zwei Gründen scheinen mir Worte wie Zärtlichkeit und Zuwendung ungeeignet: Einmal sind sie zu schwach, um die Heftigkeit, Unabweisbarkeit und Bewußtseinsferne der Erregungen und Gefühle des Begehrens, die da im Spiel sind, zu bezeichnen, zum anderen erfüllt ja das Körperverschränken einen biologischen Zweck: Es sichert die Entwicklung des Neugeborenen. Diese Art von Verbundenheit mit biologischen Funktionen finden wir in der Sexualität, kaum aber bei der zärtlichen Regung.

›Es‹ ist also ein Stück Sexualität und Spontaneität – der Möglichkeit nach, denn was in der Wirklichkeit von der Körperbeziehung zwischen Erwachsenen und Säuglingen übrig bleibt, ist leider meist kümmerlich. Einen Säugling will man erst mal reinlich halten, bevor man darauf kommt, daß man sich mit ihm ergötzen kann. Man will auf Nummer Sicher gehen, und so quälen viele lieber sich und ihr Kind mit überflüssigen Prozeduren, um nur ja die Sicherheit zu haben, daß sie tun, was alle tun und damit recht tun, anstatt zu tun, wozu sie Lust haben und damit am Ende was anzurichten, und sei es – Lust.

Ein ›sexualfreundlicher‹ Leitfaden müßte die Erwachsenen also aufmerksam machen auf die vielen oft übersehenen und verpaßten Möglichkeiten für Körperkontakt, müßte sie auffordern, Regeln zu ignorieren und Prozeduren wegzulassen, deren Zweck darin zu bestehen scheint, Sinnlichkeit und Spontaneität abzutöten.

Ein Leitfaden, der Ihnen ferner in den Punkten 1 bis 3 Probleme ersparen will, müßte

a) widersprüchliche Resultate in den Wissenschaften, umstrittene Thesen, lediglich vorläufige Schlußfolgerungen, eigene Unkenntnis etc. offenlegen, damit der Leser sich seine eigene Meinung bilden und sich gegebenenfalls woanders informieren kann;

b) politische, philosophische und andere Überzeugungen des Autors (der Autorin) als solche vortragen und nicht in Gestalt scheinbar ›objektiv richtiger‹ Verhaltensrichtlinien einschmuggeln;

c) verschiedene Wege aufzeigen, wo immer das möglich ist; den Tagesablauf nicht von oben bis unten vollstellen mit Pflichten, Prozeduren und Verantwortung, sondern freiräumen für Spontaneität, Phantasie, Experiment.

Hierfür ist, hoffe ich, der vorliegende ›Gegen-Leitfaden‹ gut.

2. Dieses Buch: seine Absicht, sein Leitmotiv, sein Aufbau

Dieser ›Gegen-Leitfaden‹ will Ihr Leben mit einem Neugeborenen entregeln helfen – damit es ein Leben wird anstelle einer Abfolge von Pflichten. Das Kind soll für Sie kein Prüfstein sein, mit dem Sie etwas richtig oder falsch machen können, sondern es soll für Sie ein Gast sein, der – sagen wir es ruhig ein bißchen märchenartig – aus einem anderen Land kommt und Ihnen davon, auf seine Art, erzählt. Hören Sie zu und zeigen Sie ihm – Sie werden bald merken, es will auch von Ihnen viel erfahren –, wie es bei Ihnen zugeht. Die meisten Leute lernen zu viel, wenn sie sich auf das Leben mit einem Kind vorbereiten und strengen sich zu sehr an dabei. Reden wir nicht vom Lernen, wenn wir den Umgang mit einem Neugeborenen meinen – denn es geht uns um das Loskommen von Mühe und Last. Denken wir an einen Vorgang, der anstrengungslos und passivisch ist, eher das Gegenteil vom Lernen: das *Vergessen*. Wo immer das Leben mit einem Neugeborenen beginnt, sollten die Prozeduren vergessen werden, die dieses Leben in charakteristischer Weise einzuschnüren drohen, sollten die Pläne vergessen werden, durch die wir gewohnt sind, den Ablauf unserer Tage und Nächte zu strukturieren, sollten die Normen und Gebote vergessen werden, durch deren Befolgung wir uns zur Domestizierung des neuen, noch ungebärdigen Lebens anschicken.

Sicher wird uns ein solches Vergessen nicht leicht. Und so landen wir bei dem paradoxen Ergebnis, daß wir das Vergessen zu lernen hätten. Die Prozedur, die diese Lerntätigkeit ausmacht, scheint einfach: Sie ist negativ und besteht im Weglassen.

Leider ist diese Kunst in unserer megalomanischen Kultur, in der allenthalben das Vorurteil herrscht, daß *mehr = besser* ist, am allerschwersten auszuüben.

Wir müssen eben doch lernen.

Das beste ist, Sie lernen *mit Ihrem Kind gemeinsam* das, was für Sie zu lernen ist. Leihen Sie dem Kind Ihr Ohr. Denken Sie nicht, Sie seien so viel schlauer, nur weil Sie ein paar Jährchen länger auf dieser Erde herumgekrebst sind. Jeder von uns hat eben auch viel Falsches gelernt. Nutzen Sie die große Chance, die Ihnen das Baby bietet: in vielen Dingen noch einmal neu zu beginnen. Je weniger Sie schon vorweg das Leben mit dem Baby einrichten, je weniger Sie im Detail planen, desto besser. Pläne sind – entgegen allen Ratschlägen und Gewohnheiten – kein guter Modus der Gegenwartsbewältigung im Leben mit einem Neugeborenen, ja auch im Leben der Erwachsenen wirken sie häufiger als sanfter Terror, denn als Hilfe im Alltagsleben. Daß Kurzzeitpläne erfüllt werden müssen, gehört zu den tagtäglichen Nötigungen, die an uns selbst heranzutragen wir allzu gut gelernt haben. Jetzt mache ich dies, dann das, und schließlich folgt jenes – wie jeden Dienstag. Springen Sie aus der Woche und der Kette Ihrer Verpflichtungen, Sie werden staunen, wie wenig Ihnen fehlt. Das Problem ist, daß wir alle dazu neigen, am Dienstag abend zufrieden zu sein, nicht weil wir dies, das und jenes getan, sondern weil wir unsere Pläne erfüllt haben.

Erwachsene mit einem Neugeborenen werden ein ums andre Mal erleben, daß es ihre Pläne durchkreuzt. Obwohl das, was unplanmäßig dann geschieht, schöner sein könnte als das Geplante, sind die Erwachsenen unzufrieden, denn die Erfüllung eines Planes begeistert sie. Auch dann, wenn das, was sie dafür tun müssen, unangenehm ist. Dem Götzen *Plan* (Stundenplan, Terminplan, Fahrplan, Dienstplan) opfern wir tage- und nächtelang, ohne es überhaupt zu merken. Wir opfern ihm aber nichts weniger als unsere Fähigkeit, das Hier und Jetzt anders wahrzunehmen als in Gestalt eines abzuhakenden Punktes auf der Tagesordnung. Mit anderen Worten: Wir opfern ihm das Hier und Jetzt. Darin aber lebt ein Baby ganz und gar. (Moral: Verzichten Sie unbedingt auf die Aufstellung eines Tagesplans für den Alltag mit dem Kind.)

Ein Leitfaden kann Ihnen hierfür schwerlich im einzelnen etwas raten. Es wäre sinnlos, Sie aufzufordern: Seien Sie spontan, entwickeln Sie Phantasie! Da bleibt nur das Negative: Ich kann Ihnen hin und wieder sagen, was Sie alles *nicht* machen sollen, was Sie vergessen und was Sie weglassen können. Und mit Ihnen zusammen hoffen, daß das, was in dem frei gewordenen Raum sich herstellt, ein Stück Kontakt und Kennenlernen zwischen Ihnen und dem Baby, den beiden Reisenden aus den füreinander unbekannten Ländern, sein wird.

Aber jetzt doch rasch zum *Positiven,* damit Sie keine Angst kriegen, ich wollte den Umgang mit dem Säugling ganz und gar Ihrer Intuition überlassen. Sie finden in diesem ›Gegen-Leitfaden‹ die meisten jener *Informationen,* die Ihnen auch andere Leitfäden bieten, also z. B. welche Arten von Wickeltechniken es gibt, wieviel Gramm Milch ein Säugling in den ersten Wochen trinkt und was beim Baby eine gesunde Verdauung ist. Aber diese Art von Information ist mir nicht das Wichtigste. Der ›Gegen-Leitfaden‹ hat eine Art *Leitmotiv,* das die meisten Kapitel und Abschnitte strukturiert, ich erwähnte dieses Leitmotiv schon im ersten Teil der Einführung: Es geht um das Wiederentdecken und Wiederermöglichen der Körperbeziehung zwischen Erwachsenen und Neugeborenem. Meine Kritik an herkömmlichen Ratgebern, die Ideen, Anregungen und Vorschläge, die ich Ihnen unterbreite, zentrieren sich um die für diese Beziehung nötigen und wichtigen Tätigkeiten, Einstellungen, Gegenstände und Gefühlsbereitschaften. Ich glaube, daß, wenn die Herstellung der Körperbeziehung geglückt ist, alle weiteren Probleme an Schärfe verlieren und sich leichter lösen lassen. Die Existenz des Leitmotivs beschränkt nun die Gültigkeit des ›Gegen-Leitfadens‹ im wesentlichen auf das *erste halbe Lebensjahr* des Säuglings, wobei wiederum den ersten drei Lebensmonaten besondere Aufmerksamkeit gewidmet wird. In dieser Zeit entscheidet es sich, ob Kind und Erwachsene mit ihren Leibern und Sinnen zusammenfinden – alle weiteren Aspekte des Zusammenlebens sind dann von dieser Basis aus erklärbar, überschaubar, gestaltbar.

Im zweiten Lebenshalbjahr des Kindes ändert sich das Verhältnis Erwachsene–Baby in diesem wesentlichen Punkt: die Körperbeziehung lockert sich. Das Kind greift nach Gegenständen, es lernt zu kriechen und bewegt sich aus eigenem Antrieb *von den Erwachsenen weg*. Meist spielt auch in diesem Alter das Stillen, also die Ernährung durch den Körper der Frau, wenn überhaupt noch eine, so eine untergeordnete Rolle. Jetzt müssen die Erwachsenen bereit sein, das Baby gehen zu lassen, ihre Körper müssen es hergeben, *loslassen*. Obwohl auch ein älterer Säugling (und selbst das Kleinkind) immer noch häufig auf den Arm oder auf den Schoß will, obwohl die Erwachsenen es auch jetzt noch gern hochnehmen, tragen und an sich drücken, ist doch bei beiden, Erwachsenen und Kind, der Impuls zur Körperverschränkung schwächer geworden. Die Umarmung wird zärtlicher, bewußter, spielerischer, ich würde sagen: sie verliert ihren vorwiegend sexuellen Charakter.

Das zweite halbe Jahr brauchte also ein anderes Leitmotiv: weg vom Körper, hin zu den Dingen und der Welt, aber dann, zwischendurch, doch immer wieder zurück zum Erwachsenenkörper. Eine bewegtere Melodie, mit ganz anderem Rhythmus, anderer Tonart. Sie würde aber die eine oder andere Dissonanz einschließen, wenn nicht das Leitmotiv der ersten Monate noch gut in Erinnerung, d. h. wenn es nicht gut ›gelernt‹ und gelebt worden wäre. Die besondere Bedeutung, die die Körperbeziehung Neugeborenes–Erwachsene in den ersten sechs Monaten für alle folgenden Monate und Entwicklungsabschnitte hat, rechtfertigt, meine ich, die Konzeption eines Leitfadens nur für diese Zeit. Sie finden dennoch im vorliegenden Buch vieles, was für die *gesamte* Säuglingszeit gültig ist.

Bei aller Konzentration auf das Leitmotiv ist, hoffe ich, der ›Gegen-Leitfaden‹ *realistisch*. Er berücksichtigt die Lebensumstände der meisten Erwachsenen, die heute Kinder kriegen, und unterscheidet zwischen dem *Ideal* einer engen Körperverschränkung und dem Machbaren, Zweitbesten, mit dem viele von uns sich trotz besserer Absichten und Einsichten begnügen müssen. Wo es sich anbot, habe ich indessen darauf hingewiesen, daß das Sich-Begnügen nicht immer der richtige Weg ist, daß der Zwang der Verhältnisse manchmal auch den Umstand quittiert, daß wir es nicht wagen, die Verhältnisse zu zwingen.

Zum *Aufbau* des ›Gegen-Leitfadens‹: Ich beginne mit einem kleinen Kapitel zur *Erziehung der Erzieher*. Die verbreitete Überzeugung von Erwachsenen (von Leitfadenschreibern und -lesern), sie sollten und könnten Entwicklung und Zukunft eines Kindes nach eigenem Gutdünken ausgestalten, wird darin kritisch angesehen.

Es folgt ein Kapitel über das *Schreien*, jenes Phänomen, das die meisten Leute in unserer Zeit assoziieren, wenn sie an einen Säugling denken. Ein Kind, das ist eine Störung, weil es lärmt, ein Baby ist erst recht eine, weil es *schreit*. Es lärmt mit einer menschlichen Stimme, es wagt, sich zu beklagen, auszudrücken, daß die Welt, auf die es kam, ihm nicht geheuer ist. Und die Welt hält sich die Ohren zu.

Kein Wunder, daß ein so empfangener Säugling *Grund* zum Schreien hat. Welche Gründe es nun im einzelnen noch gibt und was Sie tun können, um die Kette von Geschrei der Kinder und Abwehr der Erwachsenen zu durchbrechen, das lesen Sie im zweiten Kapitel.

Das dritte Kapitel behandelt das *Stillen*, eine der tröstlichsten Antworten, die die Erwachsenen dem schreienden Kind geben können. Dieses Kapitel geht zugleich auf die obligatorischen Ernährungsfragen ein. Es ist besonders ausführlich, u. a. deshalb, weil ein Nachholbedarf an Informationen übers Stillen existiert und weil die umlaufenden Ratschläge und Anweisungen nahezu sämtlich unvollständig oder irreführend, manchmal auch direkt zum Abgewöhnen sind.

Während die erste Tätigkeit, die Erwachsene, ängstlich-abwehrend, einem Baby zuordnen, das Schreien ist, ist die zweite dann das *Schlafen*. Etwa nach dem Muster: Das unartige Kind schreit, das brave (trinkt und) schläft. Das sehr brave Kind schläft in einem fort und des nachts sowieso. In Wirklichkeit aber sind schon Neugeborene recht ausschweifend und machen gern mal die Nächte durch. Im Kapitel übers *Schlafen und Wachen* geht es um physiologische Rhythmen und um die Möglichkeiten, Wach- und Schlafphasen für Kind und Erwachsene so einzurichten, daß Geborgenheit, Erholung und Anregung jeweils zu ihrem Recht kommen.

Im Kapitel über *Pflege* finden Sie neben einer kleinen Lektion über die Gefahren der Hygiene eine Fülle von Hinweisen für die alltägliche Praxis.

Die Fragen der täglichen Praxis sind ja nicht alles – es gibt auch eine Reihe von *psychischen* Problemen, mit denen sich Erwachsene mit einem Säugling konfrontiert sehen: Keineswegs sind die Gefühle zum Kind immer so rosig wie Babyhaut, und gerade die besten Absichten führen manchmal zu entmutigenden Resultaten. Ich habe im Kapitel *Krisen und Probleme* versucht, nüchtern und behutsam einige der typischen Konflikte zwischen Erwachsenen und neugeborenem Kind anzusprechen – in der

Absicht, Illusionen zu vertreiben, verstiegenen Ansprüchen den Boden der Realität zu zeigen und in Ängsten und Schuldgefühlen festsitzende Emotionen ein Stück weit aus ihrer Verstrickung zu lösen.

3. Das Material, dem dieser ›Gegen-Leitfaden‹ ent›gegen‹steht

Der ›Gegen-Leitfaden‹ ist eine *Diskussion*. Alle kritische Literatur entsteht in Auseinandersetzung mit dem, was man die etablierte Literatur nennt, nicht nur mit der Literatur natürlich, sondern auch und vor allem mit der Praxis, auf die die Literatur sich bezieht. Als Fragende, als Leserin und Lernende, als Ausprobierende, Scheiternde, Skeptische, Erfinderische, als jemand, die die Wut gekriegt hat, als jemand, die es ganz anders versucht hat, habe ich den Stoff für den ›Gegen-Leitfaden‹ zusammengewebt, -gelebt, -geschlußfolgert, abgeguckt und weitergedacht. Die praktischen Erlebnisse und Erfahrungen, aus denen heraus der ›Gegen-Leitfaden‹ zustande kam, tauchen im Text ab und an auf, treten aber zurück hinter den ›theoretischen‹ Erlebnissen, hinter der kritischen Arbeit also an der ›etablierten Literatur‹. Das liegt in der Natur der Sache, hätte ich es andersrum machen wollen, hätte ich eine Erzählung schreiben müssen. Die Lektüre der ›etablierten Literatur‹ oder sagen wir es herzhafter: der Ärger beim Lesen der Handbücher und Broschüren und das leichte Grausen bei der Vorstellung, daß viele Erwachsene tatsächlich alles so machen, wie es in diesen Büchern steht – die haben mich sehr stark motiviert bei dem Versuch, eine Anleitung zum Andersmachen zu schreiben. Ich will nicht verschweigen, daß ich auch wertvolle Information und interessante Anregungen fand, im großen und ganzen jedoch war ich von der ›etablierten Literatur‹ enttäuscht, ja sogar ein wenig alarmiert.

Ich teile Ihnen das mit als Auftakt für eine Einladung: Ich möchte gern, daß Sie die ›Auseinandersetzung‹ nachvollziehen, daß Sie sich, zunächst rezeptiv, zuhörend, an der Diskussion beteiligen. Dafür müssen Sie natürlich wissen, von welcher ›etablierten Literatur‹ die Rede ist, wie also das Material aussieht, dem der ›Gegen-Leitfaden‹ entgegensteht.

Ich habe fünf Broschüren und Handbücher zur Säuglingspflege zusammengestellt, aus denen ich im folgenden immer wieder zitieren werde. Meistens um zu zeigen, wie man es nicht machen soll, manchmal auch, um auf erfreuliche und unterstützenswerte Umorientierungen in der öffentlichen Meinung, der Kindermedizin und Säuglingspädagogik hinzuweisen. Ich habe mich bemüht, eine repräsentative Auswahl zusammenzustellen. Es handelt sich bei den fünf Quellen um eine Literatur, die *verbreitet* ist, also viel gelesen wird, teils wird sie kostenlos von den gesetzlichen Krankenkassen verschickt oder in Geburtskliniken verteilt, teils erfreut sie sich im Buchhandel hoher Verkaufszahlen. Ich habe ferner darauf geachtet, daß Stimmen aus verschiedenen ›Lagern‹, verschiedene Meinungen und Trends vertreten sind.

Dies sind meine fünf Quellen:

1. ›Ärztlicher Ratgeber für werdende und junge Mütter‹ von Prof. Dr. med. S. Häussler (wenn ich aus dieser Quelle zitiere, kürze ich ab mit ›Ärztlicher Ratgeber‹)[2];
2. ›Mutter und Kind‹, Ärztlicher Ratgeber für werdende und junge Mütter. Redaktion: H.-L. Werner (in Zitaten abgekürzt mit ›Mutter und Kind‹)[3];
3. ›Das Baby‹. Ein Leitfaden für junge Eltern. Herausgeber: Bundeszentrale für gesundheitliche Aufklärung, Köln (abgekürzt: ›Das Baby‹)[4];
4. ›Das Elternbuch‹ von U. Diekmeyer[5];
5. ›Baby-Lexikon für Mütter‹ von Prof. Dr. med. B. Leiber und Prof. Dr. med. H. Schlack (abgekürzt: ›Babylexikon‹)[6].

Wir können unsere Quellen grob einteilen in konventionelle Ratgeber, deren Inhalte vorwiegend inspiriert sind von konservativen, teils recht bezopften, aber immer noch weit verbreiteten Prinzipien der Säuglingspflege und -erziehung, und in moderne Aufklärungsbücher bzw. -broschüren, auf die schon mal das eine oder andere Resultat kritischer Forschung, auch Ideen aus der Psychoanalyse, Einfluß genommen haben. Zur ersten Gruppe

---

[2] Der Verfasser S. Häussler ist Mitglied des Bundesgesundheitsrates. Die Schrift enthält Vorworte der (damaligen) Bundesminister Focke und Arendt, sie wurde in München im Jahre 1976 verlegt. Format A-4, 72 Seiten, ca. 30 davon Werbung. Die Broschüre wird über die Krankenkassen gratis vertrieben.

[3] Vorwort unter anderen von Bundesministerin Huber und H. J. Severing, Präsident der Bundesärztekammer. Verlegt im Jahre 1978 in Heidelberg. 72 Seiten im Format A-4, davon ca. 28 Seiten Werbung. Die Broschüre wird in Geburtskliniken gratis verteilt.

[4] Köln und Stuttgart 1977. Diese Broschüre wurde herausgegeben im Auftrage des Bundesministers für Jugend, Familie und Gesundheit. 59 Seiten im Format A-4, keine Werbung. Gratisvertrieb über die Krankenkassen.

[5] Hamburg 1978. Buch, Format A-5, 156 Seiten, im Buchhandel erhältlich.

[6] Stuttgart 1975. Buch, Format A-5, 328 Seiten, im Buchhandel erhältlich.

gehören der ›Ärztliche Ratgeber‹, ›Mutter und Kind‹ und das ›Baby-Lexikon‹, zur zweiten Gruppe das ›Elternbuch‹ und ›Das Baby‹.

Ich möchte den Unterschied zwischen den beiden Gruppen und die Position des ›Gegen-Leitfadens‹ verdeutlichen an der Frage, *an wen sich denn so ein Leitfaden eigentlich richtet.* An die Mutter? An die Eltern? Oder an wen sonst? Das ist keineswegs eine nebensächliche Frage, sie umschließt, wie wir sehen werden, ein ganzes Programm, einen ganzen Entwurf vom Leben mit einem Säugling.

Den Ratgebern der konservativen Richtung kommt es nicht in den Sinn, daß eine andere Person als just ›die Mutter‹ Umgang mit einem Säugling haben könnte – oder haben sollte. Sie wenden sich deshalb – *schon im Titel*, das ist bei allen drei konservativen Leitfäden auffällig – nur an Frauen, und sie reden, wenn sie im Text Pflegepersonen auftreten lassen, immer nur von ›Müttern‹. Dies auch in Fällen, in denen es der Kontext – wie er es z. B. bei der Schilderung einer Geburt tut – *nicht* unbedingt nahelegt. Z. B.:

> »Krampfanfälle infolge Zahnens, sog. ›Zahnkrämpfe‹, gibt es trotz der unausrottbaren Meinung vieler Mütter nicht.« (Ärztlicher Ratgeber S. 65)

Im ›Baby-Lexikon‹ lesen wir auf S. 158 zum Stichwort ›Kinderbett‹:

> »Eines der Gitter sollte nach Möglichkeit herunterklappbar sein, damit die Mutter besser an das Kind herankommt und alle notwendigen Pflegemaßnahmen erleichtert werden.«

Und in ›Mutter und Kind‹ (S. 34) heißt es unter der Überschrift: ›Geduld ist wichtig!‹:

> »Es kann nicht alles glatt gehen in den ersten Lebensmonaten. [. . .] Es ist wichtig, daß die Mutter immer ruhig und gelassen bleibt, denn Zorn und Ärger sind schlechte Erziehungsfaktoren.«

Hätte man in diesen Fällen nicht auch als konservativer Autor mit breiterer Gültigkeit zumindest ›die Eltern‹ schreiben können? Aber nein, es muß die Mutter sein (wenn die auch manchmal ein bißchen blöd ist und z. B. an Zahnkrämpfe glaubt). Nun werden zwar Babys in der großen Mehrzahl aller Fälle tatsächlich von ihren Müttern zu Bett gebracht usw., das ist die rauhe Wirklichkeit – aber daß es auch in vielen Ratgebern immer nur ›die Mutter‹ ist, die da umgeht mit dem Kind, die abergläubisch oder ärgerlich ist, das liegt nicht einfach daran, daß diese Ratgeber eben anknüpfen an die Verhältnisse, so wie sie wirklich sind. Wie kaum eine andere will ja die populärwissenschaftliche Literatur Einfluß auf die Wirklichkeit nehmen, sie verändern oder, im Gegenteil, sie gerade vor Veränderung bewahren. Sie will *Normen setzen,* alte stabilisieren oder neuen vorarbeiten. Dadurch, daß sie das Leben mit einem Neugeborenen zu einem Zwei-Personen-Stück macht, in dem immer nur das Kind und ›die Mutter‹ auftreten, macht sie uns glauben, daß es so sein soll und nicht anders sein kann und darf. Wenn das ›Baby-Lexikon‹ davon spricht, daß ein Säugling die Bauchlage »nur in Anwesenheit der Mutter« (S. 280) einnehmen dürfe, so ist dies inhaltlich streng genommen falsch, zumindest inexakt, denn nicht Anwesenheit ›der Mutter‹ ist Voraussetzung, sondern die Anwesenheit irgendeiner Person, die das Kind gegebenenfalls umzudrehen in der Lage ist. Aber als ideologische ist diese Wendung richtig und exakt, sie fördert, ohne großen Aufwand, ganz beiläufig, die Mutterschaftsideologie.

Daß es auch anders geht, zeigt der progressive Aufklärungsliteratur, zu der wir ›Das Baby‹ und ›Das Elternbuch‹ zählen. Schon im Titel wenden sie sich an die *Eltern.* Auf Photos sind mehrfach Männer mit Säuglingen im Arm zu sehen. Und wir lesen: »Die Zeiten sind vorbei, als man der Meinung war, Babypflege sei ausschließlich Frauensache« (›Das Baby‹ S. 23). Das ›Elternbuch‹ teilt mit: »Gegenwärtig versuchen vor allem jüngere Leute, wieder in größeren Gruppen zusammenzuleben. Sie wollen auf diese Weise günstigere soziale Bedingungen schaffen [. . .], sich in späteren Jahren durch die gemeinsame Kindererziehung gegenseitig entlasten und einander dadurch bei der Ausübung einer beruflichen Tätigkeit unterstützen.« (S. 78) Diese Mitteilung ist durchaus als Empfehlung gemeint. Beide Quellen gehen so weit, statt ›Vater‹ oder ›Mann‹ auch mal ›Partner‹ zu sagen, womit unverheiratet Zusammenlebende (und damit auch nichteheliche Kinder) indirekt hoffähig gemacht werden.

Gleichwohl ist der Versuch, den Vater oder sogar nicht verwandte Dritte ›miteinzubeziehen‹, bei den fortschrittlichen Aufklärern nicht viel mehr als eine Geste. Keiner der ›etablierten‹ Leitfäden, die ich durchgesehen habe, macht sich die Mühe, über die problematische Mutter-Kind-Zweiheit, über den Konflikt Mutterschaft/Berufstätigkeit und Frauenemanzipation öffentlich nachzudenken. Dabei kann, meine ich, ein ›Baby-Buch‹, das auch

nur einen bescheidenen Teil der aktuell wirkenden und verwirren-
den Probleme aufgreifen will, dieses Thema eigentlich nicht außer
acht lassen. Ich möchte kurz und schroff sagen, daß ich das
ausschließliche Aufeinanderverwiesensein von Mutter und Kind
für *die* Quelle von Unglück in den Beziehungen zwischen den
Generationen halte; alle Reformen, Umstürze und Alternativen,
die Kindern ein besseres Leben verschaffen und die Chancen der
Frauen erhöhen wollen, am öffentlichen Leben teilzunehmen,
müssen hier ansetzen: die Frauen von der Fesselung an die
(kleinen) Kinder befreien und die Kinder von der Fesselung an die
Mutter. Es ist ja nicht wahr, daß es ›schon immer so war‹, daß nur
die Mütter die unmittelbare Verantwortung für die nachwachsende Generation innehatten; die Großfamilie und die intakten
Nachbarschaften früher mit ihrer Personen- und Beziehungsviel-
falt boten eine Fülle gleichsam natürlicher Möglichkeiten, die
Kinderaufzucht und -aufsicht auf viele zu verteilen. Erst die
Kleinfamilie hat die Mutter-Kind-Zweiheit *ausschließlich* und
damit höchst problematisch gemacht.

Falls Sie, liebe Leserin, eine Frau sind, die *keine* Probleme mit
der Mutterschaft hat bzw. keine auf sich zukommen sieht, dann,
herzlichen Glückwunsch, bedenken Sie bitte, daß Sie eine Ausnahme sind und seien Sie versichert, daß es mir fernliegt, zu fordern,
Mütter und Kinder sollten getrennt und alle Kinder in Heime
gebracht werden oder ähnliches. Ganz im Gegenteil: Mütter und
Kinder sollen *zusammengebracht* werden dadurch, daß das Belastende und Bedrückende aus ihrer Beziehung verschwindet. Das
Belastende liegt im Prinzip ›ständig‹. Wenn *andere* Erwachsene –
hochmotiviert und kontinuierlich – da wären, die sich auch dem
Kind widmen, *mindestens der Vater*, am besten noch zwei, drei
weitere, ob verwandt oder nicht, ob männlich oder weiblich, ob
noch unmündig oder schon alt, das wäre was. Dann könnte die
Mutter ein eigenes, nicht ganz vom Kind aufgefressenes Leben
führen, was die Voraussetzung dafür ist, daß sie eine selbstbe-
stimmte, freiwillige und so womöglich glückliche Beziehung zu
ihrem Kind fände.

Damit wären wir wieder beim Ausgangspunkt dieser Überlegungen angelangt: An wen richtet sich der ›Gegen-Leitfaden‹? Er
richtet sich an Leute, die mit einem Neugeborenen leben wollen
und werden, ob das nun die biologischen Eltern des Kindes oder
Verwandte oder einfach Freunde, Wohngemeinschaftsmitglieder
oder Nachbarn sind, Leute, die sich *mit den Eltern* bzw. *mit der
Mutter* gemeinsam auf die Ankunft des Kindes einstellen und

vorbereiten und es später in ihren Kreis, ihre Gruppe oder Gemeinschaft aufnehmen werden, es genauso hegen, tragen, lehren und von ihm lernen werden wie seine Erzeuger. Für das Neugeborene ist es nicht notwendig, daß es mit seinen biologischen Eltern aufwächst, und für die Erwachsenen, die mit einem Kind leben und leben wollen, ist es nicht notwendig, daß dieses Kind von ihnen gezeugt und geboren wurde. Wenn auch die Fälle, in denen ein Säugling und nicht verwandte Erwachsene ein gemeinsames Leben beginnen, selten sind, so sollten sie doch sprachlich miteingeschlossen sein, wo die Rede ist vom Leben mit einem Neugeborenen. Und mehr noch: Diese Fälle sollten stärker normsetzend wirken, als sie es jetzt tun, einmal in dem Sinn, daß mehr größere, breitere Erwachsenengruppen von Eltern oder Elternteilen und Nichteltern (siehe obiges Zitat aus dem ›Elternbuch‹) sich um ein Kind kümmern sollten, zum anderen in dem Sinn, daß es vielen leiblichen Eltern und ihren Kindern guttäte, wenn die Eltern eine respektvollere, weniger besitzergreifende Haltung dem Kind gegenüber einnähmen. Dazu gehört, daß es eine geringere Rolle spielen sollte, ob bzw. daß das Kind, mit dem Erwachsene umgehen, (im biologischen Sinn) ›ihres‹ ist. Wie sagte der amerikanische Autor J. D. Salinger: »Ein Kind ist ein Gast im Haus, den die Erwachsenen lieben und ehren, aber niemals besitzen sollten«[7].

So ist es gemeint, wenn ich im folgenden nicht vom Kind und seinen Eltern (geschweige von ›der Mutter‹) spreche, sondern vom Kind und *seinen Erwachsenen.*

[7] in: Hebt den Dachbalken, Zimmerleute (Raise High the Roof Beam, Carpenters; Penguin books, Harmondsworth, 1978, S. 70)

Erstes Kapitel

Zur Erziehung der Erzieher

Sie erwarten ein Kind, oder Sie haben gerade eins bekommen –
und nun müssen Sie es, meinen Sie, erziehen. Müssen Sie
wirklich? Vielleicht sollten Sie sich lieber überlegen, was für eine
Erziehung zum Erzieher Sie selbst durchgemacht haben und wie
die Normen und Leitideen aussehen, mit denen man uns Erwachsene pädagogisch beeinflußt.

Wer erzieht denn die Erzieher? Da gibt es konkurrierende
Instanzen, wir interessieren uns vor allem für die populäre
Aufklärungsliteratur. Berater, Leitfadenautoren, die wollen ja,
indem sie Ihnen Ratschläge für den Umgang mit Kindern geben,
auch *Sie* erziehen, die Beeinflussung der Erwachsenen ist sogar das
Vordringliche, denn aus ihr folgen alle weiteren, das Kind errei-
chenden, es anleitenden und formenden Handlungen. Ich glaube,
daß es nur eine einzige berufene Instanz zur Erziehung der
Erzieher gibt: *das Kind*, und ich möchte mit diesem ›Gegen-
Leitfaden‹ dazu beitragen, daß es Ihnen gelingt, von Ihrem Kind zu
lernen.

Wäre denn eine Erziehung der Erzieher durch die Kinder noch –
Erziehung? Sicher nicht, jedenfalls nicht im herkömmlichen Sinn:
Als Projektion der Erwachsenen-Absichten und -Vorstellungen
auf das Kind, als Zurichtung und Dressur, ist sie wohl ohnehin am
Ende ihrer Weisheit – falls sie je eine besaß. Auch die moderne
Leitfadenliteratur spricht im Erwachsenen nicht mehr in erster
Linie den ›Erziehungsberechtigten‹ an; sie hat von der modernen
Kinderpsychologie viel gelernt und ruft nun Eltern auf, weniger
für die Erziehung als für die *Entwicklung* ihres Kindes Sorge zu
tragen, sie fordert von ihnen weniger Autorität und Konsequenz
als Einfühlung und Toleranz. Das ist eine begrüßenswerte Umorientierung, die sich hoffentlich behaupten und ausweiten lassen
kann. Die Form, in der diese Umorientierung vor sich ging (und
geht), hat indessen eine Reihe von Problemen erzeugt, die die
Erreichung der neuen Ziele ernstlich in Frage stellen. Von diesen
Problemen – ich beschränke mich auf zwei, die allerdings besonders schwer wiegen – ist in diesem Kapitel die Rede.

1. Seit die Entwicklungspsychologie nachweisen konnte, daß Begabung, Temperament, Charakter eines Kindes sehr viel stärker von *Umweltfaktoren* geprägt und ausgestaltet werden, als man vorher geahnt hatte (und als auch die meisten Eltern, Laien, die sie sind, heute ahnen), und daß unter allen Umweltfaktoren das elterliche Verhalten, insbesondere während der ersten Lebensmonate und Jahre, eine herausragende Rolle spielt – seitdem nimmt die moderne Aufklärungsliteratur Eltern, vor allem junge und werdende Eltern, so ins Gebet: Sie gibt ihnen zu verstehen, daß das, was aus dem Kind mal wird, zum allergrößten Teil von dem abhängt, was die Eltern tun und lassen (und nicht, wie man früher angenommen hatte, von Erbfaktoren oder von göttlicher Fügung). Sie belädt die Eltern – in sanftem Ton und ernster Rede – mit einer ungeheuren Verantwortung.

Die Theorie von den Umweltfaktoren ist im großen und ganzen richtig, aber der Schluß, den die populären Aufklärer aus ihr ziehen, die Eltern hätten sozusagen die freie Auswahl unter Schicksalen für ihr Kind, ist falsch.

Die Erwachsenen sind ja ihrerseits von ›Umweltfaktoren‹ abhängig, die sie nur zum geringen Teil direkt beeinflussen können, sie verfügen über eine ›Innenwelt‹, deren Kontrolle ihnen manchmal entgleitet oder vorab unmöglich ist; sie sind in dem, was sie tun und lassen, also auch in der Herstellung von Entwicklungsbedingungen für ein Kind, frei nur in Grenzen, manchmal in recht engen Grenzen.

Das sagen die Leitfäden aber nicht dazu. Sie teilen Ihnen, den Eltern, mit, daß Wohl und Wehe des Kindes von Ihnen abhängt, und lassen Sie damit allein. Was folgt? Erwachsene, sofern sie ihren Ratgebern glauben, müssen sich einerseits *allmächtig* fühlen, da ja alles in ihrer Hand liegen soll, andrerseits unter *Schuldgefühlen* leiden, wenn sie von der Realität ihrer begrenzten Möglichkeiten dann doch eingeholt werden. Um ›Allmachtsphantasien und Schuldgefühle‹ geht es im nächstfolgenden Teilkapitel.

2. Danach komme ich zu einem verwandten Problem: Was bedeutet eigentlich die gute Absicht der *Entwicklungsförderung* für das *alltägliche Verhalten* der Erwachsenen, die mit einem Säugling leben? Sie können in den meisten modernen Leitfäden nachlesen, daß Talente und Neigungen durch entsprechende Stimuli früh, ja frühest zu wecken sind: Kinder entwickeln Vertrauen zur Welt, wenn man sie gleich nach der Geburt auf den Leib ihrer Mutter legt, sie entwickeln Musikalität, wenn man

ihnen schon im Alter von drei Monaten Musikstücke mit bestimmten prägnanten Rhythmen und Instrumenten vorspielt, sie entwickeln körperlichen Mut, Ökonomie und Eleganz der Bewegungen, wenn man ihnen die Chance gibt, mit vier Monaten das Schwimmen zu erlernen. Usw. usf. Diese Entwicklungsprogrammatik, die sich phantastisch anhört und einem direkt Mitleid einflößt für Babys vergangener Generationen, denen eine solche frühe Förderung nicht zuteil geworden ist, die hat, so wie sie begründet u. praktiziert wird, ihr außerordentlich Bedenkliches. Sie fixiert die Erwachsenen an die *Zukunft* ihrer Kinder, sie zwingt sie dazu, ihre Förderungsbemühungen als Investitionen zu betrachten, die *später* Früchte tragen werden. Alles – oder doch vieles, zu viel – geschieht um eines Zweckes willen, geschieht ›um . . . zu‹, und nicht um seiner selbst und des Kindes willen, wie es *jetzt*, im Alter von wenigen Minuten, von drei oder vier Monaten, da ist und leben will. Auf der Strecke bleibt der *Augenblick*, die einzige Form von Zeiterfahrung, die einem Säugling zugänglich ist.

Das zweite Teilkapitel behandelt das ›Um . . . zu‹.

Über Allmachts- und Schuldgefühle

Unsere etablierte Leitfaden-Literatur ruft die Erwachsenen auf, für die Entwicklung eines Kindes durch entsprechend gesteuerte und kontrollierte Einwirkung optimale Bedingungen bereitzustellen.

> »Ihr Kind ist Ihnen auf Gedeih und Verderb ausgeliefert. Es steht in Ihrer Macht, aus ihm einen frohen, glücklichen Menschen zu machen oder es in seinen Entwicklungsmöglichkeiten zu hemmen. Durch Ihr Verhalten in den ersten Lebensjahren Ihres Kindes legen Sie den Grundstein zu seinem Charakter.«[1]

Im Kampf gegen zuviel Biologie (»Mein Kind lügt – das hat es vom Großvater«) und gegen die eng gewordene Religion war dieser Appell gewiß bedeutsam. Aber er fällt ins andere Extrem. Die Erwachsenen werden aufgefordert, ihr Kind glücklich zu machen. Wie es aber um ihre Freiheit beim Herstellen von Entwicklungsbedingungen fürs Kind wirklich bestellt ist, wo deren Grenzen

[1] ›Ärztlicher Ratgeber‹, S. 35

liegen, ob und wie diese Grenzen sprengbar sind – dazu findet man wenig. Ich rede hier nicht von Anlage und Konstitution des Kindes. Wir sollten dieses ›Mitgebrachte‹ lieber nicht als Grenze unserer Freiheit sehen, sondern als – Geschenk: Wäre das Neugeborene nichts als ein ›weißes Blatt‹, eine leere Wachstafel, so wären wir und das Kind schlecht dran. Wir leben *mit* einem Säugling, weil er ein *Mensch* ist, ein eigenartiger sogar, und nur deshalb kann unser Neugeborenes *sich* entwickeln.

Nein, die Grenzen, über die wir nachdenken müssen, liegen woanders. Entwicklungsbedingungen werden ja entscheidend gestaltet vom ›nichtgewußten‹ Verhalten der Erwachsenen – also von Verhaltensweisen im Umgang mit dem Kind, von denen die Erwachsenen selbst nicht wissen, daß sie sie haben; auch von Gefühlen, Stimmungen, ›seelischen‹ Haltungen, die ihnen unbewußt sind und schließlich von inneren Einstellungen, die ihnen zwar bekannt sind, von denen sie aber nicht ahnen, daß das Kind sie ›mitkriegt‹ und gar stark beeinflußt.

Wir müssen außerdem über die ›Kinderstube‹ hinausblicken. Entwicklungsbedingungen des Neugeborenen werden mitgestaltet von Ereignissen auf Realitätsebenen, die ich, ein bißchen allgemein, ›*Gesellschaftsstrukturen*‹ nennen möchte, werden mitgestaltet von ›äußeren‹ Sphären, in die einzugreifen den einzelnen nicht beliebig möglich ist. Ich nenne als Beispiele: Kinderkrippe, Spielplatz, Ärzte, TV, aber auch: Familienstruktur, Art des Wohnens und Lebens in Städten usw.

Wenn Erwachsene also Entwicklungsbedingungen für ein Kind beeinflussen wollen, so müßten sie eigene Abhängigkeiten verschiedener Qualität zunächst durchschauen und dann, womöglich mit anderen Betroffenen gemeinsam, bearbeiten können – das wären Prozesse, die Anstrengung, Mut zum Andersmachen und zur Selbstkritik erforderten. Fehlt aber die Einsicht in Existenz und Qualität der genannten Grenzen – und kaum ein Leitfaden vermittelt solche Einsicht –, halten also Eltern sich wirklich für fähig, dem Kind ganz unmittelbar eine Welt zu schmieden mit eingebauter Garantie auf Glück (»Es liegt in Ihrer Hand, aus Ihrem Kind einen glücklichen Menschen zu machen . . .«), so können sie gar nicht anders, als eine gefährlich wirklichkeitsferne und von der Wirklichkeit entfernende *Allmachtsphantasie* zu entwickeln.

Allmachtsphantasien der Erwachsenen, ihre Überzeugung, sie könnten Schicksal für ihre Kinder spielen, das bedeutet eine Vertiefung des Grabens zwischen dem Leben der Erwachsenen und dem der Kinder. Was dabei herauskommt, ist meist, daß die

30

Eltern für ihre Kinder zum Schicksal werden, nicht aber, daß das Schicksal der Kinder sich so gestaltet, wie die Eltern sich das gedacht haben.

Wenn z. B. Eltern sich mit der guten Absicht rüsten, ihrem neugeborenen Kind negative Erfahrungen zu ersparen und alles dafür zu tun, daß das Kind ›es später mal besser hat‹ – was geschieht dann? Wird das Kind sich selbst just das ersparen wollen, was seine Eltern ihm zu ersparen gedenken? Und: Was kostet die Eltern das ›Ersparen‹, was kosten die Zurüstungen für ein späteres ›Besser-Haben‹? Werden die Eltern nicht, bewußt oder unbewußt, Kosten abzuwälzen trachten auf das Kind, das dann zu bezahlen hätte für etwas, das es gar nicht bestellt hat?

Denken wir uns die Allmachtsphantasie als einen schweren Mantel, der nach außen glänzt und prangt, so hätten wir drinnen einen lausigen Futterstoff aus *Schuldgefühlen.* Jedesmal, wenn etwas danebengeht, wenn das künstliche Glück bröckelt, quälen sich die Eltern mit Selbstvorwürfen, oder, verbreiteter noch, schieben sich gegenseitig ›Schuld‹ zu: Jetzt schreit das Kind. Mußtest du die Tür so schlagen? Jetzt hustet es. Mußtest du es deinem erkälteten Freund vorführen? Jetzt stockt seine Entwicklung. Das kommt, weil du ihm zu viel (zu wenig) abverlangst. Hätten wir ihm das nicht ersparen können?

Der Futterstoff kann außen getragen werden – dann sieht der schwere Mantel grau und häßlich aus, als bestünde er nur aus Schuldgefühl. Der Alltag gerade vieler *Mütter* mit dem Kind, mit Kindern war – und ist oft noch – bestimmt vom Schuldgefühl. Tue ich denn wirklich genug für mein Kind? Leidet es nicht, weil ich nicht *immer* für es da bin? Zeigt es mir mit seiner Erkältung nicht, daß ich zu sorglos war? Aber die verborgene Innenseite dieses Mantels ist dann wieder das prangende Allmachtsgefühl: die Phantasie also, Erwachsene seien wirklich allmächtig und hätten Leben wie Schicksal eines Neugeborenen in ihrer Hand.

Wie finden wir uns in solchen unübersichtlichen Lebensgeländen zurecht? Erscheint das Leben mit dem Neugeborenen nun nicht doch als arg kompliziert, wenn Ungewußtes, Unbewußtes, Allmachtsphantasie und Schuldgefühl und sogar ›Gesellschaftliches‹ unerkannt mitspielen?

Das Leben mit dem Baby ist so leicht und so kompliziert wie das Zusammenleben der *Erwachsenen.* Ist das erst akzeptiert, und damit Glück wie Unglück, Freiheit wie Unfreiheit aller unserer menschlichen Beziehungen erkannt als ›Normallage‹, der auch das Verhältnis von Kind und Erwachsenem nicht entrinnt – also: kein

Garten Eden, kein ›Paradies der Kindheit‹! –, können wir uns beruhigen und prüfen, ob es nicht doch einige einfache Überlegungen gibt, die anzustellen hilfreich ist.

Fürs erste: Überlegt, wie Liebe zusammengehen kann mit *Leichtigkeit*. Ob eine ›heitere Sorge‹ denkbar wäre und daß unser Grimm über unsere Unzulänglichkeit oft schwerere Folgen hat für uns und unsere Kinder, als es die Fehler haben, die wir – unzulänglich – machen.

Was sollen wir als Erwachsene einem Baby auf jeden Fall ersparen? Unseren Anspruch, ihm alles mögliche ersparen zu wollen. Das heißt natürlich nicht, daß es den Erwachsenen egal sein sollte, wie es dem Baby geht; die Alternative, alles oder nichts *für* das Kind zu tun, ist falsch gestellt. Was die Erwachsenen versuchen müßten ist, alles (bzw. vieles) *mit* dem Kind zu tun. So wie Sie sich auf das Kind einlassen, sollten Sie dem Kind Gelegenheit geben, sich auf Sie einzulassen, sollten es selbstverständlich teilnehmen lassen an Ihrem Leben, Ihren Verrichtungen und Entspannungen und sollten da, wo die Umstände für einen Säugling ungünstig sind, auf Veränderung dieser Umstände drängen.

Erwachsene, die meinen, es sei möglich oder gar nötig, einem Neugeborenen jede unangenehme Erfahrung zu ersparen, die ständig Anstrengungen unternehmen, um Harmonie zu produzieren, die unter persönlichen Opfern eine Art Reservat von Dauer-Heiterkeit und Schein-Stabilität schaffen, Erwachsene, die sich in Selbstvorwürfen verzehren, wenn sie das Kind Zeuge eines Zornesausbruchs haben werden lassen, und die alle normal lebende und sich abmühende Welt mit der Existenz des Babys erpressen, solche Erwachsenen betrügen sich und ihr Kind um etwas Wesentliches: um eine *Realitätsdimension* ihres Daseins. Ihr Leben wird unwirklicher und deshalb unverständlicher und belasteter.

Letztlich können die Erwachsenen dem Baby nicht mehr und nicht bessere Bedingungen für Befriedigung von Bedürfnissen, Entwicklungschancen, emotionale Stabilität gewährleisten, als der soziale Verband, von dem das Kind ein Teil ist, insgesamt zur Verfügung stellt. Wenn sie befürchten, daß das Kind keine ausreichenden Entwicklungsbedingungen erhält, so müssen sie damit anfangen, *sich selbst* bessere zu erstreiten. Umverteilungen des Mangels ›zugunsten‹ des Kindes werden in aller Regel von den Erwachsenen – im Wege unbewußter Mechanismen – mit hohem Zins zurückgefordert.

Je künstlicher, separater die Babywelt, je weiter entfernt die Gefühle und Aktivitäten, die die Erwachsenen für ein Kind aufbringen, von ihrem sonstigen Leben sind, desto lückenloser ist zugleich die *Kontrolle*, die die Erwachsenen über das Kind ausüben. Die Kontrolle ist sozusagen das System von Nähten, das den Wendemantel aus Allmachtsgefühlen und Schuldkomplexen zusammenhält. Sie ist immer gut gemeint und oft schwer zu unterscheiden von Für- und Vorsorge. Zwischen Anteilnahme und Kontrolle zum Zwecke der Bevormundung ist die Grenze im sozialen Leben fließend. Ein neugeborenes Kind, das wäre ein guter Anlaß, um *soziales Zutrauen* einzuüben, Zutrauen, das gerade in den Primärgruppen, jenen fragilen zwischenmenschlichen Gebilden wie beispielsweise der Familie, so selten ist. Unduldsamkeit und Härte sollten nach ›außen‹ verlagert werden, in jene Zustände und Institutionen, die gern so tun, als seien sie über jede Kritik erhaben: vom Familienministerium bis zur Kinderkrippe. Gegenüber diesen Institutionen ist der einzelne gewöhnlich zu spontanem Vertrauen bereit, anstatt Kontrolle, meinetwegen gar Mißtrauen hier, wo sie am Platze wären, aufzubringen. Kontrolle und Mißtrauen sollten von den einzelnen in den Primärgruppen, wo sie bloß zerstörerisch wirken, abgebaut werden zugunsten produktiver Präsenz im öffentlichen Leben.

Wenn Sie wirklich etwas tun wollen für sich und Ihr Kind, so genügt es nicht, daß Sie sich, den Richtlinien von Leitfäden und Erziehungsberatungsstellen folgend *zu Hause* abmühen. Sie erwerben erst durch Konfrontation mit den Zuständen ›draußen‹, mit der Wirklichkeit dessen, was ich oben ›Gesellschaftsstruktur‹ genannt habe, eine realistische Idee von Entwicklungsbedingungen für Ihr Kind (und sich selbst) und Glaubwürdigkeit bei dem Versuch, diese Bedingungen zu verbessern.

Ein Beispiel: Wenn Sie es verhindern wollen, daß Ihre neugeborene Tochter in die überkommene beschränkte weibliche Rolle hineinwächst, so genügt es nicht, daß Sie daheim Motorik und Angriffslust des Kindes fördern – Sie sollten weitergehen und sich zum Beispiel einer Initiative anschließen, die gegen die Geschlechterrollenklischees in Liedertexten, Bilderbüchern, auf dem Spielzeugmarkt angeht. Wenn Sie es verhindern wollen, daß aus Ihrem Söhnchen ein Duckmäuser wird, so genügt es nicht, daß Sie ihn daheim ermutigen, seine Wünsche zu äußern und seine Neugier zu befriedigen, sondern Sie sollten, gemeinsam mit anderen, losgehen und im Namen der freien Entfaltung der kindlichen Persönlichkeit jene in Hausfluren, Parks und Höfen reichlich verteilten Schilder mit der Aufschrift: ›Spielen und Lärmen von Kindern verboten‹ konfiszieren.

Das ›Um . . . zu‹

Was bedeutet ›Entwicklungsförderung‹ im alltäglichen Umgang mit einem Säugling? Was machen wir mit einem Kind, wenn wir etwas *für* es tun? Die moderne Aufklärung erwartet von Ihnen, daß Sie Ihr Kind in allen möglichen Hinsichten *fördern*: seinen Bewegungsdrang, sein Kontaktbedürfnis, sein Ausdrucksvermögen, seine Intelligenz. Alles oder doch vieles, was Sie mit dem Baby tun, wird von den progressiven Beratern auf seinen Gehalt an Anregungspotentialen und Entwicklungsreizen hin abgeklopft. Auch das Bundesgesundheitsministerium gibt einen in diesem Sinn fortgeschrittenen Leitfaden heraus. Ich werde aus dieser im großen und ganzen erfreulichen Broschüre noch öfter zitieren – es handelt sich um unsere Quelle ›Das Baby‹ (s. S. 22). Hier eine Passage aus der Einleitung (S. 3):

> »[. . .] Viele praktische Hinweise gibt dieser Leitfaden für die ersten Lebensjahre des Kindes. Er faßt zusammen, was für das Wachsen und Gedeihen des Kindes wichtig ist: Ratschläge zur Ernährung, Pflege und Gesundheit des Kindes, die auf neuen Erkenntnissen der Wissenschaft beruhen. Darüber hinaus soll den Eltern gezeigt werden, wie sehr das Kind auf liebevolle Zuwendung und Anregung als wichtigste Grundlage für seine geistige und seelische Entwicklung angewiesen ist.«

Zunächst mal liest man das gern. Vorbei scheinen jene Zeiten zu sein, in denen man meinte, daß ein Baby außer Milch und trockenen Windeln nichts braucht. »Als du klein warst«, sagte mir meine Mutter, »da gab es das gar nicht, daß man sich den Kopf darüber zerbrach, was in so einem Würmchen vorgeht. Babys mußte man in den ersten Monaten einfach nur aufbewahren. Sie wurden gefüttert, gewickelt und weggelegt, fertig.« Heute hat ein Baby Anspruch auf eine sinnvolle Freizeitgestaltung; und wenn wir auch den Anspruch als solchen nicht aufgeben wollen, so sollten wir doch über den ›Sinn‹ ein wenig nachdenken.

Vergegenwärtigen wir uns den letzten Satz aus oben stehendem Zitat: »[. . .] soll den Eltern gezeigt werden, wie sehr das Kind auf liebevolle Zuwendung und Anregung als wichtigste Grundlage für seine geistige und seelische Entwicklung angewiesen ist.«

Betrachten wir diesen Satz einmal von allen Seiten. Auf den ersten Blick sieht es nicht so aus, als habe er überhaupt mehrere Seiten, er erscheint wie ein Gemeinplatz, man ist versucht, mit dem Kopf zu nicken. Auf den zweiten Blick aber stört gerade das

Gemeinplatzartige, wir fragen uns: Warum muß etwas Selbstverständliches so groß an die Wandtafel geschrieben werden? Liebe Eltern, Ihr Kind braucht liebevolle Zuwendung und Anregung, Ihr Gesundheitsministerium. Zahlen wir mit unsern Steuergeldern dafür, daß solche Selbstverständlichkeiten auf Glanzpapier DIN A 4 unter die Bürger gebracht werden?

Aber der Satz ist ja länger. Die geforderte liebevolle Zuwendung und Anregung hat ein Ziel, einen *höheren Zweck*. Es geht um die »geistige und seelische Entwicklung« unserer Kinder. Diese Entwicklung hat Grundlagen, deren wichtigste in liebevoller Zuwendung und Anregung der Eltern besteht. Zuwendung und Anregung also werden zu Pfeilern eines *Entwicklungsprogramms*, das sich nicht von selbst versteht, über das also Aufklärung nottut und dessen Darlegung in den modernen Erziehungsfibeln einen immer breiteren Raum einnimmt.

Liebevolle Zuwendung und Anregung, kurz: Liebe, bringen Eltern in den meisten Fällen ihren Kindern ohne besondere Aufforderung entgegen. Aber unter Liebe kann der einzelne vielerlei verstehen, und eine solcherart unkontrollierte Liebe genügt modernen Erziehungsansprüchen nicht. Liebe muß sinnvoll eingebettet sein in ein System von Anregungen und Zuwendungen, auf das die geistige und seelische Entwicklung des Kindes sich gründen wird. Im einzelnen ist dieses System (wie in Leitfäden nachzulesen) gar nicht so unkompliziert. Der Laie jedenfalls – und das ist die große Mehrzahl aller Eltern – soll nicht meinen, er könne einfach draufloslieben. Will er die geistig-seelische Entwicklung seines Kindes fördern – und wer wollte das nicht –, hat er einen Kanon von Regeln zu beachten, die von Fachleuten aufgrund gewissenhafter Forschung erarbeitet wurden, die nun dem Publikum zur Beachtung angetragen werden und die der einzelne Liebende – z. B. durch das Studium einschlägiger Literatur – zur Regulative seines Handelns machen soll.

Sehen wir uns das Zitat zum dritten Mal, diesmal sozusagen von innen an, so entdecken wir, daß sich zwischen die Liebe der Erwachsenen und das Kind *etwas geschoben hat*: die »geistig-seelische Entwicklung«. Diese Entwicklung ist nicht einfach nur sie selber, so wie sie beim einzelnen Kind abläuft, sondern ein Programm, eine Norm: Sie ist das, was die Wissenschaft oder das Gesundheitsministerium unter einer richtigen, guten gedeihlichen Entwicklung versteht. Erst in *dieser* Gestalt, als verordnete, wird die ›Entwicklung‹ zu etwas Dazwischengeschobenem, zu etwas Fremdem, das den liebenden Erwachsenen vom Kind trennt.

35

Für den Erwachsenen ist diese Norm-Entwicklung ein Anspruch, den er – vermittels seiner korrekt eingesetzten Liebe – zu erfüllen trachtet: Es wandelt sich also seine Liebe von der spontanen Wallung in ein Förderungsinstrument, in »liebevolle Zuwendung und Anregung als wichtigste Grundlage von . . .«.

Vielleicht erinnern Sie sich jetzt an das, was ich in der Einführung über die ›Prozeduren‹ sagte: Sie eignen sich bestens dazu, *Distanz* zwischen Erwachsenen und Kind herzustellen und zu erhalten, und zwar gerade dann, wenn sie gewissenhaft und regelmäßig ausgeführt werden. Mit der ›Entwicklungsförderung‹ verhält es sich ähnlich; was in ihr geschieht, geschieht nicht um seiner selbst willen, sondern ›um...zu‹. Der Lohn der Liebe liegt nicht in ihr selbst, sondern in der Entwicklung des Kindes. Das Gefühl als solches mag drängend, wärmend, beglückend sein: Von Belang ist es erst, wenn es eingesetzt wird um...zu. Um der geistig-seelischen Entwicklung eine Grundlage zu geben. Die emotionale Spontaneität geht im Funktionalismus der Entwicklungsförderung unter. Das Gefühl, wie es ist, ist erst bezogen auf ein anderes, auf die ›Entwicklung‹, und der Augenblick, da er ist, ist erst strukturiert durch ein ›später‹ sinnvoll.

Nun ist das Beispiel aus der Broschüre ›Das Baby‹ ein bißchen allgemein und deshalb vielleicht noch nicht ganz überzeugend. ›Liebevolle Zuwendung‹ kann durchaus entwicklungsfördernd *und* spontan sein, jedenfalls schließt die Formulierung in der Einleitung zu ›Das Baby‹ (obiges Zitat) dies nicht aus, meine Interpretation ist nur eine mögliche von mehreren. Ich möchte Ihnen deshalb jetzt noch ein spezifischeres Beispiel vorführen, an dem Sie, so hoffe ich, sehen können, daß meine Sorge bezüglich der ›Entwicklungsförderung‹ ihre Berechtigung hat.

Nehmen wir die ausführlichste unserer progressiven Quellen, das ›Elternbuch‹ und schlagen nach unter ›Entwicklungsprogramm. Gymnastik und Bewegung‹ (S. 114):

> »Beim Baden kann Ihr Kind eine ganze Menge lernen, vor allem aber den Spaß am Wasser. Lassen Sie es recht viel spritzen und plantschen. [. . .] Wenn Sie Ihr Kind schon so früh ans Wasserplantschen gewöhnen, dann wird es auch später wohl kaum wasserscheu sein.«

Da haben wir unser ›um...zu‹. Das Kind soll gebadet werden, damit es »eine Menge lernt« und nicht wasserscheu wird. Baden Sie es liebe Leserin, lieber Leser, weil es das Wasser gern hat (und nur dann). Denken Sie nicht daran, daß es wasserscheu werden könnte und daß Sie ihm *deshalb* jetzt den Spaß mit dem Wasser verschaffen müssen. Babys reagieren empfindlich auf Hintergedanken und verordneten Spaß: Den nehmen sie nicht an. Sie wollen nicht, daß etwas zwischen sie und ihr Bad geschoben wird, etwa die Funktion der Wasserscheuvorsorge. Sie kennen nur den *Augenblick*: das warme Bad, Arm oder Brust des Erwachsenen, an die sie geschmiegt sind, den Genuß daran. Versuchen Sie, wo dies möglich ist und sich anbietet, das Im-Augenblick-Sein zu teilen, anstatt einen wie immer gut gemeinten Zweck zwischen Baby und Bad zu schieben.

Nebenbei: Es nützt nicht mal was. Viele wasserscheue Erwachsene haben als Babys gern geplantscht.

Weiter im Text des ›Elternbuchs‹:

»Es sei denn, Sie tauchten es einmal versehentlich in zu kaltes Badewasser! Das macht den ganzen Erfolg wieder zunichte! Benützen Sie daher immer ein Badethermometer.«

Aha. Nicht der Schreck, die Not des Babys, das im kalten Wasser zappelt, werden beklagt, sondern das Zunichtewerden des »ganzen Erfolgs«. Liebe Leserin, lieber Leser, trösten Sie Ihr Baby, wenn Sie es versehentlich in zu kaltes Wasser getaucht haben und machen Sie sich keine Vorwürfe, denn sowas passiert mal. Wenn Sie, tröstend, nichts anderes fühlen als Mitleiden und Zärtlichkeit, wird das Kind rasch wieder warm und vergißt seinen Schrecken. Wenn Sie sich aber jetzt ärgern, weil der »ganze Erfolg zunichte« geworden ist, dann sind Sie als Tröster unglaubwürdig, das Kind hört mit dem Weinen nicht auf, und es will vom Baden erstmal nichts mehr wissen. Es ist zwar gut möglich, daß es später als Erwachsener trotzdem gern schwimmen geht – aber Sie haben ihm und sich *jetzt* einen Spaß verdorben.

»Beim Abtrocknen hinterher rubbeln Sie es zuerst sanft, dann aber zur Abwechslung auch ein bißchen fester ab. Ihr Kind sollte den Unterschied spüren, das regt seine Sinnesnerven an.«

Ich hoffe, daß ein Kommentar sich jetzt erübrigt. Nur so viel: Machen Sie mal etwas mit einem Säugling, ohne seine Sinnesnerven dabei anzuregen. Das ganze Kind, wenn es wach ist, ist ein einziger erregter Sinnesnerv. Bitte lassen Sie sich nicht durch Sinnesnervenentwicklungsstrategien ablenken, wenn Sie Ihr Kind rubbeln.

Das Beispiel mag gezeigt haben: Die durch die Entwicklungsförderungsmanie selbst kleinsten Handlungen aufgeladene Zwecklast vergrößert die Distanz zwischen Erwachsenen und Kind. Der einer Handlung unterlegte, mit ihr gemeinte ›Sinn‹, ihre auf ein Entwicklungsideal bezogene Funktion, schieben sich zwischen Erwachsenen und Kind, zwischen Kind und lustspendendes Element (Bad) und töten die mögliche Direktheit der Beziehung. Das ist genau das Gegenteil von dem, was ich mit einem Sich-Besinnen auf den sexuellen Charakter der Beziehung meinte. Die Distanz zwischen einem Erwachsenen und einem neugeborenen Kind ist ohnehin bestürzend groß, denn das Neugeborene lebt sozusagen in einer anderen Welt. Zu verringern ist sie nur durch die Entfaltung von Spontaneität und Sinnlichkeit auf Seiten der Erwachsenen, also durch Anpassung an die Erlebnisweise des Säuglings.

Wird sie statt dessen durch Entwicklungsförderungsstrategien vergrößert, so wird genau das bedroht, was die vielen ›um . . . zu's‹ erreichen sollen: eine gute geistig-seelische Entwicklung. Es besteht die Gefahr, daß durch das Schielen auf die ›Entwicklung‹ das *spontane Neugierverhalten* von Erwachsenen Säuglingen gegenüber zu einer *Bespitzelung* entartet: ›Macht das Kind auch termingerecht den nächsten Entwicklungsschritt?‹ Sexuelle Neugier (und von solcher Art ist die Neugier der Erwachsenen gegenüber dem Kind) ist mit jeder Form quasinaturwissenschaftlicher Beobachtung unvereinbar. Solche Beobachtung setzt Kühle voraus. Nichts aber bekommt einem Säugling schlechter als die Herrschaft eines Klimas der Kühle.

Wir wollen uns nun hüten, das Kind mit dem Bade auszuschütten. Da die Erwachsenen die Belange der *Zukunft* dem ganz im Augenblick aufgehenden Kind gegenüber vertreten *müssen*, kommen sie ohne die mit einer solchen Umsicht einhergehende beobachtende Kühle nicht aus. Die sexuelle Beziehung, die Lustsuche, wird also von einer sorgenden, caritativen Beziehung, von Verpflichtetheit durchkreuzt; da gibt es einen Konflikt, aber auch Ergänzung. Die neueren Leitfäden nun rufen ausschließlich zur Förderung und Beobachtung auf, ohne deren Grenze und deren Preis (die Kühle) zu benennen. Ja, man muß befürchten, daß sie von diesem Preis gar nichts wissen. Sie schütten weder Bad noch Kind aus und lassen das Kind kalt werden.

Zweites Kapitel

Das Schreien

Schreienlassen stärkt nicht die Lungen, sondern die Angst

Ich habe geschrien. Nächte durch und auch tagsüber, wenn nicht gerade Stillzeit war. Als ich geboren wurde – das ist 36 Jahre her – ließen Eltern ihre Neugeborenen außerhalb der festen Nähr- und Wickelzeiten schreien bis zur Erschöpfung, sie ließen ihren eigenen Impuls zum Hingehen und Trösten unbeachtet. Wahrscheinlich sind auch Sie, die Sie jetzt dieses Buch lesen, ein Schreikind gewesen, wahrscheinlich haben auch Ihre Eltern, ganz wie die meinen, Ihr Geschrei, bedrückt, aber tapfer, so kommentiert: »Ein Baby muß schreien. Das stärkt die Lungen und härtet die Seele ab.« Allen Ernstes waren Eltern vergangener Generationen – und es gibt heute noch viele – fest davon überzeugt, daß sie ihrem neugeborenen Kind Gutes tun, wenn sie es schreien lassen, daß sie ihm – durch Verwöhnung und Verweichlichung – schaden, wenn sie es erhören.

> »Der Erwachsene«, schreibt Christiane Rochefort, »der beim nächtlichen Geschrei eines Kätzchens sogleich weiß, daß es sich um den nachdrücklichen Hilferuf eines verlassenen Wesens handelt, kommt nicht auf die Idee, das Schreien seines eigenen Nachwuchses richtig zu deuten: Er ist schon daran gewöhnt, er hat es schließlich oft genug gehört. Er findet es durchaus ›natürlich‹. Daß die Kinder seiner Gattung die einzigen sind, die derart verzweifelte, nach der Geburt noch so lange andauernde Schreie von sich geben, ist für ihn keineswegs Anlaß zur Fragestellung.«[1]

Inzwischen sind nun doch Fragen gestellt worden. Und neue Antworten setzen sich durch. Die Ideologie, daß Schreien gesund sei, fällt. Immer häufiger gehen Eltern dazu über, ihre Neugebore-

[1] in: Kinder, München 1977, S. 10

nen zu beruhigen, wenn sie schreien, und progressive Ratgeber unterstützen sie darin.

Wir befinden uns in einem Übergang, in dem das alte *Prinzip des Schreienlassens* mit einer neuen kinderfreundlicheren Praxis koexistiert. Viele Erwachsene sind noch unsicher, ob sie ihr Baby wirklich immer trösten *dürfen*, wenn es schreit, und selbst wenn sie fest entschlossen sind, sich selbst und ihr Neugeborenes keinesfalls dem Prinzip des Schreienlassens zu unterwerfen, werden sie immer wieder mit Vertretern des Prinzips konfrontiert, Leuten und Institutionen, die es höchst bedenklich finden, wenn ein Neugeborenes daran gehindert wird, seine tägliche Schreileistung zu absolvieren. Das beginnt in den Geburtskliniken, wo Sie, auch wenn Sie nur einen Besuch dort machen, das Prinzip *hören* können: Keine Säuglingsschwester hat Zeit oder sieht Veranlassung, ein Neugeborenes zwischen den Fütterungszeiten zu trösten, und die Mütter liegen weit weg, in eigenen Betten, getrennt vom Kind.[2] Die lauschen mit Bangigkeit, das Personal mit Gleichgültigkeit jener tagnächtlichen Hintergrundmusik auf einer Säuglingsstation: ein Wimmern, Krächzen, Fiepen und Heulen wie ein ganzer Sack zum Aussetzen bereitgestellter Kätzchen.

Später, wenn Sie zu Hause sind, kehrt das Prinzip womöglich in Gestalt von (überholten) Ratgebern, besorgten Großeltern und anderen dem alten Säuglingspflegestil verhafteten Personen wieder bei Ihnen ein. Damit Sie es leichter haben, die Vertreter des Prinzips samt ihrem Prinzip in die Wüste zu schicken (wobei ich Sie selbst als möglichen Noch-Vertreter mit einschließe), stelle ich jetzt die Argumentation der Schreibefürworter kurz zusammen und gebe Ihnen dazu das jeweilige Gegenargument in die Hand.

1. Das Schreien ist ein naturgewollter gesunder Vorgang

Stimmt nicht. Die Natur hat etwas ganz anderes gewollt. Wenn wir sie schon als Instanz heranziehen, dann müssen wir uns auch genau anschauen, womit die Natur ein Neugeborenes ausgestattet hat. Das sind eine Reihe von Reflexen: Saugreflex, Anklammerungsreflex (die bekannten Fäustchen sind nichts anderes als ein Ausdruck dieses Reflexes), Schreckreflex (bei Verlust des festen Halts erfolgt Verstärkung der Anklammerungstendenz) sowie ein starkes psychisches Verlangen nach menschlicher Nähe und Wär-

[2] Auch hier gibt es Neuerungen, so z. B. das ›rooming-in‹ (s. S. 98).

me. Daß Neugeborene am Mutterkörper keineswegs nur Milch, sondern auch die Geborgenheit der Hautwärme und -weichheit instinktiv suchen, ist in einem berühmten Affenexperiment bewiesen worden. *Natürlich* ist das, was die Naturvölker machen: ein Neugeborenes am Körper tragen.

Das Dauergeschrei von Säuglingen ist genauso ›natürlich‹ wie der Schrei eines Erwachsenen, der sich in höchster Not befindet. Gewiß ist das Schreien in beiden Fällen eine spontane Reaktion. Sie kommt aber nur zustande, weil schon ›Unnatur‹ gewaltet hat, d. h. weil die Schreienden in eine Lage gebracht wurden, die ihren natürlichen Bedürfnissen gerade nicht entspricht und ihrer psychophysischen Gesundheit abträglich ist. Für das Neugeborene heißt das: Es versucht instinktiv, sich an einen Körper anzuklammern, d. h. unmittelbare menschliche Nähe herzustellen, und wenn ihm das nicht gelingt, schreit es. Sein Einsamkeitsgefühl und sein Geschrei sind nicht sentimental, sondern existenziell: Es fühlt sich in Lebensgefahr, wenn es merkt, daß es allein ist.

2. Schreien stärkt die Lungen

Daß Schreien eine lungenstärkende Wirkung habe, ist ganz einfach eine Erfindung, eine recht verantwortungslose übrigens. Die selten schreienden, am Körper getragenen Kinder von Naturvölkern haben in der Regel ausgezeichnete Lungen. Wenn Sie etwas für die Lungen Ihres Kindes tun wollen, verschaffen Sie ihm viel frische Luft. Anhaltendes Schreien energischer Kinder kann eher die Gesundheit beeinträchtigende Wirkungen haben: Überreizung der Stimmbänder, wunde Kehle, beides begünstigt Infekte.

3. Schreien härtet die Seele ab

Das stimmt beinahe. Es *verhärtet* die Seele, und zwar die der Erwachsenen, die ja ihr spontanes Mitgefühl zu unterdrücken haben.

Was die Schreikinder betrifft, so gibt es eine Theorie, wonach die starken Angsterlebnisse, die sie durchmachen, spätere psychische Störungen begünstigen. Wenn auch Störungen keineswegs folgen müssen, so ist doch umgekehrt erwiesen, daß das Schreienlassen *keine* positiven Wirkungen (wie z. B. Charakterstärke oder Tapferkeit) zur Folge hat.

4. Durch nächtliches Schreienlassen erzieht man die Kinder zum Durchschlafen

Sie finden im Kapitel ›Schlafen und Wachen‹ eine Erörterung über diesen Punkt, bitte schlagen Sie dort nach (S. 129). Schreienlassen erzieht *nicht* zum Durchschlafen, da Neugeborene noch keine weitreichenden Schlußfolgerungen aus ihren Handlungen und den Reaktionen der Erwachsenen ziehen können. Sie sind überhaupt noch nicht ›erziehbar‹ in einem rationalen Sinn. Allerdings sind sie zu verstören.

5. Durch Schreienlassen zwischen den Mahlzeiten erzieht man die Kinder zur Regelmäßigkeit

Auch dieser Satz ist inhaltlich falsch, es gilt derselbe Grund wie unter (4). Junge Säuglinge sind zum Aufschub der Befriedigung ihrer Grundbedürfnisse wie z. B. des Hungers nicht fähig. Sie können noch nicht (geduldig) warten, wissen noch nicht, was ›gleich ist es soweit‹ heißt. Es ist eine illusorische Vorstellung der Erwachsenen, zu meinen, sie könnten einem Säugling einen durch die Uhr gemessenen exakten Stundenrhythmus *beibringen*. Sie können ihm einen solchen Rhythmus nur aufzwingen (›beibiegen‹ wie es der Volksmund so treffend nennt). Sie können seinen Protest durch Nichtachtung in Resignation verwandeln, so daß der Schein entsteht, der Säugling habe sich an den Takt der Uhr gewöhnt. In Wahrheit hat er sich an die Nichtachtung seines Einspruchs gegen die Uhr gewöhnt oder besser: Er hat sich der Gewalt gebeugt.

Das ›Baby-Lexikon‹, unsere konservativste Quelle, empfiehlt immer noch »regelmäßige Nahrungsverabreichung zu stets gleichen Zeiten« – was Schreienlassen zwischen den Mahlzeiten bedeutet – und begründet diese Empfehlung mit der Behauptung, das Kind lerne anhand der »streng einzuhaltenden Nahrungspausen die Beherrschung kleiner Wünsche« (S. 89). Diese Textstelle ist erstens deshalb haarsträubend, weil jeder interessierte Laie und ganz gewiß auch der verantwortliche Autor des ›Baby-Lexikons‹ *weiß*, daß im Säuglingsalter der Wunsch nach Nahrung einer der größten Wünsche ist. Zweitens, weil die Beherrschung auch kleiner Wünsche im frühen Säuglingsalter nicht erlernbar ist; drittens, weil nicht einzusehen ist, daß Beherrschung, selbst wenn sie erlernbar wäre, so früh schon erlernt werden *sollte*. Das

größere Kind und der Erwachsene, sie haben Zeit und Gelegenheit
genug, Beherrschung zu erlernen, und sie lernen es meist leider
viel zu gut.

6. Die Erwachsenen gewinnen mehr Zeit für sich, wenn sie die
   Kinder schreien lassen, solange sie nicht ›dran‹ sind

Ironischerweise stimmt nicht mal diese Verheißung der Befürworter
des ›Prinzips‹. Tests haben gezeigt, daß die Anzahl der
Fütterungen, die per Plan und nach Bedarf genährte Kinder
erhalten, im Durchschnitt gleich sind, daß auch der Zeitraum, der
verstreicht, bis die Kinder durchzuschlafen beginnen, bei Schrei-
kindern und getrösteten Kindern letztlich gleich lang ist. Das
bedeutet, daß die Häufigkeit des Auftretens von Hunger sowie die
Bereitschaft, den nächtlichen Hunger zu überschlafen, *nicht* davon
abhängt, ob man die Kinder schreien läßt. Mit einem Wort: Man
hat mich, man hat vielleicht auch Sie ganz umsonst schreien
lassen. Es war zu nichts nütze.

Im Gegensatz zu den Prinzip-Befürwortern können seine Gegner
mit positiven Wirkungen ihrer Praxis aufwarten: Getröstete
Kinder sind (was Wunder) zufriedener, sie schreien seltener, was
das Leben mit ihnen viel angenehmer macht. Sie sind vielfach
ausgeglichen und freundlich. Ihre Lungen arbeiten einwandfrei,
und sie haben ein angenehmeres und interessanteres Leben, weil
sie weniger Zeit mit einer so unproduktiven und für alle Beteiligten quälenden Tätigkeit wie Schreien zubringen.

Ist es nicht eigentlich absurd, daß wir erst Argumente zusam-
menstellen müssen, damit wir selbst und andere es uns gestatten,
einen Menschen *nicht* seiner Not und seinem Schreien zu überlassen? Aber so ist sie – unsere Erwachsenenwelt.

Mit der Ruhe eines Butlers

Wir müssen uns nun bei der Entwicklung einer kinderfreundlicheren Praxis davor hüten, unsere Möglichkeiten zu überschätzen
und neue Konflikte zu erzeugen. Nichts ist gewonnen, wenn uns
statt des alten ein modernes Prinzip unter Druck setzt, etwa ein
Prinzip des ›Niemals-Schreien-Lassens‹. Die meisten progressive-
ren Leitfäden wenden sich gegen das Dogma vom Schreienlassen,

aber sie machen das manchmal in einem Ton, der geeignet sein könnte, die Erwachsenen in eine neue Angst zu versetzen: Angst vor dem Geschrei des Kindes, Furcht vor unabsehbaren Folgen, wenn das Kind mal untröstlich ist oder die Erwachsenen es überhört haben. Da wäre dann das schlechte alte Prinzip durch eine krampfhafte Besorgnis abgelöst, die nicht allzuviel besser ist.

»Für Babys ist nun einmal das Schreien die einzige Möglichkeit, zu verdeutlichen, daß etwas nicht in Ordnung ist. Wenn man sie dabei nicht beachtet, weil man lieber dem dummen alten Spruch glauben will, Babys müßten schreien, damit es die Lungen kräftigt – wenn man die Säuglinge also nicht erhört, können sie tatsächlich seelischen Schaden nehmen.«[3]

»Wenn Ihr Kind erst einmal schreit, dann vermißt es etwas, ist unzufrieden und unglücklich. Helfen Sie ihm dann. Denn wenn Sie es in solchen Situationen weiterschreien lassen, kann es kein Vertrauen fassen zu Ihnen, zu seiner Umwelt, ja zum Leben überhaupt. Gehen Sie zu Ihrem Kind hin [. . .]«[4]

Diese Aussagen sind im großen und ganzen richtig, sollten aber ergänzt werden um eine Warnung vor Übereifer und absoluter Schrei-Intoleranz. Es gibt heute Erwachsene, die von Schuldgefühlen geplagt werden, wenn sie ihr Baby mal nachts (oder auch tags) überhört haben: Ist jetzt womöglich der Grundstein gelegt zu einer späteren Angstneurose? Beide Formen von *Druck* auf die Erwachsenen: nur ja nicht zum Baby gehen, da es früh lernen müsse, Versagungen hinzunehmen, oder: unter allen Umständen hinzugehen, da das Kind sonst Schaden nähme an seiner Seele, sind der Beziehung von Erwachsenen und Säugling unzuträglich. Beide operieren mit substanzlosen Drohungen, denn weder entwickeln sich prompt getröstete und gestillte Säuglinge zu lungenschwachen Tyrannen, noch werden Kinder, die man schreien läßt, zwangsläufig später unsicher, angstneurotisch oder gar autistisch. Die Bedingungen für die Entwicklung des einen oder anderen psychischen Schadens sind viel komplexer und nur bis zu einem bestimmten Grade abhängig vom *bewußten* Verhalten der Erwachsenen. Wenn Sie Ihr Baby schreien hören und unsicher sind, wie Sie reagieren sollen, so lassen Sie alle ›um . . . zu‹s‹ weg und machen Sie es etwa so, wie E. v. Braunmühl[5] es mit einem treffenden Vergleich vorschlägt:

3 ›Das Baby‹, S. 52
4 ›Elternbuch‹, S. 134
5 in: Zeit für Kinder, Frankfurt 1979, S. 136/137 (ein lesenswertes Buch)

»Sie respektieren die Autorität des Säuglings. Sie ›gehorchen‹ ihm, möglichst aufs Wort. Aber das ist nicht einfach, denn der Säugling hat keine Worte. Keinesfalls bedeutet jedes ›Melden‹, daß er trinken will. Am besten verstehen Sie sich als ›Butler‹, also wie jene englischen Leibdiener, die Sie sicherlich aus dem Fernsehen kennen. Ein guter Butler verliert nie die Ruhe, auch wenn seine Herrschaft noch so aufgeregt ist. Ein guter Butler tut immer, was seine Herrschaft will, aber er weiß oft besser, was zu tun ist, damit die Herrschaft zufriedengestellt ist.«

Wenn Sie den Säugling einmal unfreiwillig haben schreien lassen, so fürchten Sie keine schleichenden Spätfolgen. Erstens: Auch ein Baby vergißt. Zweitens: Das, was an äußeren Einflüssen prägend auf die Entwicklung Ihres Kindes wirkt, also z. B. Ihr Verhalten, das wirkt letztlich nicht als Summe einzelner Handlungen, wobei jede entglittene oder mißratene gegen eine geglückte aufzurechnen wäre, sondern es wirkt durch seine Tendenz, durch einen inneren roten Faden. Auch wenn Sie ein paar Mal ungeschickt mit dem Kind gewesen sind, wenn Sie Pech hatten und z. B. als Mutter kurz nach der Geburt krank geworden sind oder sonst ungewöhnlichen Belastungen ausgesetzt waren, durch die Sie gezwungen wurden, das Kind manchmal schreien (= warten) zu lassen – denken Sie dann nicht, daß das Kind jede Minute, die es hat weinen, jede Stunde, die es in der Obhut eines Fremden hat verbringen müssen, mit späteren Verhaltensstörungen an Ihnen rächt. Es reagiert auf Ihre Grundeinstellung ihm gegenüber, auf Ihre vorbehaltlose *Bereitschaft*, ihm nahe zu sein, und es versteht und verzeiht auf seine Weise, wenn Sie *mal* nicht kommen – weil Zufälle oder höhere Gewalt es verhindern. Allerdings ist seine Toleranz begrenzt: Jede längere Abwesenheit seiner vertrauten Erwachsenen, womöglich gar der stillenden Frau, ist für das Kind eine Verarmung und Verunheimlichung seiner Welt, deren Verarbeitung ihm große Mühe macht. Wenn Sie ihm diese frühe schmerzliche Erfahrung ersparen können, so ist es besser für das Kind und Sie. Wenn nicht, so verzweifeln Sie nicht: Psychische Deformationen müssen keineswegs folgen. Bedenken Sie, daß das Kind ein Mensch unter Menschen ist, der von seiner ersten Lebensminute an das hat, was man ein Schicksal nennt – und zwar sein eigenes. Es wäre eine Illusion, wenn Sie annähmen, Sie könnten ein fremdes Schicksal – und sei es das ›Ihres‹ Kindes – bis in den letzten Winkel Ihrer Gestaltungsinitiative unterwerfen. Zur Individualität Ihres Kindes gehört auch sein ›Recht‹, früh schmerzliche Erfahrungen zu machen bzw. solche Erfahrungen zu verarbeiten, auszudrücken, gegen ihre Schmerzlichkeit Protest anzumelden. Kurz: Nachdem die modernen Ratgeber dazu übergegangen sind (meines Erachtens infolge unzulänglicher Rezeption der Psychoanalyse und verwandter Theorien), den Erwachsenen Angst zu machen vor unabsehbaren Folgen frühkindlicher Versagung, muß ein ehrlicher ›Gegen-Leitfaden‹ für das Recht des Kindes auf Leid und Geschrei eintreten. Wollte man ihm dieses ›Recht‹ bestreiten, so lieferte man es Erwachsenen aus, die sich, im Extremfall, für das Kind aufopfern, die sich Federn aus der Brust reißen, um ihrem Kind Unbehagen zu ersparen. Da das Ausreißen wehtut, hat das Kind es mit leidenden Erwachsenen zu tun, mit Erwachsenen, die Dank oder doch Bekundungen des Behagens als Lohn erwarten, was für das Kind am Ende schlimmer und bedrückender ist als ein vorübergehendes Unbehagen, eine begrenzte Einsamkeit. Tun Sie, was Sie können für ein schreiendes Kind, aber ohne Aufopferungsgestus, möglichst mit der Ruhe und Unerschütterlichkeit eines Butlers.

Versuchen Sie, eine Mitte herzustellen zwischen Ihnen und den kindlichen Ansprüchen. Bedenken Sie, daß keineswegs in *jeder* Hinsicht Ihre Bedürfnisse hinter denen des Kindes zurückzustehen haben. Sie können das Kind nur willkommen heißen und froh machen, wenn Sie nicht allzuviel aufgeben seinetwegen; das gilt für den großen Konflikt Berufstätigkeit von Müttern bis hin zu den kleinen passageren Situationen des Alltags.

Für letztere ein Beispiel: Wenn Sie selbst dringend der Ruhe bedürfen, das Kind zugleich schreiend nach Ihnen verlangt, so versuchen Sie, eine andere Person zu finden, die sich des Kindes annimmt, auch wenn das Kind mit dieser Situation nicht ganz so zufrieden ist, z. B. weil es, statt die Brust zu genießen, mit der Flasche vorlieb nehmen muß. Wenn Sie mit dem Kind allein sind und Ihnen vor Müdigkeit die Augen zufallen, so lassen Sie es, wenn Sie sicher sein können, daß es weder hungert noch dürstet, noch Schmerzen hat und wenn es auch in Ihren Armen nicht still wird, in seiner Wiege weiterschimpfen und ruhen sich erst mal aus. Es ist sinnlos, wenn Sie Ihre Belastbarkeitsgrenzen überschreiten – die Folgen könnten für das Kind *und Sie* Anlaß zu erneutem Schreien sein.

Haben Sie keine Angst vor dem Schreien Ihres Kindes, aber bedenken Sie, daß das Kind Angst (oder Unbehagen oder Zorn) empfindet, wenn es schreit. Gehen Sie zu ihm, nicht weil sein Geschrei Ihnen Angst macht, sondern weil bzw. wenn Sie dem

Kind die Angst (oder Anlässe für Zorn, Unbehagen) nehmen wollen und können.

Das Bedürfnis nach Geborgenheit am Körper

Das schreiende Kind soll beruhigt werden, aber warum, um Himmels willen, schreit es eigentlich? Da wären die bekannten Gründe wie Hunger, Bauchweh, Müdigkeit, auf die gehe ich noch ausführlich ein. Babys schreien aber auch, wenn sie satt sind, sie schreien viel häufiger, als es das Auftreten von Hunger oder das Vorkommen von Ungemach wie Bauchweh und dergleichen erwarten ließe. Irgendein Bedürfnis ist da noch verborgen, das wir Erwachsene scheint's nicht mehr teilen, das aber Babys ruhelos macht und schreien läßt, auch wenn wir meinen, wir hätten alles zu ihrer Zufriedenheit getan.

In Handbüchern zur Säuglingspflege steht meist irgendwo zu lesen, daß »das gesunde gesättigte Neugeborene«, das gleichwohl schreit, sich beruhige, »wenn es hochgenommen wird«.[6] Wir erfahren also, daß ein schreiender Säugling, der weder Hunger noch Schmerzen hat, auf dem Arm seiner Erwachsenen mit Schreien aufhört. Wir folgern: Ein Säugling hat das Bedürfnis, auf den Arm genommen zu werden. Das ist in der Tat schon das ganze Geheimnis, aber es hat einiges damit auf sich. Die Formulierung »das Baby beruhigt sich, wenn es hochgenommen wird« liefert uns noch eine zusätzliche Information. Sie besagt, daß Säuglinge normalerweise irgendwohin niedergelegt werden. Und wir wissen alle, daß das so ist. Falls Sie die Szene nicht aus eigener Praxis schon kennen, haben Sie sicher mal einen Besuch gemacht, um einen Neuankömmling zu begrüßen. Man führte Sie in ein drückend duftendes Zimmer mit geschlossenen Gardinen, in dessen Hintergrund ein Korb oder Bett das Baby barg. Wenn Sie Pech hatten, schlief es gerade, und Sie erblickten unter einem Haufen Kissen und Volants ein rötliches Ohr nebst einer Nasenspitze, vielleicht noch eine schuppige Faust.

Diese Art, neugeborene Kinder in eine Lagerstatt zu betten und sie nur zum Füttern und Wickeln ›hochzunehmen‹, die Art, Säuglinge *wegzulegen,* die uns so selbstverständlich vorkommt, weil wir es nicht anders kennen – die ist keineswegs alternativlos

---

[6] Diese Bemerkung ist als Warnung für die Eltern gemeint: Ein gesättigtes Kind, das auf dem Arm weiterschreit, mit dem ist etwas Ernstes los (es hat Schmerzen, ist vielleicht krank).

in der Geschichte und schon gar nicht naturgewollt. Sie ist vielmehr das Produkt eines langen, eines in vielem den menschlichen Körperbedürfnissen feindlichen Zivilisationsprozesses.

In alten Zeiten und dort, wo die alten Zeiten fortexistieren, bei Völkerschaften auf sogenannten primitiven Kulturstufen, gehen die Erwachsenen ganz anders mit ihren Neugeborenen um. Sie tragen (bzw. trugen) die Kinder ständig am Körper umher – meist tut es die Mutter, es springen aber auch andere Personen, z. B. ältere Geschwister, ein. Dieses Körpertragen stillt das, wie ich meine, mächtigste Bedürfnis eines jungen Säuglings, das Bedürfnis nach Geborgenheit am Erwachsenenkörper. In seiner ganzen Konstitution, seinen Trieben und Anklammerungsreflexen spricht sich dieses Bedürfnis aus. Ein Baby, das stets oder doch sehr häufig von seinen Erwachsenen umhergetragen wird, schreit selten, der permanente Körperkontakt macht es so zufrieden wie ehedem der Mutterschoß. Unsere ›weggelegten‹ Neugeborenen, die »ehemaligen Traglinge«[7], besitzen immer noch dieselben konstitutionellen Eigenarten wie echte Traglinge (zu denen auch die Jungen unserer Affenahnen zählen), sie haben ihre Reflexe und ihren psychischen Hunger nach Hautkontakt nicht mit der Evolution der modernen Weglegegepflogenheiten geändert. Wie zur Zeit des Neandertalers sind menschliche Neugeborene immer noch dazu geschaffen, ständig an den Körper eines Erwachsenen gedrückt zu werden, so zu schlafen, zu wachen, zu trinken, zu schauen. Ein neugeborenes Kind will *am Körper sein*. Nur so spürt es seinen eigenen Körper. Nur so spürt es, daß es da ist. Die Unabweisbarkeit dieses Bedürfnisses ist es, die auch rund gefütterte, rosig gepflegte, aber eben zugleich weggelegte Babys zu ausdauernden Schreihälsen macht.

»Wir sind so eingenommen von den fragwürdigen Segnungen der Technik, vom Kinderwagen, von dem Kinderbett mit allem Zubehör, vom Flaschenhalter usw., daß wir uns gar nicht fragen, ob der Abstand, den wir zwischen uns und unsere Kinder legen, sie nicht gerade des Hautkontakts, der Muskelreize und der Reize der Tiefensensibilität beraubt, die weniger ›fortschrittliche‹ Völker ihren Kindern verschaffen.«

---

[7] Diesen Ausdruck gebraucht für die modernen Babys der Schweizer Kinderpsychologe F. Renggli, der eine vergleichende Untersuchung über Kinderbehandlung bei Menschenaffen und Menschen verschiedener Kulturstufen angestellt hat. In: Angst und Geborgenheit, Hamburg 1974

Dies schrieb der berühmte Kinderpsychoanalytiker René Spitz schon 1965.[8] Unsere Zivilisation erschuf im Laufe eines mehrhundertjährigen Prozesses das schreiende Bettstattkind, den geängstigten ›Liegling‹. Ein Wesen, an dessen drängendstem Bedürfnis in der Regel vorbeigepflegt und -gesorgt wird. Das, was am (Dauer-)Schreien eines weggelegten Kindes ›natürlich‹ ist, ist der Aufstand der Natur gegen ihre Vergewaltigung. Die meisten Erwachsenen wissen das nicht. Sie ahnen es vielleicht, wenn sie erleben, wie der vom Schreien geschüttelte Körper des Babys sich in ihren Armen entspannt. Aber sie kommen nicht auf die Idee, daß das Ins-Bett-Ablegen den Bedürfnissen ihres Kindes diametral entgegenläuft, schon deshalb nicht, weil sich ein ständiges Umhertragen, womöglich so, wie es die Naturvölker machen, mit den Anforderungen eines normalen, modernen Alltags schwerlich verträgt.

Auch unsere Leitfäden verschweigen, wie viel es dem Baby wirklich bedeutet, am Körper seiner Erwachsenen zu sein. Vielleicht wissen sie es nicht, oder sie wollen es nicht wissen, denn welch unabsehbare Folgen hätte es für den überlieferten Säuglingspflegestil, wenn die Nummer Eins unter den Bedürfnissen des Babys nicht mehr die Nahrung oder die liebe Gesundheit, sondern die Geborgenheit in einem ganz hautnahen – ich würde sagen: sexuellen – Sinne wäre.

Aber ich will nicht ungerecht sein. Die aufgeschlosseneren Ratgeber wie das ›Elternbuch‹ und ›Das Baby‹ reden durchaus von Körperkontakt. Allerdings sind sie nicht radikal genug. Sie reden von Körperkontakt entweder nur im Zusammenhang mit der Stillsituation, oder sie erwähnen den Wunsch des Babys nach Hautnähe als einen Wunsch unter Wünschen, als ein Verlangen, das eben mal zwischendurch befriedigt werden könne durch ein bißchen Zärtlichkeit.

Wie sehr der, ich möchte sagen, *Trieb* eines Neugeborenen und jungen Säuglings nach Körpernähe immer noch unterschätzt wird, beweist die – falsche – Feststellung sämtlicher Leitfäden, ein Baby habe nun mal keine anderen Formen der Mitteilung als sein Schreien. Das stimmt nicht. Ein Baby, auch ein neugeborenes, kennt durchaus andere Formen der Mitteilung, allerdings sind das *Nah-Signale*. Es verfügt über ein ansehnliches Repertoire von Ausdrucksformen: mimischen, gestischen, stimmlichen. Es könnte, wieder an den Körper genommen, als reaktualisierter Tragling,

[8] zitiert nach der deutschen Ausgabe: Vom Säugling zum Kleinkind, Stuttgart 1976, S. 234

sich durch diese, Nähe voraussetzenden, Mitteilungsformen bemerkbar machen: durch Zappeln, Schnaufen, Stöhnen, Fuchteln, Sich-Krümmen, Sich-Strecken, Keuchen, Lallen, Stirnrunzeln etc. Die Entfernung, die ein in sein Bett abgelegtes Baby zu überbrücken hat, bis es seine Erwachsenen mit einer Mitteilung erreicht, zwingt es zum Schreien. Ein Erwachsener, der in einer ähnlichen Weise interniert lebte wie ein durchschnittliches europäisches oder amerikanisches Baby, hätte auch keine andere Möglichkeit der Äußerung. Säuglinge schreien also, weil *wir* so weit weg sind, nicht, weil *sie* nicht anders können.

Weit weg sind wir in einem doppelten Sinn. Zum einen räumlich: Wir sitzen im Wohnzimmer oder laufen auf der Straße herum, während das Baby im Kinderzimmer oder in seiner Ecke im Schlafzimmer vor sich hin heult. Zum zweiten haben wir weitgehend verlernt, mit *eignen* Bedürfnissen auf die des Babys zu antworten. Wenn es wirklich so ist, daß der Wunsch des Neugeborenen und des jungen Säuglings nach Geborgenheit am Erwachsenenkörper als Naturgegebenheit mit dem Kind auf die Welt kommt, dann müßte die Natur eigentlich dafür gesorgt haben, daß in den Erwachsenen das *komplementäre Bedürfnis* entsteht, daß sie sich also mit der nämlichen Unabweisbarkeit danach sehnen, dem Kind Geborgenheit an ihrem Körper zu verschaffen. Arme Natur. Sie hat uns – den Erwachsenen beiderlei Geschlechts – dieses Bedürfnis zwar eingepflanzt, aber sie konnte wenig dagegen machen, daß wir es mit Zivilisation in uns zuschütteten. Das Problem des Schreiens unserer Kinder ist das Problem, das *wir* mit dem ›komplementären Bedürfnis‹, mit Körperlichkeit, Sexualität, spezifischer: Bereitschaft zur körperlichen Verschränkung mit einem Neugeborenen, haben. Das Kind kommt mit offenen Armen auf die Welt – wir zögern, es unsrerseits zu umfangen. Deshalb schreit es.

Ein verschüttetes Bedürfnis kann wieder aufleben, denn es verschwindet nie ganz. So arm ist die Natur doch nicht, sie hat einen langen Atem. Wenn die Erwachsenen erstmal *wissen*, daß das Auf-den-Arm-Nehmen nicht nur was Nettes zwischendurch, sondern etwas existenziell Wichtiges für ihr Baby ist – dann werden sie es immer öfter machen, werden ihr eigenes Bedürfnis nach Körperverschränkung mit dem Baby aufleben fühlen, werden ›es‹ dann auch mit dem Körper wissen.

Das Körpertragen und seine Ersatzformen

Aufklärung kann helfen, Natur – in unserm Fall: ein Grundbedürfnis der Neugeborenen und ein verschüttetes Bedürfnis der Erwachsenen – ins Recht zu setzen, aber was wird mit der ›Zivilisation‹, mit unser aller Alltag, der nicht auf eine körperliche Verbundenheit von Erwachsenen und Säugling eingerichtet ist? Die Separierung der Generationen ist in unserer Zivilisation so perfekt durchgeführt, die gewöhnlichen Beschäftigungen der Erwachsenen sind so hoffnungslos kinderfern in Raum und Zeit angeordnet, daß auch die geduldigsten und körperaktivsten Erwachsenen heute kaum anders können, als einen Säugling ab und an wegzulegen, es führt kein Weg zurück zum Stande eines ›Naturvolks‹. Wir haben uns also nach einem *Kompromiß* umzusehen; die Formel für den Kompromiß ist einfach, sie lautet: So viel Geborgenheit am Körper fürs Kind wie möglich, so viel Weglegen wie unumgänglich. Natürlich ist es eine Frage der Einschätzung von Situationen, ob Weglegen unumgänglich ist oder nicht – hier sollten wir versuchen, die Grenzen, die Herkommen und öffentliche Erwartung uns setzen, hinauszuschieben. Je häufiger wir einen Säugling auch an Stätten mitnehmen, an denen er auffällt, weil seine Gegenwart dort nicht üblich ist, desto eher wird sich die Umwelt darauf einstellen, daß neugeborene Kinder ›dabei‹ sind, am Körper ihrer Erwachsenen. Und in dem Maße, in dem Babys an den Körper ihrer Erwachsenen zurückkehren, wird ihr Geschrei als derzeit nachdrücklichste und gefürchtetste Manifestation ihrer Existenz aus der öffentlichen und privaten Erfahrung schwinden.

Wichtig ist, daß Sie nicht meinen, Sie *schadeten* Ihrem Kind, wenn Sie es viel am Körper tragen und viel mitnehmen. Sie schaden ihm weder durch ›Verwöhnen‹ noch durch ›Unruhe‹. Wenn man versucht, Ihnen weiszumachen, das Kind könne sich später von Ihnen nicht lösen, wenn Sie es jetzt so viel und so nah bei sich haben, dann erklären Sie den Warnern in aller Ruhe, daß das Gegenteil richtig ist: Während seines ersten halben Jahres kann ein Säugling nicht zu viel Körperkontakt haben. *Je mehr* er jetzt erhält, *desto weniger* wird er später (eventuell ›über die Zeit hinaus‹) fordern. Eine geglückte Loslösung setzt immer voraus, daß die Bindung befriedigend war, Mangel an Befriedigung ist es, der zum konflikträchtigen Sich-nicht-lösen-Können führt.

Auch wechselnde Schauplätze, sogenannte Unruhe, schaden einem kleinen Baby nicht. Entgegen landläufiger Auffassung ist es keineswegs dazu geschaffen, ununterbrochen an einem stillen Ort zu ruhen.

Nehmen Sie also Ihr Kind, auch wenn es nicht weinend danach verlangt, so oft Sie können an Ihren Körper. Vergessen Sie den Kinderwagen und binden Sie das Kind zum Ausgang vor die Brust oder auf die Hüfte. Tragen Sie es auch in der Wohnung umher, und wenn Sie zugleich Ihre Hände gebrauchen wollen, so binden Sie es auch in der Wohnung an Ihrem Körper fest. Fürchten Sie sich nicht vor Schnüren, Schnallen, Knoten – Sie werden bald die Geschicklichkeit einer mexikanischen Indianerin beim Anbinden des Kindes erworben haben. Sie werden erleben, daß das Kind, wenn es an Ihrem Körper hockt wie ein Äffchen, so gut wie nie weint. Es merkt selbst, daß jetzt einfachste Signale genügen, um Ihnen etwas mitzuteilen. Wenn es hungrig wird, zappelt und meckert es ein bißchen. Dann können Sie es ausbinden und an die Brust legen. Vielleicht finden Sie auch eine Möglichkeit, es in Tuch oder Sitz zu belassen, während Sie stillen. Wenn es müde wird, schläft es friedlich ein – ohne die Einsamkeitsklagen des in sein Bett abgelegten Kindes. Ihre Bewegungen stören es beim Schlafen nicht, im Gegenteil. Wenn es naß wird, merken Sie selbst es und können es wickeln, wenn Sie wollen. Bedenken Sie aber, daß Nässe einen Säugling nur stört, wenn er wund ist oder friert. Kalt aber kann er nicht werden, wenn er an Ihren Körper gebunden ist.

Zum An-den-Körper-Binden des Kindes brauchen Sie ein Hilfsmittel: entweder ein Tragetuch oder einen Tragesitz. Als *Tragetuch* ist keineswegs ein beliebiges großes Tuch verwendbar; das Tragetuch muß sehr stabil sein und in einer bestimmten Weise gewirkt, so daß es den Körper des Kindes zugleich weich umfängt und fest umspannt. Sie können solche Tücher in jeder Baby-Abteilung eines Kaufhauses oder sonst in Baby-Ausstattungsgeschäften kaufen, leider sind sie ziemlich teuer (40,– bis 60,– DM). Aber vielleicht können Sie ja ein Tuch aus Ihrer Bekanntschaft ›erben‹. Der Umgang mit dem Tuch erfordert Geschicklichkeit. Sie müssen es in einer bestimmten Weise schürzen und verknoten, damit es sich nicht verschiebt oder gar von Ihrer Schulter rutscht. Inzwischen sind die Tücher so sehr ›en vogue‹, und es gibt so viele Mütter, Väter und andere Erwachsene, die sich damit auskennen, daß Sie leicht jemand finden dürften, der Sie einweist, falls Sie nicht selbst durch Überlegung und Experiment herausbekommen wollen, wie es geht. Eine schriftliche Gebrauchsanleitung scheint mir nicht nützlich fürs Schürzen und Knoten – zu sehr ist das eine Sache der praktischen Übung und der individuellen Variation.

Einfacher ist das Körpertragen des Säuglings im *Tragesitz*. Hiermit ist nicht die schon seit längerem populäre Rückentrage mit Metallrahmen gemeint, sondern ein nur aus Stoff bestehender Sitz mit langen gepolsterten Trägern, die über die Schultern gelegt, überm Rücken gekreuzt, durch seitlich am Sitz befestigte Schlaufen oder Schnallen gesteckt und schließlich hinten in Taillenhöhe verknotet werden. Dieser Sitz wiegt nicht mehr als ein Tragetuch. Das Kind sitzt vor der Brust des Erwachsenen mit aufgeklappten, durch zwei Öffnungen im Sitz herausbaumelnden Beinen wie ein kleiner Frosch. Den etwas älteren Säugling (4 bis 5 Monate) können Sie genauso gut auf den Rücken binden. Anders als im Tuch braucht das Kind im Sitz keine ergänzende Unterstützung durch eine Hand. Für die ersten Wochen gibt es eine abnehmbare steife Kopfstütze. Der Transport ist absolut sicher und bequem für beide. Es gibt diese Sitze als sog. Känguruh-Sitze oder aus Cord unter dem Markennamen ›Easy Rider‹ (empfehlenswert, leider auch nicht billig: ca. 50,– DM) in Fachgeschäften.

Das Unterbringen des Babys in Tuch oder Sitz und das Wiederherausnehmen erscheint zunächst umständlich und macht bei den ersten Versuchen meistens Mühe. Manchmal will es nur gelingen mit Hilfe einer weiteren Person, die das Kind hält bzw. in Tuch oder Sitz ›stopft‹, während Träger oder Trägerin Tuch oder Sitz in die richtige Position zerren. Lassen Sie sich nicht entmutigen durch erste Fehlschläge wie abgerutschte Enden des Tuchs oder zu stramm oder zu weit geknotete Sitzträger. Sie erwerben rasch Routine, vielleicht gar Eleganz, jedenfalls werden Sie nach einer oder zwei Wochen Praxis keine Probleme mehr haben und ohne weiteres imstande sein, das Anlegen des Tuchs oder des Sitzes und das Unterbringen des Kindes darin allein mit ein paar Handgriffen zu bewerkstelligen.

Die Vorteile des Körpertragens gegenüber dem Transport im Kinderwagen oder gar dem Liegenlassen im Bett sind groß:
1. Der intensivste Wunsch des Kindes wird erfüllt: der Wunsch nach *Geborgenheit*, nach Körperkontakt.
2. Sie erfüllen sich selbst einen Wunsch bzw. entdecken ihn neu in sich: den Wunsch, ein Baby auf dem Körper umherzutragen. Seine Bewegungen mit Ihrem Körper zu fühlen und zu beantworten. Mütter werden sich an die letzten Monate der Schwangerschaft erinnern, Männer etwas davon ahnen, was für ein Körpergefühl Schwangerschaft verleiht.

3. Das Kind sitzt unter Ihren Augen, Sie wissen immer, was mit ihm los ist, was es macht, was es möchte.
4. Das Kind *sieht* mehr, und zwar aus der interessantesten, der aufrechten Perspektive.
5. Das Kind kann nicht kalt werden, ohne daß Sie es merken. (Sie können draußen einen weiten Mantel unschwer über Tuch oder Sitz knöpfen.)
6. Sie können, umschlungen von Ihrem Kind, einfache Tätigkeiten erledigen, bei denen Sie viel umhergehen müssen, z. B. Hausarbeit. Das wache Kind mag es sehr gern, wenn der Erwachsene, der es trägt, sich viel bewegt. Besonders gut geht sowas, wenn das Kind etwas älter geworden ist und Sie es auf den Rücken binden können.
7. Das Transportmittel läßt sich in jeder Handtasche unterbringen.

Es gibt *einen* allerdings nicht unwesentlichen Nachteil im Vergleich zum Kinderwagen: Das Körpertragen eines Kindes strengt an. Je jünger, kräftiger, trainierter, motivierter Sie sind, um so weniger werden Sie die Anstrengung spüren. Stillende Frauen können eine herabgesetzte körperliche Belastbarkeit bei sich feststellen und sollten dann längere Gänge mit dem Kind am Körper nur mit einer Ablösung an der Seite unternehmen. Ideal ist es, wenn mehrere, mindestens aber zwei Erwachsene gemeinsam mit dem Kind herumkommen: So kann sich der eine ausruhen, während der andere das Kind übernimmt.

Auch das Körpertragen ist bis zu einem gewissen Grade eine Sache der Gewohnheit: Die Kräfte wachsen durch die Benutzung, das allmähliche Nachlassen der Anfangsverkrampfungen gibt Zusatzkräfte frei. Massagen der Hals-, Nacken- und Rückenmuskulatur, gymnastische Übungen (Kopfrollen, Schulterkreisen u. ä.) können Entspannung und Erholung fördern.

Nicht in jeder Situation fühlt sich das Kind in Tuch oder Sitz wohl. Sie werden selbst merken, daß es vor allem dann zufrieden ist, wenn *Sie* sich bewegen, also umhergehen: in der Wohnung oder draußen, durch Straßen oder Waldwege. Auch im Auto, Bus, in der Straßenbahn oder im Zug sitzt das Kind tief befriedigt an Ihrem Körper – solange es nur eine Bewegung unter sich spürt: den Rhythmus Ihrer Schritte oder der Federung eines Fahrzeugs, solange nur das Panorama vor seinen Augen sich ständig verändert. Wenn Sie stehen bleiben oder sich hinsetzen, wird das Kind, sofern es wach ist, bald umherrutschen und krähen – bedenken

Sie, daß es nicht viel Bewegungsfreiheit in Tuch oder Sitz hat. Holen Sie es dann heraus und halten Sie es auf dem Schoß, damit es strampeln und zappeln kann.

Irgendwann ist es dann doch soweit: Sie legen das Kind weg. Sie sind müde vom Tragen und betten das Kind auf sein Lager. Und obwohl Sie erwarten, daß es nun gleich einschläft, wird es unruhig – und schreit. Es vermißt das Getragenwerden, Ihre Körpernähe und, ebenso wichtig, Ihre Körperbewegung. Was sollen Sie nun tun?

Zu allen Zeiten haben die Erwachsenen in solchen Situationen auf gewisse *Ersatzformen* (= Surrogate) für den Körperkontakt zurückgegriffen. Im Mittelalter, in dem Säuglinge schon nicht mehr ständig umhergetragen wurden, hat man sie zum Trost für die Trennung vom Körper von Kopf bis Fuß in feste Bandagen geschnürt: Uns erscheint das furchtbar, die Babys aber fühlten sich wohl dabei, denn sie fühlten sich berührt. In Asien und Rußland machte man das noch in diesem Jahrhundert so,[9] in Mitteleuropa jedoch verwarf man das Einbinden im Zeitalter der Aufklärung als unnatürlich und bewegungshinderlich, vergaß aber, daß eingewickelte Säuglinge zufriedener waren als frei strampelnde und daß sie später eine normale Motorik erwarben. Vor allem aber: Man gab ihnen keinen vollen Ersatz für die angenehme Wirkung des Drucks der Bänder auf ihren berührungsgierigen Leib, sondern ließ sie strampeln – und vermehrt schreien.

Die anderen auch heute noch bekannten Surrogate, die Wiege und der Schnuller (oder das Daumenlutschen), wurden dann von der modernen Säuglingspädagogik genauso verpönt wie Jahrhunderte zuvor das Einbinden. Man dachte sich allerlei Gründe aus, um die Verbote und Tabus zu rechtfertigen, mit denen man über Schnuller und Wiege herfiel; manche sind heute noch im Schwange. Es ist allerdings unübersehbar, daß der Prozeß der Einschränkung von Körperkontakt und der Verpönung seiner Surrogate zum Stillstand kommt: Eine Minderheit von Erwachsenen hat längst damit begonnen, ihre Babys wieder viel am Körper zu

---

[9] Bei den amerikanischen Autoren J. Stone und J. Church lesen wir: »Ein interessanter Kulturunterschied spiegelt sich in der Reaktion amerikanischer Frauen wider, die in sowjetischen Kliniken entbunden haben. Während russische Mütter das Wickeln (gemeint ist das feste Einbinden, Ref.) als Routinesache akzeptieren, berichten amerikanische Mütter immer über Schreckgefühle beim Anblick ihrer wie Mumien eingewickelten Säuglinge und die dann entstehende Verwunderung, wenn das Kind dieses als angenehm zu empfinden scheint.« In: Kindheit und Jugend, Stuttgart 1978, S. 22

tragen, und Zahnärzte geben neuerdings zu, daß die Gefahren des Schnullers übertrieben worden sind.

Eine der ältesten und schönsten Ersatzformen fürs Körpertragen ist das Schaukeln in der *Wiege*. Gewiegtwerden gibt dem Säugling zwar nicht die Berührung, aber doch die (rhythmische) Bewegung des ihn tragenden Körpers, eine Bewegung, die ihm aus dem Mutterleib vertraut ist. René Spitz, aus dessen Buch ›Vom Säugling zum Kleinkind‹ ich schon einmal zitierte, schrieb (S. 234):

> »Unsere Großmütter wußten auch, daß ein Säugling, den man in der Wiege schaukelt, sich beruhigt und friedlich einschläft. Trotzdem haben wir die Wiege abgeschafft – ich weiß keinen triftigen Grund dafür. Ist es nicht einleuchtend, daß der hypertonische (= überangespannte, Ref.) Säugling viel von seiner Spannung entladen könnte, wenn man ihn während einer relativ langen Zeit in der Wiege schaukelt?«

Scheuen Sie sich nicht, eine Wiege für Ihr Neugeborenes zu kaufen oder selbst zu bauen. Sie können auch einen Korb an die Decke hängen oder auf Kufen befestigen, zur Not tut es ein Korb auf einem Gestell mit Rädern oder ein Stubenwagen, den Sie hin- und herrollen können. Auch der Kinderwagen, dessen Federung eine schöne, weiche Wiegebewegung ergibt, eignet sich in der ersten Zeit als Bettstatt. Bedenken Sie aber, daß das Neugeborene ab der 5./6. Woche etwas *sehen* will, gerade wenn es weggelegt worden ist – dafür sind Wiegen mit durchbrochenen Wänden oder Körbe mit Brüstungen aus lockerem Geflecht günstig, so daß das Kind hindurchschauen kann.

Leitfäden werden Sie immer wieder dazu auffordern, das Kind von Anfang an in ein Kinderbett zu legen. Das sei ökonomischer usf. Die meisten Verfasser dieser Leitfäden wie auch fast alle anderen Autoritäten auf dem Gebiet der Säuglingspädagogik und -pflege stehen unter dem seit bald 200 Jahren kulturendemischen Diktat, den Säugling möglichst früh mit herben Enttäuschungen zu konfrontieren, ihm jedenfalls unmittelbare Körpernähe und schließlich sukzessive deren Surrogate wie z. B. die Wiege zu versagen. Denken Sie an das liebenswürdige Bekenntnis von Spitz: Ihm fällt kein triftiger Grund ein für die Abschaffung der Wiege. Spitz gilt als Kapazität in seinem Fach, Sie können sicher sein, daß es keinerlei medizinische Bedenken gegen die Wiege gibt.

Dasselbe trifft für den *Schnuller* zu. Auch er ist Ersatz für Körperkontakt, Ersatz für das Saugen an der Brust oder für das autoerotische Saugen an der eigenen Hand. Auch er ist, entgegen manchen Behauptungen, ein harmloses, unschädliches Surrogat. Insbesondere wenn Babys müde sind, wird ihr Saugtrieb drängend. Bieten Sie dem Kind dann unbesorgt einen Schnuller an. Ziehen Sie ihm niemals den Daumen aus dem Mund. Lachen Sie über Leute, die Ihnen weismachen wollen, Schnuller oder Daumen im Mund führten zu ungünstiger Zahnstellung. (Ein Schnuller kann die Formung des Kiefers auch nicht positiv beeinflussen; er hat überhaupt keinen Einfluß darauf.) Das sind gesuchte, unzutreffende Behauptungen, die davon ablenken sollen, daß man (seit Beginn der Neuzeit) in Wahrheit eine durch nichts begründbare pure *Härte* gegen den kleinen Lüstling Baby mit seinen wuchernden körperlichen Begierden walten lassen wollte.

Hunger und Durst

Beim nichtweggelegten, viel am Körper getragenen Kind fällt der wichtigste Schreigrund weg. Und das *Hungergeschrei* verdünnt sich hier oft zum leichten Gewimmer, da die Nähe seiner Erwachsenen große Schreianstrengungen überflüssig macht. In den ersten Wochen seines Lebens aber wird das Kind vom Hunger oft *überfallen*, und es schreit plötzlich los, wenn es soweit ist, auch mitten aus dem Schlaf heraus. Im Kapitel über das Stillen finden Sie einige Überlegungen, die Ihnen helfen sollen, sich dafür zu entscheiden, das Kind ›nach Bedarf‹, also wenn es sich hungrig meldet, zu füttern, und nicht etwa nach bestimmten Zeiten.

Zeiterwägungen können Ihnen gleichwohl helfen, herauszufinden, ob es wohl Hunger ist, der das Kind zum Schreien veranlaßt hat. Es ist klar, daß Geschrei unmittelbar nach der Nahrungsaufnahme nicht auf Hunger hindeutet. Der 4-Stunden-Rhythmus, von dem in allen Leitfäden als Intervall zwischen den Fütterungen die Rede ist, kann als grober Anhalt gelten, z. B. für eine stillende Mutter, die ohne Kind etwas besorgen will: Spätestens 4 Stunden nach dem letzten Stillakt sollte sie wieder da sein. *Abweichungen* vom 4-Stunden-Rhythmus nach oben und nach unten sind das *Normale:* Es kommt vor, daß das Kind 5 bis 6 Stunden schläft oder doch ruhig ist, bevor es aufs neue Nahrung verlangt, es kommt vor, daß es schon nach 2 Stunden wieder hungerschreit. Der Zeitpunkt des Ausbruches eines neuen Hungers hängt ja von wechselnden Bedingungen ab und *muß* deshalb schwanken: von äußeren Bedingungen wie der Reichhaltigkeit der letzten Mahlzeit, von Art und Dauer der körperlichen Bewegung zwischen den Mahlzeiten, von besonderen Umständen wie z. B. einem Bad, einem Ausflug, Schlaf an frischer Luft; von inneren Bedingungen wie Konzentration des Magensaftes, Tempo der Verdauung, Blutzuckerspiegel u. a. m. Diese physiologischen Faktoren differieren individuell sehr stark; in seinen ersten Lebenswochen drückt ein Mensch durch sie einen bedeutenden Teil seiner Individualität überhaupt aus. Ein exakter Zeittakt entspricht weder der dem Menschen eigentümlichen Rhythmik im Auf und Ab seiner physiologischen Bedürfnisse (versuchen Sie mal, pünktlich alle vier Stunden hungrig zu sein!) noch kann er einem Neugeborenen wirklich ›beigebracht‹ werden. Sie werden gleichwohl feststellen, daß das Kind, wenn Sie es füttern, so oft es danach verlangt, durchschnittlich 6- bis 7mal in 24 Stunden reichlich trinkt, rechnerisch also knapp alle 4 Stunden, tatsächlich aber mal alle 2, mal alle 6 Stunden. Nach etwa 8 Lebenswochen verlangen viele Säuglinge nur noch 4- bis 5mal am Tag nach Milch und schlafen nachts durch.

Aber eben längst nicht alle. Es gibt Neugeborene, die, mit Ausnahme einiger zusammenhängender Schlafstunden des Nachts, nahezu jede Stunde für einige Minuten saugen wollen und danach kurz einnicken, wach werden, krähen, wieder nuckeln etc. und die diese Gewohnheit über das erste halbe oder ganze Lebensjahr beibehalten. Hunger wäre hier ein permanentes Bedürfnis, das Saugen und Trinken permanente Befriedigung – eine Fortsetzung des ununterbrochenen Ernährungsstroms, der den Fötus in seinem vorgeburtlichen Leben versorgt hat. Für die Erwachsenen wirft diese Form der Bedürfnisbefriedigung praktische Probleme auf, es sei denn, die Frau stillt und hat das Kind ständig bei sich. Wenn stillende Frau und Säugling bei dieser Form des Hunger- und Sättigungserlebens zufrieden sind – wohl ihnen. Es spricht nichts gegen diese Art anarchischen Dauerstillens. Ich muß aber an dieser Stelle von einem mir bekannten Fall berichten, bei dem ständiges oder doch sehr häufiges Füttern schließlich zur Gewichtsabnahme des Säuglings geführt hatte. Das Kind, quasi getaucht in einen Dauer-Milchstrom, gewöhnte sich nach und nach den Hunger ab; es trank oft, aber bei jedem einzelnen Mal recht wenig und in der Summe schließlich weniger als es für eine kontinuierliche Gewichtszunahme (das sogenannte Gedeihen) brauchte. Vielleicht war es ein seltener Fall, aber immerhin besteht diese Möglichkeit. Das Saugen ist eben auch eine Anstrengung, und die will zureichend motiviert sein. – Bedenken Sie, wenn Sie nicht ausschließlich Muttermilch geben, auch den umgekehrten Fall: daß das Kind überfüttert werden kann. Für mehrstündige Pausen zwischen den Trinkzeiten, d. h. für das Sich-entwickeln-Lassen eines ordentlichen Hungers (nicht um den Preis des Schreienlassens natürlich), spricht außerdem, daß, insbesondere wenn Sie an der Brust nähren, langes und kräftiges Saugen zum Stillen eines ausgewachsenen Hungers für Frau und Kind ein größerer Genuß sein kann als häufiges kürzeres Trinken. Wenn das Sättigungserlebnis stark ist, erfaßt es den ganzen Körper (auch den der Frau), versenkt das Kind in Schlaf oder Tagtraum und läßt es im wachen Zustand danach noch schau- und spielfreudig sein, ohne daß es sofort wieder hungrig ist. Es vergißt zwischenzeitlich ganz sein wesentliches Interesse an der Nahrung. Dadurch wird sein Bewußtsein frei für andere innere und äußere Eindrücke.

Kinder sind indessen bekanntlich verschieden, es gibt auch solche, die mit hoher Konzentration ihre Umwelt studieren, strampelnd ihren Körper erleben und *gleichzeitig* trinken wollen, bei denen der Hunger allen anderen Interessen sozusagen ständig parallel geordnet ist. Finden Sie heraus, wie Ihr Kind es mit dem Hunger hält und erstreben Sie eine Mitte zwischen seinen und Ihren Bedürfnissen. Wenn Sie steuern wollen oder müssen (z. B. weil Sie berufstätig sind), so tun Sie es behutsam. Um die Intervalle zwischen den Trinkzeiten zu verlängern, um einen kräftigen Hunger zu fördern, sollten Sie dem nach kurzem schon wieder hungerschreienden Säugling Tee geben. Oft empfohlen wird dünner schwarzer Tee oder Fencheltee, gesüßt mit (leicht abführendem) Milchzucker oder Traubenzucker. Manchmal hilft auch schon Ablenken: Herumtragen, Herumfahren, Wiegen, und das Baby vergißt seinen Hunger für eine Weile.

Erwachsene, die unsicher sind, ob ein Kind aus Hunger schreit, machen gern die Probe aufs Exempel: Sie bieten ihm Nahrung an. Wenn es sie verweigert, wars der Hunger nicht. Soweit ist die Probe zuverlässig. Im umgekehrten Fall aber nicht: Das Saugen an Brust oder Schnuller lenkt das Kind von mancherlei Kummer ab, also wird es oft zugreifen und saugen, obwohl es nicht eigentlich hungrig war. Erwachsene also können, durch dauerndes Anbieten von Nahrung, durch Unfähigkeit, andere Schreiursachen als Hunger zu suchen, einen Säugling zum (halb widerwilligen) Dauernuckler ›erziehen‹. Achten Sie auf die Körperbewegungen des schreienden Kindes: Ruckartiges Sich-Strecken deutet mit Sicherheit auf Hunger hin (und Sich-Krümmen auf Schmerz). Beim hungrigen Neugeborenen ist außerdem das ›Brustsuchen‹

auffällig: Mit geschlossenen Augen wendet das Kind den Kopf hin und her, eine Geste, die dem raschen verneinenden Kopfschütteln der Erwachsenen ähnelt, es hält die Lippen geöffnet und bewegt sie tastend. Es wird, wenn es hungrig ist, auf dem Arm einer jeden Person diese Bewegung ausführen, oft wimmernd in sich steigernder Ungeduld. Findet es ein Stück Stoff oder Haut, und sei es die eigene Hand, so saugt es sich daran fest, läßt jedoch bald enttäuscht schreiend los, wenn es merkt, daß es keine Quelle getroffen hat. Im Arm der Mutter sucht es manchmal – bei großem Hunger wild und fahrig – an der falschen Seite und drückt seinen Mund in ihren Unterarm. Die Mutter muß dann seinen Kopf mit leichtem Druck herumwenden, wogegen es, ganz verbiestert an der falschen Stelle weitersuchend, mit Geschrei protestiert. Kaum ein Laut ist dann überraschender und lieber als das übergangslos einsetzende erlöste Keuchen des Säuglings, wenn er endlich am Ziel ist.

Erschrecken Sie nicht, wenn das Neugeborene *während* des Trinkens schreit. Nach Stillung des ersten Hungers winden sich manche Säuglinge – erkennbar noch hungrig – im Arm ihrer Erwachsenen, lassen immer wieder die Warze oder den Sauger los, um sogleich schreiend danach zu suchen, sie gierig einzusaugen, und dann aufs neue sich zu bäumen und mit dem Kopf hin und herzuschlagen. Es sieht so aus, als täte ihnen das Trinken weh. Sie sind hungrig und *wollen* trinken, *wehren* sich zugleich aber gegen irgend etwas, was sie beim Trinken erleben. In der Regel treten solche ›Trinkkrämpfe‹ nur hin und wieder auf, und nie, wenn das Kind sehr entspannt oder schläfrig ist, also etwa des nachts. Nach dem dritten Monat hören sie von selbst auf. Solche gelegentlichen Abwehrreaktionen während des Trinkens sind verbreitet, ihre Ursachen nicht genau bekannt; es gibt verschiedene Deutungen. So sagt man, daß die Erregung beim Trinken auf den Darmtrakt überspringen und hier schmerzhafte Verkrampfungen hervorrufen kann. Es kann auch sein, daß der Magen oder die Kehle des Säuglings krampfhaft reagiert, so daß ihm das Schlucken wehtut. Wenn das Kind bei *jeder* Mahlzeit solche oder ähnliche Schwierigkeiten hat, sollten Sie es zum Arzt bringen. Über gelegentliche ›Trinkkrämpfe‹ brauchen Sie sich keine Sorgen zu machen. Säuglinge neigen – eine Folge der Unreife ihres Zentralnervensystems – ganz allgemein stärker zu Verkrampfungen als ältere Kinder und Erwachsene. Versuchen Sie, das Kind durch ruhige Umgebung, Geduld, Zuspruch, Wiegen, leisen Gesang zu entkrampfen. Halten Sie es dabei senkrecht, damit es gegebenenfalls aufstoßen kann. Wenn das nicht hilft, probieren Sie eine *Umstimmung* aus:

Wechseln Sie die Umgebung, den Raum, die Temperatur, die Beleuchtung, lassen Sie von jemand anders füttern (falls möglich). Die einfachste Form der Umstimmung ist beim Stillen ein Wechsel der Brust, wenn Sie die Flasche geben, ein Wechsel des Arms: Das Kind liegt jetzt auf der anderen Seite, auch seine inneren Organe werden ›umgedreht‹, das kann Verkrampfungen lösen. Auch eine Trinkpause mit etwas Spiel und Bewegung hat, wenn das Kind mitmacht, gute Wirkung.

Bei normaler Witterung und normalem Befinden stillt der Säugling mit der Milch seinen Hunger *und* seinen Durst. Der Durst des Säuglings bedarf jedoch Ihrer besonderen Beachtung, denn ein Säugling ist absolut intolerant gegen Austrocknung: Flüssigkeitsmangel ist für Neugeborene lebensgefährlich. Wenn ein Säugling schwitzt, etwa weil es sehr heiß ist oder weil er fiebert oder auch ohne daß Sie einen besonderen Grund erkennen können, bieten Sie ihm zusätzlich zur Milch abgekochtes Wasser oder Tee. Leitfäden empfehlen Fencheltee wegen seiner mild darmregulierenden Wirkung. Wenn Sie künstliche Nahrung füttern, sollten Sie ein Verlangen des Kindes nach der Flasche über die jeweilige Milch-Tagesration hinaus mit Wasser oder Tee stillen, sonst besteht die Gefahr, daß das Kind zu dick wird. Wenn Sie an der Brust nähren, sollten Sie häufiges Hungerschreien des Kindes auch mal als Durstschreien interpretieren und Tee geben. Meist trinkt das Kind wenigstens ein paar Schluck – es nimmt so zusätzlich zur Milch kalorienarme Flüssigkeit auf, was ihm, bei seinem relativ hohen Gesamtbedarf an Flüssigkeit, immer guttut. Beim älteren Säugling (ab drei Monate) ersetzt Fruchtsaft einen (kleinen) Teil der Milch, aber nicht den Tee oder das Wasser.

Bauchweh und anderes Weh

Mit Neugeborenen vertraute Erwachsene können das Wehgeschrei vom Hungerschreien am Ton unterscheiden. Während das Hungerschreien eher jämmerlich, manchmal zornig, oft langgezogen, immer eine *Klage*, ein recht durchdringendes Geheul ist, so klingt im Geschrei aus Schmerz *Panik* und *Schrecken* durch, es ist kurzatmiger, schriller, wechselt häufiger Rhythmus und Tonlage. Das Neugeborene weint noch keine Tränen, aber im Wehgeschrei klingen Tränen mit. Nie sollte der Säugling einem Schmerz und dem Geschrei aus Schmerz überlassen bleiben.

Was haben Säuglinge für Schmerzen? Ich spare den Fall einer Krankheit aus (bei Verdacht sollten Sie sich nicht scheuen, auch nachts einen Arzt zu rufen). Auch das gesunde Baby kann Schmerzen leiden: Druckschmerz, Wundschmerz, Bauchschmerz, Zahnschmerz.

Es kommt vor, daß Babys auf Knoten, Knöpfen, Schnullern so unglücklich liegen, daß es ihnen wehtut – in solchem Fall läßt sich die Ursache leicht erkennen und beseitigen.

Auch die Ursache des Wundschmerzes ist nicht zu übersehen: gerötete Haut und Pickel teilen Ihnen mit, daß jetzt eine Behandlung mit Zinksalbe oder einem ähnlichen Mittel angezeigt ist (vgl. das Kapitel über ›Pflege‹, S. 170).

Der schlimmste und verbreitetste aller harmlosen Schmerzen im Säuglingsalter ist das *Bauchweh*. Ab der dritten Lebenswoche beginnt bei nicht wenigen Babys diese Plage, und sie verschwindet in den allermeisten Fällen nach dem dritten Lebensmonat von selbst. Diese Erscheinung ist so oft beobachtet worden, daß es einen ›terminus technicus‹ dafür gibt: In der Säuglingspsychologie und -heilkunde spricht man von *Dreimonatskolik*. Was diese Dreimonatskolik eigentlich ist und wie sie entsteht, das scheint nicht hundertprozentig klar zu sein. Häufig wird sie durch Blähungen ausgelöst oder geht doch mit ihnen einher, durch Gase im Magen-Darm-Trakt also. Auch die meisten Erwachsenen können ja Blähungen und werden wissen, wie schmerzhaft die sein können. Für das Zustandekommen der Blähungen bei Babys werden verschiedene Erklärungen angeboten: Einmal heißt es, die Verdauungsfunktionen des jungen Säuglings seien noch zu unreif, um das Entstehen von Gasstaus im Darm verhindern zu können, dann wieder sagt man, daß die Kinder beim Saugen mehr Luft verschlucken als sie schmerzfrei im Bauch unterbringen können. Schließlich wird, sofern das Kind die Brust bekommt (auch gestillte Kinder bleiben von Blähungen nicht verschont), die Ursache in der Ernährung der Mutter gesucht, die möglichst nichts Blähendes essen sollte. In manchen Erklärungsversuchen ist von Blähungen gar nicht die Rede, sondern von Verkrampfungen des Magen-Darm-Traktes, zu denen insbesondere leicht erregbare Kinder neigen sollen. Solche Verkrampfungen können auch *während* des Trinkens auftreten (s. o., ›Trinkkrämpfe‹). Schließlich gibt es auch Versuche, das Kolikenphänomen psychologisch, aus der Mutter-Kind-Beziehung, zu deuten.

Wir finden einen solchen Versuch in dem schon zitierten Buch von R. Spitz. Spitz hat eine Reihe von empirischen Beobachtungen vorgenommen, er hat das Verhalten von Säuglingen in den verschiedensten Lebensumständen vergleichend studiert. Ihm fiel auf, daß Neugeborene in Säuglingsheimen, die ja meist nur routinemäßig versorgt werden, so gut wie nie an Koliken litten. Also suchte er die Ursache der Koliken in Besonderheiten intensiverer Zuwendung zum Kind. Ein Zusammentreffen von ängstlich-übertriebener Besorgnis der Mutter und von starker Erregbarkeit des Säuglings führt laut Spitz zu einer hohen Wahrscheinlichkeit für das Auftreten einer Dreimonatskolik. Und zwar deshalb, weil eine übertrieben besorgte Mutter dazu neige, ihr Baby auf jede Unlustäußerung hin zu füttern.

>Das Verdauungssystem dieser (leicht erregbaren, Ref.) Säuglinge ist aktiver, die Peristaltik rascher, möglicherweise heftiger, und überflüssige Nahrung ruft übermäßige Tätigkeit des Verdauungstraktes hervor. Ein >circulus vitiosus< ist die Folge: das hypertonische Kind kann seine Spannung während des Stillens nicht normal loswerden. Statt dessen entlädt es sie durch Schreien nach der Mahlzeit und die motorische Unruhe, die für diese Kinder typisch sind. Die überängstliche Mutter füttert das Kind sofort wieder – in übertriebener Befolgung des >self-demand<-Prinzips. Während dieser unplanmäßigen Fütterung wird durch die orale Tätigkeit und das Schlucken ein Teil der Spannung abgeführt; das Kind beruhigt sich für eine Weile. Die Nahrung, die das Kind wieder zu sich genommen hat, überlastet jedoch von neuem das Verdauungssystem, steigert die Spannung, ruft ein erneutes Auftreten des Unlustzustandes hervor und führt so wieder zu Kolik und Geschrei.«[10]

Das eigentlich Psychologische an dieser Erklärung ist die Analyse des Verhaltens der Mutter. Die allzu besorgte Mutter lehnt, so Spitz, ihr Kind im Grunde ab. Das Schuldgefühl, das sich wegen dieser Ablehnung einstellt, bringt sie dazu, sich für das Kind nahezu aufzuopfern. Es sieht so aus, schreibt Spitz, als wollten diese Mütter »dafür büßen, daß sie ihrem Kind gar nichts geben wollen – am allerwenigsten die Brust«.[11]

Die Spitzsche Analyse mag zu Anteilen zutreffen, sie hat jedoch einen schwachen Punkt, und in diesem Punkt ist ausgerechnet die Achse aufgehängt, die den übertrieben besorgten Muttertyp mit der Dreimonatskolik des Säuglings verbindet. Daß ängstliche Mütter stereotyp den Fehler begehen, ihre Neugeborenen auf *jede*

[10] a. a. O., S. 232
[11] a. a. O., S. 230

Unlustäußerung hin zu füttern, ist eine reine *Annahme* von Spitz (er hat keine Belege dafür). Ich glaube nicht, daß eine solche Annahme zu halten ist. Jede Mutter mit etwas Erfahrung oder der Bereitschaft, sich zu informieren, ob sie nun übertrieben ängstlich ist oder nicht, ob sie ihr Kind nun insgeheim ablehnt oder nicht, weiß, daß Babys nicht nur aus Hunger schreien. Es besteht jedenfalls keinerlei innere Verbindung zwischen übertriebener Ängstlichkeit samt ihrer psychischen Ursache und der reichlich primitiven Vorstellung, einem Baby, das den Mund öffnet, um zu schreien, müsse man stets etwas Eßbares hineinstopfen. Die Spitzsche Erklärung, so einleuchtend sie zunächst scheint, ist also zu hypothetisch, um akzeptiert werden zu können.

Warum habe ich sie überhaupt angeführt? In diesem ›Gegen-Leitfaden‹ sollen ja eigentlich keine wissenschaftlichen Theoreme diskutiert werden. Aber es ist so eine Sache mit der Wissenschaft. Sie bleibt nicht brav im Elfenbeinturm, sondern dringt reichlich in Politik und Alltag. Wenn wir in unseren Leitfäden – als Beispielen für Alltagspolitik – blättern, so finden wir die Spitzsche These, wenn auch simplifiziert, wieder: diesesmal als, möchte ich sagen, pures Einschüchterungsinstrument gegen unsichere Mütter.

Unter dem Titel ›Schädliche Haltungen der Mutter‹ gibt das ›Elternbuch‹ bekannt:

»Eine überängstliche Mutter z. B. opfert sich völlig auf für ihr Kind, sie sorgt für es bis zur Erschöpfung. Dahinter stecken oft feindselige Impulse. Sie hat das Kind vielleicht gar nicht gewollt und versucht nun, aus einem unbewußten Schuldgefühl heraus ›alles für das Kind‹ zu tun. [. . .] Jedes Geschrei ist für diesen Muttertyp ein Hungergeschrei, und sie füttert das Kind viel zu oft. Daraus kann die sog. Dreimonatskolik entstehen: Etwa in der dritten Lebenswoche beginnt das Kind plötzlich zu schreien und sich zu krümmen, als ob es starke Bauchschmerzen hätte. Dieser Anfall hält mehrere Stunden an und kehrt dann fast jeden Tag wieder, verschwindet aber gegen Ende des dritten Monats von selbst.«[12]

Natürlich steht nicht dabei, daß diese Erkenntnisse auf einer höchst vage begründeten These von Spitz beruhen, aber das würde wohl auch nicht viel an der Wirkung solcher Kurzpsychologie ändern. Diese Wirkung kann meines Erachtens Schaden stiften. Buchstabengläubige Erwachsene, deren Neugeborenes an Koliken

[12] S. 93/94

leidet, können nun befürchten, daß sie ihr Kind insgeheim ablehnen. Da aber nahezu jede noch so befriedigende Erwachsenen-Kind-Beziehung (wie überhaupt jede starke zwischenmenschliche Beziehung) ablehnende Empfindungen einschließt,[13] denn *Liebe bedroht* ja Autonomie, findet auch jeder Erwachsene einen Resonanzboden in seinen Gefühlen für die psychologische Koliken-Erklärung. Schuld- und Schamgefühle quälen ihn jetzt womöglich, die Beziehung zum Säugling wird von Selbstmißtrauen und Gewissensbissen belastet.[14]

Das ist das Elend mit der Kurzwissenschaft in der Gebrauchsliteratur: Gar zu oft hilft sie nicht nur nicht, sondern schadet, indem sie unproduktiv verunsichert. Für unser Beispiel möchte ich das so erläutern: Eine Psychologie, die so allgemein bleibt wie die Spitz-Paraphrase im ›Elternbuch‹, trifft, ganz wie das Horoskop in der Illustrierten, meist irgendwie zu. Deshalb macht sie Eindruck, der Leser bezieht das Geschriebene auf sich, und wenn es ihm – anders als beim Horoskop – nicht schmeichelt, fängt er an, sich schuldig zu fühlen oder seine Gefühle und Einstellungen zu beargwöhnen – ohne daß ihm Bearbeitungswege für seinen Konflikt gezeigt würden.

Das bedeutet nicht, daß sich die Erkenntnis von Spitz nicht popularisieren ließe. Dazu gehörte aber die Mühe einer größeren Ausführlichkeit. Man müßte, wollte man durch Verbreitung einer These wie der Spitzschen wirklich *nützen*, darlegen, wie es beispielsweise dazu kommt, daß Mütter ihre Kinder ›ablehnen‹, daß das keineswegs ihre ›Schuld‹ ist (schließlich können Frauen heute im allgemeinen immer noch nicht frei bestimmen, ob sie eine Schwangerschaft austragen wollen oder nicht), was ›ablehnen‹ im einzelnen bedeutet, daß es Formen des Ablehnens gibt, die jeder zwischenmenschlichen Beziehung eigen sind usf. Kurz: Man müßte Leserinnen und Lesern Möglichkeiten bieten, produktiv mit ihren Selbsterkenntnissen umzugehen, anstatt sie mit der lapidaren Feststellung allein zu lassen, daß ein Kolikenkind wahrscheinlich ungewollt sei.[15]

Ich möchte Ihnen raten, die Spitzsche Kolikenerklärung und

[13] Das ›Elternbuch‹ erkennt und benennt dieses Phänomen an anderer Stelle ganz richtig, vgl. S. 94 unten.
[14] Ärgerlich ist auch die Selbstverständlichkeit, mit der es immer nur »die Mutter« ist, die »schädliche Haltungen« einnimmt etc.
[15] Spitz hatte übrigens eine wichtige Einschränkung gemacht, die in der Popularisierung nicht mehr auftaucht: das Zusammentreffen von übertriebener Ängstlichkeit der Mutter mit einer gewissen *Veranlagung des Säuglings* (Hypertonie-Neigung zu Übererregbarkeit) begründe erst eine hohe Wahrscheinlichkeit für das Auftreten von Koliken.

deren Niederschlag in der Populärliteratur mit Achselzucken zu übergehen. Das, was daran richtig sein mag, nützt Ihnen in dieser Allgemeinheit nichts. Mir sind eine Reihe von Fällen bekannt, in denen Säuglinge an Koliken litten, ohne daß die Erwachsenen zu oft fütterten oder übertrieben besorgt waren. Die schlichte Hypothese einer physiologischen Unreife des Verdauungsapparats Neugeborener scheint mir als Erklärungsansatz für das Auftreten von Koliken völlig ausreichend.

Sympathisch bescheiden verhalten sich zur Kolikenfrage unter den Fachleuten Stone/Church. Sie schreiben:

>»Eine beträchtliche Anzahl von Kindern leidet von der zweiten bis dritten Woche an unter schweren Koliken mit starken Magenschmerzen. Die Ursache der Koliken ist unbekannt. Sie enden gewöhnlich spontan im Alter von drei Monaten.«[16]

Sicher erkennen läßt sich Bauchwehgeschrei am Auftreten nach den (manchmal sogar während der) Mahlzeiten sowie daran, daß sich das Baby krümmt, wenn Sie es im Arm halten. Oft können Sie auch einen geblähten Leib beobachten und häufiges Abgehen von Winden, wenn Sie das Kind hin und herbewegen. Es gibt eine Reihe von alten, bewährten Mitteln gegen Bauchweh, sofern es von Blähungen herrührt, die Sie in allen Leitfäden finden. Ich führe hier diejenigen auf, mit denen ich selbst gute Erfahrungen gemacht habe.

Das einfachste und zugleich schwächste Mittel gegen Bauchweh oder schon die Disposition dazu ist sanftes Wiegen oder Schnullersaugen.[17] Gegen starke Koliken hilft es aber nicht mehr. Nehmen Sie dann das Kind hoch und legen Sie es auf den Bauch. Diese Lage begünstigt das Entweichen der Gase. Wenn das Kind auf dem Bauch nicht liegen mag oder wenn diese Lage keine Erleichterung bringt, drehen Sie es auf den Rücken und probieren Sie eine leichte Massage der Bauchdecke oder feuchtwarme Leibwickel.

Das >Babylexikon< mahnt (unter dem Stichwort >Bauchschmerz<) im Falle von Koliken, die sich nach einer, höchstens zwei Stunden nicht gelegt haben, an etwas Ernsteres als Blähungen zu denken und einen Arzt beizuziehen. Bauchweh in Verbindung mit Verdauungsstörungen (Durchfall oder Verstopfung) begründet Verdacht auf eine ärztlich zu behandelnde Infektion. Bei harmlosen Koliken ist die Verdauung immer normal.

Daß Diät der stillenden Frau das Kind vor Blähungen bewahrt,

[16] a. a. O., S. 11
[17] Davon spricht auch R. Spitz, a. a. O., S. 233/234

habe ich nicht feststellen können. Es ist aber wahrscheinlich, daß sie mildernd wirkt bzw. daß ein Verzicht auf Diät die Blähungen beim Kind verstärkt. Hier eine Liste von Nahrungsmitteln, die Sie meiden sollten, wenn Sie stillen und das Kind oft Bauchweh hat: Knoblauch, Zwiebeln, Schnittlauch, Radieschen, Gurken, Hülsenfrüchte, Paprika, zerlassener Käse, Bier, frisches Brot, frische Kirschen, Pflaumen, Pfirsiche und Äpfel in größeren Mengen.

Zur *Vorbeugung* können Sie häufiger füttern, um allzu gieriges Saugen mit Luftschlucken zu verhindern. Beachten Sie besonders das Aufstoßenlassen nach dem Trinken.

Als *Medikament* können Sie Tropfen gegen Blähungserscheinungen bei Säuglingen (z.B. ›Carminativum Hetterich‹) benutzen. Sie verabreichen die Tropfen am besten mit einer Flasche gesüßten Fencheltees (Traubenzucker verwenden). Die Tropfen gibt es rezeptfrei in der Apotheke.

Das beste Mittel gegen Blähungen ist übrigens – für jung und alt – *Bewegung.* Für das Neugeborene heißt das, daß Weglegen Blähungen verstärkt, Mitnehmen und Umhertragen sie löst. Ich halte es für möglich, daß die Dreimonatskolik nichts anderes ist als eine Folge des ›Weglegens‹.

Viele Babys kriegen schon vor Ablauf ihres ersten Lebenshalbjahres *Zähne,* zuerst kommen die mittleren unteren Schneidezähne. Sie fühlen die winzigen spitzen Schneiden, bevor Sie sie sehen, und während Sie sich freuen über den neuen Beweis für das Größerwerden des Kindes, ist das Baby ziemlich unangenehm berührt. Das Zahnen erzeugt Spannungsgefühle im Kiefer. Wenn das Kind den Zahn mit der Zunge ertasten kann, erlebt es ihn als Fremdkörper im Mund und will ihn ausstoßen, ausspeien, wegbeißen. Sie merken das an den heftigen Bissen, mit denen es über seine Spielsachen herfällt. Manche Kinder kauen auch auf ihren Fingern herum und weinen dabei. Das Zahnen *tut weh.*

Übrigens nicht allen Kindern. Manche zeigen überhaupt keine besonderen Reaktionen, ihnen macht das Zähnekriegen offenbar nichts aus. Meinen Erfahrungen nach hat aber die Mehrzahl der Kinder Beschwerden. Beobachten Sie *Ihr* Kind und fühlen Sie mit ihm, lassen Sie sich nicht durch Feststellungen wie in ›Mutter und Kind‹ (S. 65) zur Teilnahmslosigkeit verführen:

»Der Durchbruch der Zähne verursacht nur selten echte Schmerzen. Meist ist das Kind in dieser Phase des Entwicklungsprozesses nur unruhig und quengelig.«

Was, bitteschön, sind unechte Schmerzen? Und was meint der

Ratgeber, wenn er sagt, das Kind sei gerade jetzt »nur« unruhig und quengelig? Mich erinnert dieser Ton an die Liebenswürdigkeit mancher Erwachsener, die einem Kind, das sich gestoßen hat und weint, sagen: Das tut doch gar nicht weh.

Sie können die Zahnungsschmerzen des Säuglings durch einen Beißring lindern, durch Spezialpräparate, mit denen Sie den Kiefer einreiben (z. B. ›Dentinox‹, auch in den Babypflegeabteilungen von Drogerien und Supermärkten erhältlich) oder durch Kauenlassen auf Veilchenwurzel (Apotheke). Ein wichtiges Linderungsmittel ist Ablenkung (Ausflüge, Spiele, interessante Begegnungen).

Ich wiederhole hier einen Hinweis, den die meisten Leitfäden geben und der wirklich wichtig ist: Falls große Unruhe und Fieber auftreten, schieben Sie es nicht auf die Zahnung, sondern denken Sie an eine Infektion. Die Zeit des Zahnungsbeginns ist zufällig bei vielen Säuglingen zugleich die Zeit, in der die aus dem Mutterleib mitgebrachte und durch die Muttermilch verlängerte Immunität aufgebraucht ist und es zum ersten Mal zu Husten und Schnupfen kommt.

Nässe, Kälte und andere Unbilden

Erwachsene, selbst solche, die Erfahrung haben im Umgang mit Säuglingen, projizieren gern ihre durch Erziehung erworbenen Peinlichkeitsgefühle auf die Neugeborenen. Alte Erinnerungen an nasse Hosen und die damit einhergehenden Scham- und Angstgefühle der Drei- bis Fünfjährigen treiben sie dazu an, den nassen, wimmernden Säugling umgehend trockenzulegen, und sie meinen, daß sie ihm damit auch in der Seele wohltun.

Sie sollten indessen zögern, als Ursache für Geschrei nasse oder volle Windeln anzunehmen. Die stören einen Säugling nur unter zwei Bedingungen: wenn er zugleich kalt oder wund ist. Ursache fürs Schreien wären dann das Frieren oder der Wundschmerz, nicht aber die Nässe oder das Im-Kot-Liegen als solches. Das Neugeborene empfindet keine Abneigung gegen seine Ausscheidungen, und es ist auch durch Gerüche nicht zu belästigen. Überstürzen Sie deshalb nichts, wenn Sie plötzlich merken, daß das Kind feucht wird, unterbrechen Sie deswegen nicht den Schlaf des Kindes, einen Spaziergang oder gar eine Stillzeit. Schlagen Sie lediglich eine zusätzliche Decke um das Kind.

Als Vorbeugung gegen das Wundwerden ist baldiges Trockenlegen indessen doch – wenn das Kind wach und satt ist – nötig. Je widerstandsfähiger die Haut eines Kindes, desto weniger prompt brauchen Sie mit Trockenlegen auf sein Nässen zu reagieren. Sie erhalten die Haut widerstandsfähig dadurch, daß Sie sie nicht zu oft waschen (schon gar nicht mit Seife), Kot- und Urinreste mit Öl entfernen und vor allem der Haut so viel Luftkontakt verschaffen wie irgend möglich. Das heißt: lassen Sie das Kind viel nackt sein.

Das schlechte Gewissen, das Sie vielleicht plagt, wenn Sie mal säumig waren in bezug aufs Trockenlegen, entspringt eher einem Verstoß gegen Ihre eigenen (als westeuropäischen wahrscheinlich übertriebenen und zwanghaften) Sauberkeitsnormen, nicht aber einem Verstoß gegen elementare Bedürfnisse des Kindes. Dieses schlechte Gewissen ist allein Ihr Problem und hat mit der Beziehung zum Kind meist nichts zu tun. Kurz: Nässe (oder Liegen im Kot) ist als solche(s) *kein* Schreigrund.

Wichtiger als Trockenheit ist für den Säugling die richtige *Temperatur*. Dadurch, daß wir ihn *weggelegt* haben, haben wir auch die spontane Kontrolle über seine Körpertemperatur und seine davon abhängige Bereitschaft, zu schwitzen oder zu frösteln aufgegeben. Wir bezahlen dafür mit einer dumpfen, manchmal quälenden Sorge, solange das Neugeborene dem Kontakt mit unserem Körper entzogen ist: Wir wissen zwar, wann wir es zuletzt gefüttert haben, können uns also denken, wie es mit seinem Hunger und seinem Sattsein steht, wir haben die Kurve seiner Ermüdbarkeit kennengelernt und ahnen, ob es jetzt wohl schläft oder wach ist, wir wissen aber nicht, wie es sich *anfühlt*, ob warm oder kühl, ob feucht oder trocken, und der Wunsch, auch dies zu wissen, es immer wieder mal festzustellen, kommt alle Erwachsenen an, die an einem Neugeborenen Anteil nehmen.

Wenn Sie Ihr Kind weggelegt haben und es weinen hören, ohne daß Ihnen einer der oben besprochenen Gründe vorzuliegen scheint, so ziehen Sie ungünstige Temperaturbedingungen in Betracht. Ein schwitzendes Kind sollten Sie entkleiden und ihm Tee zu trinken geben. Übertrieben warmes Einmummeln ist eine leider verbreitete Form von für das Kind unangenehmer ›overprotection‹. Ein frierendes Kind neigt dazu, zu zittern. Bevor Sie es wärmer anziehen, reiben Sie seine Gliedmaßen und tragen es eine Weile an Ihrem Körper umher.

Ein Neugeborenes schreit auch, wenn es erschrickt. Ursachen von *Erschrecken* können plötzlicher Lichteinfall oder ein plötzliches Geräusch sein, das gar nicht laut zu sein braucht. Auch eine kippelige Unterlage (z.B. eine Waage) und starke unvermittelte

Kälte- oder Wärmereize erschrecken ein Neugeborenes, manchmal auch ein fremdes Element (Wasser, selbst wenn es gut temperiert ist, oder heftiger Wind).

Diese Schreckhaftigkeit ist eine besondere Empfindlichkeit des frühen Säuglingsalters, die sich nach den ersten Monaten von selbst gibt. Machen Sie sich also weiter keine Sorgen darüber. Trotzdem ist es selbstverständlich, daß Sie das Kind vor Erschrecken bewahren, doch auch bei noch so viel Umsicht werden Sie das wohl nicht völlig schaffen. Insbesondere wenn Sie – wozu ich Sie auffordern möchte – das Baby vom ersten Tag an an Ihrem Leben teilhaben lassen, anstatt es in einer Rüschenidylle zu isolieren. Das aus Schreck weinende Baby wird sofort ruhig, wenn Sie es auf den Arm nehmen, manchmal schon, wenn Sie es sanft anreden und streicheln. Vermeiden Sie aber abruptes Hochnehmen und Niederlegen.

Der letzte Grund für Schreien des Neugeborenen, den ich hier nennen möchte, ist *Müdigkeit*. Das Müdigkeitsschreien ist besonders *nasal* (viele mm's und nn's klingen in ihm durch), oft von mäßiger Lautstärke, mit klagendem Unterton. Es kann mit Schlaffheit der Glieder, aber auch mit gesteigerter motorischer Unruhe einhergehen. Da es oft von Gähnen unterbrochen wird, ist seine Herkunft unzweifelhaft. Im späteren Säuglingsalter kommt das charakteristische Augenreiben hinzu.

Das ermüdete Neugeborene wird ruhig und schläft ein, wenn Sie es an die Brust legen, am Schnuller saugen lassen oder rhythmisch bewegen. Leises Singen (immer derselben Phrase) verstärkt die Wirkung des Wiegens. Weiteres über Müdigkeit des Babys finden Sie im Kapitel ›Wachen und Schlafen‹, S. 129.

Zorn

Manche Forscher sind der Meinung, daß schon Neugeborene Zornesregungen spüren können; die Anlässe sind indessen so eng noch mit den vitalen Bedürfnissen verknüpft, daß es sich kaum sagen läßt, ob ein Säugling *aus Zorn* über – beispielsweise – den Entzug der Brust schreit oder schlicht über den Entzug der Brust. Ein Säugling von einem halben Jahr, der schon weiter fortgeschritten ist in der Erforschung und Erfahrung der äußeren und in der Differenzierung seiner inneren Welt, schreit, wenn er seinen Schnuller verliert, und er schreit *zornig*, wenn jemand ihm den Schnuller, an dem er gerade voll Vergnügen saugt, aus dem Mund zieht. Zorn und Wut treten als Emotion des gezielten Protests deutlicher zwischen Versagungs- und Enttäuschungserlebnis. Das Schreien ist grell, manchmal von Körperzittern, immer von Tränen begleitet.

Zornesausbrüche von Babys richten sich nicht nur gegen Personen, sondern auch gegen Vorgänge und gegen Sachen, wenn die nicht so wollen, wie sie sollen. Und da die Gegenstandswelt dem sie erforschenden Kind meist zähen Widerstand bietet, sind Anlässe für Ärger und Zorn und das Weinen aus Zorn ganz unvermeidlich. Sie als Person können zweierlei tun: Verhalten Sie sich so, daß das Kind sich über Sie nicht auch noch allzuviel ärgern muß. Jedenfalls auf der Ebene Ihres bewußten Verhaltens können Sie da einiges tun. Kündigen Sie es z. B. an, bevor Sie dem Kind den Schnuller wegziehen, weil Sie es füttern wollen, sagen Sie etwa »schwupp« oder »flop« oder »Achtung Achtung« oder sonst etwas – das Kind weiß dann bald , was passiert, wenn es diese Silben hört und fühlt sich nicht mehr einfach überfahren. Auch wenn Sie sonst eingreifen in Spiele oder andere konzentrierte Forschungstätigkeiten des Säuglings, sollten Sie es nicht ›einfach so‹, rauh und besserwissend, machen (Ausnahme: das Kind ist in Gefahr), sondern auf eine Weise, die es dem Kind ermöglicht, ohne Wut (wenn auch nicht ohne eine gewisse fragende Unmut) von seiner Beschäftigung abzulassen.

Sollten Sie zu den Erwachsenen gehören, die der Meinung sind, ein Kind müsse nun mal auf Widerstand, auf Schranken stoßen, sonst sei es schlecht gerüstet für den Ernst des Lebens, dann lassen Sie sich gesagt sein, daß jeder Säugling ausreichend Versagungserfahrungen macht, wenn er erstmals versucht, nach Dingen zu greifen, mit ihnen zu manipulieren, sich von der Stelle zu bewegen etc. Kinder beißen sich an der Tücke der Objektivität die Zähne zur Genüge aus, es ist völlig überflüssig, daß die Erwachsenen ihnen zusätzliche Steine in den Weg legen.

Was Sie, zweitens, tun können: Nehmen Sie die Zornesausbrüche Ihres Kindes ernst. Lachen Sie es nicht aus, behaupten Sie nicht, es habe keinen Grund für seinen Zorn, das wäre anmaßend. Wenn Sie wirklich *mit* dem Kind *leben*, werden Sie sich in seine Lage versetzen können und bald merken, daß das Baby, berücksichtigt man, wie oft und kläglich es bei seinen Versuchen, die Realität zu bewältigen, scheitert, ein wahrer Fels an Geduld und Ausdauer ist.

Wutausbrüche, auch die ersten, kleinen im Säuglingsalter, sind nichts, was die Erwachsenen tadeln oder abwehren sollten. Sie zeigen, daß das Kind gegen seine Schwäche und gegen äußere Einschränkungen aufbegehrt, daß es sich nicht abfindet. Bedenklich ist eher, wenn ein Kind niemals aus Zorn schreit.

Ein Rest von Geheimnis

Die Behauptung, ein Baby müsse nun mal eine gewisse Anzahl von Schreistunden pro Tag einhalten, ob es ihm gut gehe oder nicht, ist zwar eine Ausrede mehr, mit der die Elterngeneration sich der Einsicht in die Folgen des Weglegens zu entziehen versucht. Was gleichwohl an Richtigem im Unsinn durchklingt, ist die Erfahrung vieler Generationen von Erwachsenen, die vergeblich nach der Ursache für den Kummer eines Säuglings gesucht haben.

Diese Erfahrung ist oft eine Kränkung. Niemand räumt gern ein, daß es Ereignisse gibt, die er nicht versteht, besonders ungern bei den ›eigenen‹ Kindern. Viele Erwachsene können es auch nur schwer hinnehmen, daß ihre Kraft, dem Baby zu helfen, manchmal begrenzt ist. Sie sollten sich darauf einstellen, daß solche Situationen auftreten werden, daß zuweilen das Baby im Arm weiterweint, ungerührt von Ihren Bemühungen. Es gibt eine Art von Weinen, das nur einen schwachen Appellcharakter hat, das gar nicht an die Erwachsenen gerichtet scheint, ein Weinen, das das Baby vor sich hinsingt wie ein schaurig-trauriges Lied, ganz für sich. Solche für uns unverständlichen Klagen könnten uns darüber belehren, wie *fremd* uns in mancher Hinsicht diese kleinen Wesen sind und bleiben. Ein Baby ist eben nicht (nur) ›unser‹ Baby, es ist auch und vor allem sich selbst eigen.

Wo wir nicht verstehen, gibt es gleichwohl ein paar vernünftige Hypothesen. Vielleicht erleben Neugeborne von Zeit zu Zeit auf ihre Weise die Nöte der Geburt noch einmal, vielleicht auch überwältigt sie bisweilen ein Gefühl des Ausgeliefertseins an eine Welt, in der viel zu nah hinter den Gesichtern der Erwachsenen lauter Unheimlichkeiten lauern. Säuglinge sind ja nicht nur voller Neugier auf das (noch) Unbekannte, sie sind auch voller Angst vor dem Fremden. So richtig es jedenfalls ist, daß ein Baby immer einen Grund *hat*, wenn es weint, so sicher ist zugleich, daß es diesen Grund nicht immer *erkennen läßt*, fast möchte ich sagen: erkennen lassen kann. Ein Rest von Geheimnis umgibt das Säuglingsschrei, auch da (vielleicht: gerade da) wo alles getan wird, das Warum zu ergründen.

Die Moral von dieser Geschichte ist nun aber weder, daß man »Ursachen« gar nicht erst zu suchen braucht, wenn sie nicht auf der Hand liegen, noch daß man das Baby ruhig schreien lassen soll, wenn man keine Ursache sieht, da man ihm dann ja doch nicht helfen kann.

Sie *können*: durch Nähe. Bieten Sie dem Kind Ihre Gegenwart an, selbst wenn es sie kaum wahrzunehmen scheint. Sie sind ihm damit doch der beste Trost, den es für Weltschmerz gibt: ein Stück körperliche Realität.

Weil ich voraussetze, daß Sie zunächst einmal an greifbare Ursachen denken (die es ja meistens gibt), noch ein Appell an Ihre Diskretion. Wenn Menschen – also auch Babys – scheinbar grundlos trauern, sollte man darauf verzichten, *um jeden Preis* die Ursachen für die Klage erkennen zu wollen, womöglich gar einen ›Schuldigen‹, ob Umstand oder Person, dingfest zu machen. Den wahren Grund erfahren Sie doch nicht. Es gibt Situationen, in denen das Kind mehr weiß als Sie, und Sie sollten es dafür nicht strafen, indem Sie eine regelrechte Untersuchung inszenieren, die für alle Beteiligten nur zusätzlich verstörend wirken muß. Eine der wenigen Fähigkeiten, die Erwachsene Kindern voraus haben, wenn sie sie haben, ist die Fähigkeit, Neugier im Zaum zu halten. Üben Sie sich darin. Halten Sie das Baby im Arm und singen oder sprechen Sie etwas Vertrautes – zur Not mit seinen Klagen im Duett.

Drittes Kapitel

Das Stillen

›Faire l'amour‹

Der inzwischen auch bei uns mit Recht berühmte französische Geburtshelfer F. Leboyer schreibt in seinem Buch ›Der sanfte Weg ins Leben‹:

> »Um das Kind, das plötzlich in ein seltsames unbegreifliches Weltall gestürzt ist, zu beruhigen, genügt es schon, daß die Hände, die es halten, eine ›Eingeweidesprache‹ sprechen. Sie müssen sprechen, berühren, wie der Uterus es getan hat.
> [. . .]
> Die Hände streichen abwechselnd über den Rücken des Babys, folgen einander wie Wellen, wie Wogen, ohne sich zu brechen, unaufhörlich. Eine Hand ist noch nicht fertig, da macht die andere schon weiter. In gleichmäßigem Rhythmus schöpfen sie ihre Bewegungen ganz aus. Ein Rhythmus, der wiederentdeckt, wiederaufgenommen werden muß.
> Wenn man sich diese Langsamkeit der Eingeweide, die die Liebenden instinktiv wiederfinden, nicht noch einmal aneignen kann, ist Verständigung mit dem Kind unmöglich.
> Aber, aber . . . werden die Leute sagen, das ist ja ein *Liebesakt* mit einem Kind.
> Beinahe.
> Der Liebesakt bedeutet, daß man ins Paradies zurückkehrt, wieder in die vorgeburtliche Welt, die Welt vor der großen Trennung, eintaucht. Bedeutet, daß man die ursprüngliche Langsamkeit, *den blinden, allmächtigen Rhythmus der Welt der Eingeweide, des großen Ozeans,* wiederfindet. Der Liebesakt ist die große Regression.
> Hier handelt es sich um das Gegenteil. Man geht vorwärts. Der Übergang wird erleichtert, wird statt abschreckend und abstoßend annehmbar, angenehm und erfreulich gestaltet.
> [. . .]
> Jawohl, der Liebesakt ist das unfehlbare Heilmittel gegen die

Angst, durch ihn findet man wieder zu Frieden und Harmonie. Ist es nicht recht und billig, bei dieser Katastrophe, die die Geburt darstellt, eine solche unfehlbare Stillung anzuwenden?«[1]

Ganz wie ein Empfang des Neugeborenen durch Hände, die eine »Eingeweidesprache« sprechen, ist auch das *Stillen* eine im »Vorwärts-Gehen« geschehende »große Regression«, ein »Wiedereintauchen in die Welt vor der Geburt, vor der großen Trennung«. Auch das Stillen ist ein »Liebesakt«, ist ›faire l'amour‹ – für beide, Kind und Mutter, oder besser: wäre es, wenn man es nicht nahezu aus dem menschlichen Erfahrungshorizont vertrieben hätte.

Die Frau, die nachts zu ihrem Kind geht, das eben nach ihr gerufen hat, eilig und trotz des unterbrochenen Schlafs hellwach – sie wird sich erinnern an eine vielleicht selbst erlebte, in Geschichten und Literaturen vielfach aufbewahrte Szene: das Mädchen, das nachts zum Rendezvous schleicht; auf der Treppe wirft sie den Mantel um und sie öffnet ihn wenig später, wenn sie die wartende Gestalt erkennt. Die Mutter, die zum Stillen geht, schlüpft auf der Schwelle in ihren Morgenrock, und das Kind findet gleich darauf die Brustspitze unterm geöffneten Hemd im Dunkeln. Es ergreift sie mit seinem sensibelsten und aktivsten Organ, und nach einem kleinen keuchenden Laut der Befriedigung fällt es in den »blinden und allmächtigen Rhythmus der Welt der Eingeweide, des großen Ozeans«. Das Kind, das die Brust einsaugt, die Mutter, die das Säugen genießt, beide kehren sie mit geschlossenen Augen zurück in die Zeit »vor der großen Trennung«, der Geburtsakt ist irreversibel und doch nicht ganz. Für das Kind bedeutet es wahrscheinlich viel, daß es in den ersten Monaten seines Lebens mehrmals am Tag wieder eins werden kann mit dem Mutterleib, und ebenso ist für die Mutter das Stillen eine Vergewisserung ihres leiblichen Einsseinkönnens mit dem Kind – ganz so, wie es während der Schwangerschaft für beide selbstverständlich war. Langsam erst trennen sich die Körper ganz.

Es mag für die Kreatur, auch für die menschliche, lebenswichtig sein, von Zeit zu Zeit zurückzutauchen in den ›Ozean‹ des vorgeburtlichen Lebens, des Fruchtwassers, der Spannungs- und Schwerelosigkeit. Der Schlaf hat etwas davon. Und die Sexualität,

---

[1] München, 1974. S. 98/99 (Hervorhebungen von mir). Leboyers Buch ist schön und könnte von großem Nutzen sein, wenn es Einfluß auf die Geburtspraxis in der BRD gewönne. Ich habe aber auch einen Einwand gegen Leboyer: Er überbewertet die Rolle des Geburtshelfers (seine eigene) und verkleinert die der Gebärenden (s. auch S. 203).

zu der aber das Stillen – was für ein Betrug an den Frauen, an den Säuglingen – nicht eigentlich gerechnet wird. Wenn man der Natur eine Absicht unterschieben will, so könnte man sagen, daß sie die Fortpflanzung der Arten durch die Lustprämie sichert, die sie auf die Zeugung setzt, und wir könnten hinzufügen, sie sichert das Überleben der Neugeborenen durch die Lust, die Mutter und Kind am Stillen finden. »Stillen ist unendlich viel mehr als Säuglingsernährung«, schreibt Eva-Maria Stark in ihrem Buch ›Geborenwerden und Gebären‹,[2] »Stillen ist sowohl ein Teil der weiblichen Sexualität als auch das erste intensive sexuelle Erlebnis des neugeborenen Kindes.«

Daß stillende Mütter *für* ihre Kinder da sind, indem sie ihnen eine hochwertige Nahrung geben, dazu Körperkontakt, Zärtlichkeit usw., das kann man heute, wo das Stillen allmählich wieder in Mode kommt, in der populärwissenschaftlichen Aufklärungsliteratur überall lesen, und das ist bei aller sachlichen Richtigkeit ärgerlich, weil es einen sexuellen Vorgang auf seine Nützlichkeitsfunktion reduziert und weil es ganz nebenbei ›die Mutter‹ mal wieder als die ewig Entsagungsvolle fixiert: Sie gibt, gibt, gibt, die Brust, die Milch, den Hautkontakt. Nimmt sie nichts? Gibt nicht das Kind auch ihr Hautkontakt, Wärme, Rhythmus und Lust? Kind und Frau im Stillen im stillen – sie sind oder könnten doch sein wie irgend zwei andere ›faisant l'amour‹.

Die Parallele gerade des Stillens zum heterosexuellen Akt ist äußerlich eher auffälliger als es die tatsächliche Ähnlichkeit der Empfindungen und Erregungen erwarten ließe. Die Brustspitze, ein hochsensibles erektionsfähiges Organ, dringt in die warme, feuchte Mundhöhle des Säuglings ein. Während Lippen, Kiefer und Gaumen das Organ umschließen, es rhythmisch saugend massieren und dadurch seine Erektion erhalten, ergießt es seinen besonderen Saft in die tiefere Schlundregion des Kindes. Aber es gibt hier keine steile Kurve der Lust mit eindeutig markiertem Höhepunkt und plötzlichem Abfall, sondern eher einen flachen Bogen mit ein oder zwei gemäßigten Eruptionen, so wenn die Milch nach den ersten Minuten zögernden Rinnens plötzlich losströmt, als brauchte sie eine Weile, bis sie ihren Weg gefunden hat.

Nun sind wir aber keine Naturkinder mehr. Womöglich ist gar Lust, wie wir sie kennen oder doch zu kennen wünschen, das, was sie ist, erst durch unsere ›kulturelle‹ Entfernung von Natur. Der

[2] München 1976, S. 176

Automatismus der Lustprämie jedenfalls ist längst dahin. Um Sexualität zu genießen, brauchen wir eine Kultur unserer Triebe, eine gesellschaftlich akzeptierte und möglichst reich differenzierte Form ihres Ausdrucks und ein Bewußtsein des Begehrenswerten. Sind nun Raum für Entfaltung, Niveau und Bedeutung, die unsere Gesellschaft der Sexualität zumißt, ohnehin dürftig, so ist für die des Stillens überhaupt kein Platz vorgesehen. Es fehlt in den gesellschaftlich definierten Schemata von Sexualität. Den wenigen Frauen, die sich – manchmal mit schlechtem Gewissen – einen Platz erschleichen, stehen die vielen gegenüber, die am Stillen nichts Lustvolles finden, die deshalb lustlos oder gar nicht stillen. Das heißt, ›Natur‹ im Sinne körperlicher Disposition garantiert – für die instinktschwache Rasse Mensch – überhaupt nichts. Um die Entgegensetzung von Natur und Künstlichkeit geht es mir hier nicht. Natur kann auch Lust beschneiden, während Künstlichkeit ihr nicht im Wege zu sein braucht, ja sie manchmal steigert. Das Natürliche mag das Körpernahe und Unmittelbare sein, dessen Verlust wir fürchten, aber es ist auch das Gefährliche, Gefährdende, dessen Blindheit uns bedroht. So ist es ein durchaus bedeutender Schritt in der Emanzipation des ›homo sapiens‹ von Natur, daß er heute imstande ist, seine Neugeborenen mit künstlicher Nahrung aufzuziehen. Bei aller berechtigten Polemik gegen die kritiklose und unnötige Verwendung von Flaschenkost sollte das nicht vergessen werden. Es bedeutet doch, daß gerade unsere Emanzipation von Natur es uns gestattet, ungefährdet zu ihr, der Natur, zurückzukehren: Wenn wir vom Stillen sprechen, wenn wir stillen, so können wir die Aspekte der gesunden Nahrung zurücktreten lassen hinterm ›faire l'amour‹. Die funktionale Seite des Stillens, die Ernährung des Neugeborenen, hat den Ernstcharakter des Lebensnotwendigen abgestreift, so haben wir die Freiheit, es ungestört, rein auf die Lust abzusehen, wenn wir stillen. Die Lust wäre als relativ zweckungebundene dann nicht mehr schlicht ›Natur‹, ihre Empfindung nicht einfach ›Rückkehr‹, sondern Rückkehr und ›aller d'avant‹ zugleich. Daß Frauen sie empfinden können, setzt allerdings Veränderungen im Verständnis, auch in der Praxis weiblicher Sexualität voraus.

»Lust ist gefährlich. Man denke an das Erröten der jungen Mutter, die beim Stillen bemerkt, daß es ihr Lustgefühle verursacht; niemand hatte sie darauf vorbereitet, und sie spürt, daß ihre Gefühle als etwas Schlimmes gelten. Oder an jene Ammen früherer Zeiten, die kleine Kinder während des Säugens auf das Geschlechtsteil küßten. Das dürfte sehr zur Bereicherung der Mahlzeiten beigetragen haben. [. . .] Erwachsene erstarren angesichts kindlicher Sexualität, weil sie um sich selber Angst haben und um ihre so teuer erkaufte Tugend.«[3]

Das Tabu, das jede Form von Sexualität mit Kindern verbietet, verbündet sich mit der ebenfalls kulturell bestimmten Dominanz *männlicher* Sexualität gegen eine unbelastete Praxis des ›faire l'amour‹ durch Stillen. Das zeigt z. B. der Brief einer Mutter an den Briefkastendoktor einer großen Frauenzeitschrift. Ob es normal sei, fragt die Frau, daß sie als stillende Mutter Lustgefühle beim Säugen habe. Sie sei der Meinung, nur ihr Mann dürfe »dieses Gefühl« in ihr auslösen, und ihr Mann sei dieser Meinung auch. Was sie nur tun solle.

Der Säugling wird, im Bewußtsein der Erwachsenen, als sexuelles Wesen nicht anerkannt, aber dann meldet sich doch väterliche Eifersucht (und mütterliches Schuldgefühl), wenn die Frau stillt. Ein Zeichen dafür, daß an den Bewußtseinsrändern, da wo Süchte, auch Eifersüchte, wurzeln, der sexuelle Charakter des Stillens gefühlt wird, hier als Bedrohung. Die Frau, die der Meinung ist, nur ihr Mann dürfe »dieses Gefühl« in ihr auslösen, kommt seiner Eifersucht zuvor, der eigentliche Adressat des Briefes ist wohl ihr Mann. Die Unterdrückung der weiblichen Sexualität liegt ja nicht darin, daß der Mann der Frau nichts gönnt oder die Entwicklung ihrer Sinnlichkeit behindert, sondern daß er ihre Sinnlichkeit *kontrolliert*, daß er bestimmt, was es ist, das sie begehren soll. Solange er selbst als Regisseur und Partner die Situationen fixiert, in denen die Frau ihre Sinnlichkeit ausdrücken darf, hat er außer der Lust mit ihr auch die Kontrolle über das Ausmaß ihrer Zustimmung zu seinen Entwürfen. Macht sie Liebe ganz ohne ihn (ohne einen Mann überhaupt), so hat sie nicht nur was, was er nicht hat, sondern sie hat was, von dem er nicht weiß, ob es in das Bild paßt, das er ihr von ihr gemacht hat. Je rigider ein Mann die sexuellen Bedürfnisse einer (seiner) Frau kontrolliert (die Bedürfnisse sind viel wichtiger als die Aktivitäten), desto eher wird er zur Intervention neigen, wenn seine Frau stillt. So gesehen ist Stillen ein Schritt in die Richtung auf sexuelle Autonomie der Frau.

Aber Stillen ist auch als Einschränkung von Autonomie der Frau erlebt und aufgefaßt worden, und das mit guten Gründen. Als Einschränkung allerdings in Bereichen außerhalb der Sexualität. Ich komme darauf zurück in dem Abschnitt ›Politik des Stillens‹.

[3] Christiane Rochefort, a. a. O., S. 183

So sagt man z. B., daß das Stillen die Frau zu sehr anbinde und sie von vornherein benachteilige, wenn sie das Kind unter strenger Teilung aller Pflichten mit Mann oder Freund gemeinsam aufziehen will. Berufstätige Frauen befürchten Nachteile, wenn sie wegen des Stillens allzu oft ausfallen. Wie jede Form von Sexualität ist auch das Stillen schwer einzufügen in das, was heute als normales Alltagsleben mit Beruf und Feierabend absolviert wird. Aber das spricht nicht dafür, das Stillen aufzugeben, sondern das Alltagsleben so zu verändern, daß Stillen etwas Alltägliches werden kann. Steht die Alternative so, daß ein Stück Sexualität, Intimität, Körperlust abgeschafft werden soll zugunsten von mehr Rationalität, Mobilität und Gleichheit, so sollte frau immer prüfen, ob das, was sie dabei gewinnt, wirklich ihrem Begriff von Emanzipation entspricht. Im Fall des Stillens gibt es noch etwas anderes zu bedenken: Das Kind ist ja auch noch da. Die Frau, die sich entscheidet, nicht zu stillen, bringt ein Opfer (manchmal, ohne es zu wissen), aber sie fordert auch ein Opfer – vom Kind, das nicht gefragt wird, aber wohl wüßte, was es zu antworten hätte.

Nach Bedarf

Nun gibt es Frauen, die – aus den verschiedensten Gründen – nicht stillen wollen oder können; wir werden auf diese Gründe noch zu sprechen kommen. Auch wenn Sie mit der Flasche nähren, können Sie die Autonomie des Säuglings in einem wichtigen Punkt respektieren: Füttern Sie das Kind *zu seiner eigenen Zeit*, dann, wenn es sich hungrig meldet. Dadurch ›fragen‹ Sie es, kommen seinen Bedürfnissen entgegen. Auch stillende Frauen sollten das Baby immer zu seiner eigenen Zeit anlegen. Diese Form des Nährens, das Füttern *nach Bedarf des Babys* (›ad-libitum-Fütterung‹), setzt sich nach jahrzehntelanger Herrschaft starrer Fütterungsschemata mit festen Zeiten (›schedule-feeding‹) allmählich wieder durch, man kann nur sagen: gottseidank. Wir haben uns ja schon im vorigen Kapitel darüber gewundert, daß Erwachsene es Jahrzehnte hindurch fertiggebracht haben, mit der Uhr in der Hand das Geschrei ihres Babys anzuhören und der Uhr zu glauben anstatt dem Kind.

Die körperlichen Regungen des Säuglings, das Sich-Ablösen von Hunger und Sättigung, Wachen und Schlaf, körperlicher Aktivität und Passivität folgen – wie alles Biologische in der Entwicklung – einem Rhythmus, der *inexakt* ist, mal weich und fließend, kaum merklich an- und absteigend, mal sprunghaft, ›stakkato‹, mit unerwarteten Synkopen und Pausen. Über einen längeren Zeitraum gemessen und einer *Durchschnitts*bildung unterworfen, weist das Verhalten des Säuglings dann jene erstaunliche Gleichförmigkeit und Kontinuität auf, die gleichfalls das Merkmal biologischer Prozesse ist. Aber das besondere Verhalten an jedem einzelnen Tag ist immer verschieden, wenn auch oft *ähnlich*. Längere Zeit hindurch verstreicht ein Tag wie der andere, dann wieder kommen Sprünge und Brüche vor. An manchen Tagen springt sein Appetit, er saugt, schmatzt und schmaust große Mengen, dann wieder ist er nach halben Portionen an allem interessiert, bloß nicht an der Nahrungsaufnahme. Dazwischen liegen jene Tage, an denen er sich in annähernd gleicher Frequenz ähnlich große Nahrungsmengen mit gleichbleibender Anteilnahme einverleibt.

Das heißt, der Rhythmus, in dem ein Säugling von sich aus Bedürfnisse fühlt und befriedigt, ist regelmäßig und unregelmäßig zugleich; er ist nicht *regelhaft*, sondern durchaus variabel, aber auf längere Sicht stetig. Er ist bewegt mit gewissen Grundkonstanten wie z. B. allmählicher Anstieg der Nahrungsmengen (und auch der Stundenzahl nichtunterbrochenen Schlafs).

Es liegt auf der Hand, daß durch Reglementierung des Tagesablaufs mit der Uhr, also durch die Verlagerung des immer nur errechneten Durchschnitts in die Praxis des Alltags, das qualitative Moment, das in den *Abweichungen* liegt, unterdrückt wird und die Entwicklung damit überhaupt gestört werden kann. Das Oktroy der Uhr ist Gewalt im Leben eines Säuglings, und die hinterläßt ihren schmerzenden Abdruck in der formbar weichen Materie des eben begonnenen Lebens. Daß trotzdem das Füttern (auch das Wickeln und Schlafenlegen) nach der Uhr den größten Teil dieses Jahrhunderts fester Brauch gewesen ist, muß im Zusammenhang mit der den Erfordernissen bürgerlicher Industriekultur eigenen Rationalität und ihrer Tendenz zur Vergewaltigung des Zufälligen, Ungeplanten und Individuellen erklärt werden. Der Kern dieses mit »Erziehung zu Pünktlichkeit und Regelmäßigkeit«[4] rationalisierten Verhaltens der Erwachsenen ist die lückenlose Kontrolle und Herrschaft über das Kind. »Wahrscheinlich gibt es keine unauffälligere Form der Machtausübung als die, über die Zeit anderer zu verfügen.«[5]

Wir betrachteten schon im Kapitel über das Schreien die

[4] ›Baby-Lexikon‹, S. 90
[5] K. Laermann, Alltagszeit, *Kursbuch* 41, Berlin 1975, S. 96

Argumente der Befürworter des ›schedule-feeding‹. In der Klinik liegen die Vorteile dieser Fütterungstechnik (die wirklich den Namen Technik voll verdient) einzig beim Klinikpersonal: Versuchen Sie, Ihre und die Interessen des Neugeborenen gegen das verselbständigte Organisationsinteresse der Kliniken zu verteidigen. Zu Hause gewinnen Sie auch nicht mehr Zeit für sich, wenn Sie das Kind nach Zeitplan füttern, Sie verschwenden obendrein Energien durch das Weghören und das Unterdrücken Ihres Mitgefühls, wenn das Neugeborene vor der Zeit schreit oder wenn Sie es zum Füttern aus dem Schlaf reißen müssen. Die erwiesene Tatsache schließlich, daß ›ad libitum‹ gefütterte Kinder im Schnitt genauso oft am Tage und vielfach sogar nach einer gewissen Frist in ähnlichen Abständen ihre Nahrung verlangen wie per Plan gefütterte Kinder, macht das ›schedule-feeding‹ auch nach den Maßstäben seiner Befürworter irrational. Die einzige Rationalität dieser ›Methode‹, das Geheimnis ihrer Entstehung und Durchsetzung, ist die Disziplinierung von Menschen, das Abtöten von Spontaneität der Körper und Gefühle und die Herstellung zwischenmenschlicher Beziehungen auf der Basis von Herrschaft und Kontrolle, von Druck und Gegendruck. Alle sog. Argumente wie Erziehung und Zeitersparnis sind Rationalisierungen.

Da nun mittlerweile selbst regierungsamtliche Leitfäden das Füttern nach Bedarf empfehlen (vgl. insbesondere ›Das Baby‹), können wir uns eine in die Einzelheiten gehende Kritik des Fütterns nach Plan und die Auflistung weiterer Gründe, die für die ›ad-libitum‹-Fütterung sprechen, ersparen. Nur über die manchmal noch Eltern heimsuchende Angst vor der ›Verwöhnung‹ ihres Kindes, über die Befürchtung, daß Säuglinge, denen eine prompte Stillung ihrer Bedürfnisse zuteil wird, ihre Wünsche ins Maßlose steigern und ihre Eltern knechten würden wie der Besen den Zauberlehrling, sei noch eine Anmerkung gemacht, und zwar in den Worten der amerikanischen Psychologen J. Stone und J. Church:

»Eine Verwöhnung im frühesten Kindesalter (scheint) nicht möglich zu sein. [. . .] Die Meinung, daß das Baby alles, was ihm jetzt gegeben wird, unermüdlich weiter fordern wird, ist ein Aberglauben. Die größte Gefahr in diesem Alter, wenn es eine solche überhaupt gibt, ist wohl die Nichterfüllung der Sehnsucht des Kindes nach Zuwendung, die zu einem immer größer werdenden Bedürfnis und schließlich im Extrem zur Unersättlichkeit führt wie die neurotischen Bedürfnisse von

Erwachsenen. Mit anderen Worten, der vorzeitige Versuch, die ›Kraft zur Selbständigkeit‹ des Kindes zu fördern, kann genau die gegenteilige Wirkung haben.«

Warum es nun – in den Mittel- und Oberschichten unseres Kulturkreises – nicht eine Selbstverständlichkeit ist oder lange jedenfalls nicht war, einem schreienden Säugling umgehend zu gewähren, was er verlangt, das begründen Stone/Church mit einer Vermutung, die meiner ›Sexual-Tabu‹-These nahekommt:

Der intensiven Zuwendung zum Kind entspringen starke Bindungen. »Vielleicht schrecken manche Erwachsene vor einer so intimen Beziehung – selbst zu einem Baby (man könnte auch sagen: gerade zu einem Baby, Anm. Ref.) – zurück und fürchten sich vor der unbekannten Macht der begleitenden Gefühle und zögern aus diesem Grunde, dem Baby ein volles Maß an ›Zuwendung‹ zu gewähren.«[6]

Frauenmilch ist konkurrenzlos

Ganz wie das Füttern nach Plan unter den jüngeren Experten ›out‹ ist und hoffentlich bald völlig aus der Praxis verschwindet, hat sich auch die Alternative ›Brust oder Flasche‹ als unecht herausgestellt, d. h. die angebliche Gleichberechtigung der Flasche hat abgedankt. In den letzten Jahren ist in der öffentlichen Meinung, der Psychologie, der Gynäkologie und Säuglingsmedizin und bei vielen Frauen nach Jahrzehnten der Favorisierung von Flaschenernährung eine Wende eingetreten: zurück zum Stillen. Sogar ein Blatt wie ›Eltern‹ liefert in der Neuauflage 1977 seines sonst höchst konventionellen Sonderhefts ›Schwangerschaft‹ einen diskutablen Artikel über das Stillen, der die Geburtskliniken wegen der folgenreichen Hindernisse, die sie dem Stillen in den Weg legen, scharf angreift. Ähnliche Töne schlagen andere Zeitschriften an. ›psychologie heute‹ berichtete unter dem Titel ›Warum Frauen wieder stillen‹ detailliert über die Vorteile des Stillens für Kind und Frau und macht ebenfalls gegen die Kliniken mobil.[7] Das lesenswerte Buch ›Schwangerschaft ist eine Erfahrung, die die Frau, den Mann und die Gesellschaft angeht‹ von Barbara Vogt-Hägerbäumer[8] liest sich als eine einzige Anklage gegen die

---

[6] in: Kindheit und Jugend I, S. 165
[7] Heft 6, Juni 1977, S. 83 ff.
[8] Hamburg 1977

modernen Gebärfabriken und die mit ihnen beim Betrügen und Verdummen von Frauen und Säuglingen Hand in Hand arbeitenden Industrien. Auch Barbara Vogt-Hägerbäumer spricht das Sexualtabu an, das zwischen Erwachsenen und Säugling herrscht und zu allererst das Stillen erschwert:

> »Tabuierung sexueller Gefühle, die durch Kinder ausgelöst werden, falsche Vorstellungen von den Auswirkungen des Stillens, mangelnde Anleitung, öffentliche Diskriminierung und die Bemühungen der Hersteller von Babykost, ihre Erzeugnisse zu verkaufen, bilden ein solides Fundament von Unwissen, Vorurteilen und Interessen, auf denen den Frauen der Wunsch, ihr Kind zu stillen, noch allzu leicht vergeht.«[9]

Eine große Rolle bei der neuen Hinwendung zum Stillen spielt die Frauenbewegung, ihre Publikationen, ihre Gruppen, ihre Diskussionen, Läden, Zentren, das durch sie neu aufgekommene Selbstbewußtsein der Frauen, das Stolz auf den weiblichen Körper und seine großen produktiven Fähigkeiten einschließt.

In den meisten größeren Städten gibt es Gruppen von Frauen, die sich gemeinsam auf Geburten vorbereiten und sich später beim Stillen gegenseitig beraten. Bei dem Ausmaß an Verschüttung, das das Stillen als Form von Ernährung und Sexualität betroffen hat, Verschüttung mit Sexualtabus, Körperfeindlichkeit, Rationalismus, Kontrollbedürfnis (z. B. von Trinkmengen und Zusammensetzung der Nahrung), männlicher Eifersucht und Profitinteresse der Ersatzhersteller (vom Milchpulver bis zum Sauglochstanzer), bei diesem Ausmaß an Verschüttung ist es kein Wunder, daß es nur wenig öffentliche Kenntnis und Literatur übers Stillen gibt, und es ist deshalb ein ganz richtiger Weg, bei dem Versuch, eine neue Kultur des Stillens zu begründen, mit dem Austausch persönlicher Erfahrungen in Frauen- und Säuglingsgruppen (oder auch Eltern-Säuglingsgruppen) zu beginnen. In Amerika wurde übrigens in den 50er Jahren von Frauen die ›Leche-League‹ (›Milch-Liga‹) gegründet, die zur Wiedereinführung und Verbreitung des Stillens beitragen wollte und beigetragen hat durch Beratung und Hilfe für Mütter. Es gibt auch ›Leche‹-Gruppen in der BRD, an die Frauen sich wenden sollten, die detaillierte Auskünfte über das Stillen suchen.[10]

[9] a. a. O., S. 117
[10] Kontaktadressen: Edda Langmann, Franzensbaderstr. 15, 6400 Fulda
Margarete Korporal, Leonhardstr. 1, 1000 Berlin 19
Inge Wacker, Escherholzweg 3, 8031 Gilching

Ich fasse hier nur in gedrängter Form zusammen, warum Stillen und künstliche Ernährung nicht als Konkurrenz betrachtet werden dürfen. Die Flaschenkost sollte lediglich als – allerdings weitgehend problemfreier – *Notbehelf* gelten. Weder ist die Muttermilch als Nahrung noch ist das Stillen als Form von Sexualität ersetzbar. (Wann allerdings eine Situation vorliegt, in der eine Mutter auf einen Notbehelf angewiesen ist, muß sie selbst entscheiden.)

1. Die Qualität der Muttermilch, ihr Nährwert und ihre Verträglichkeit, sichern ein optimales Gedeihen des Säuglings.

»Frauenmilch enthält alles, was das junge Kind benötigt, insgesamt etwa 50 verschiedene Stoffe, darunter arteigenes Eiweiß, besonders zusammengesetztes Fett, Milchzucker, Mineralstoffe, Fermente, Spurenelemente und Vitamine sowie Abwehrstoffe. Alle Bestandteile der Frauenmilch sind in einem harmonischen Gleichgewichtsverhältnis gemischt, so daß in jeder Phase der Stillperiode ihre günstigste Ausnutzungsmöglichkeit gewährleistet ist.«[11]

Die adaptierten, der Frauenmilch grobchemisch angeglichenen Kunstmilchmischungen dürfen heute als relativ gut verträglich gelten. Sie sind jedoch, trotz anderslautender Behauptungen der Werbung, immer nur teiladaptiert; Volladaptierung ist aus verschiedenen Gründen nicht möglich.

2. Ein an der Brust ernährter Säugling wird niemals überfüttert. Bei künstlich ernährten Säuglingen ist die Gefahr der Überernährung größer.

3. Die Muttermilch entwickelt und verändert sich mit den Magen-Darmfunktionen des Neugeborenen. Die Vormilch der ersten drei Tage ist relativ zucker- und fettarm und enthält Eiweiße, deren Beschaffenheit dem Neugeborenen restlose Ausnutzung ohne stärkere Beanspruchung des Verdauungsapparats gestatten. Bis zur Ausbildung der ›reifen Frauenmilch‹ mit stärkerem Fett- und Milchzuckergehalt etwa drei Wochen nach der Geburt fließt als Übergang die leichter verdauliche und restlos ausnutzbare ›Zwischenmilch‹.

Dieses allmähliche Mitwachsen der Muttermilch mit den Fähigkeiten des Kindes, seine Nahrung zu verarbeiten, kann von industriell hergestellter Säuglingsmilch nicht mit gleicher Feinheit der Abstufungen kopiert werden.

Damit das Neugeborene in den Genuß der Vormilch kommt,

---

[11] ›Baby-Lexikon‹, S. 103

und damit es nach dem dramatischen Verlust der Geborgenheit des Mutterleibs sofort die intensivste Form von extrauteriner Geborgenheit genießen kann, sollte frau gleich nach der Geburt anlegen.

4. Muttermilch enthält – in ihren verschiedenen Reifestufen in je wechselnder Konzentration und Qualität – Immunstoffe, die auf künstlichem Wege nicht hergestellt werden können. Frau muß sich klar machen, daß die Frauenmilch »ja nicht eine tote Nährlösung dar[stellt], sondern [. . .] eine lebende, zu mancherlei biologischen Wirkungen befähigte Flüssigkeit. Sie enthält zahlreiche Enzyme, Bioaktivatoren und Immunstoffe, die ihr nicht nur den Rang eines einfachen Nährmittels für den Säugling, sondern auch bis zu einem gewissen Grade den eines Schutz- und Heilmittels verleihen.«[12]

Von Ernährungsstörungen (Magen-Darmerkrankungen) bleiben Brustkinder während der ersten Lebensmonate mit weitaus größerer Sicherheit verschont als Flaschenkinder. Auch gegen andere Arten von Infektionen sind sie in höherem Maße gefeit. Da selbst eine harmlose Krankheit wie z. B. Schnupfen für ein wenige Wochen oder Monate altes Kind subjektiv (auch bei rascher Erholung) eine große Belastung bedeutet, ist diese Immunität für das Kind ein sehr hoch einzuschätzender Vorteil.

Die Vormilch erhöht den Schutz des Kindes vor starker Neugeborenen-Gelbsucht: Noch ein Grund fürs sofortige Anlegen nach der Geburt.

5. Die Nahrung, die das Baby aus der Brust heraussaugt, ist stets gleich keimfrei und gleich gut temperiert. Entgegen irreführender Behauptungen mancher Leitfäden wirft Stillen keinerlei hygienische Probleme auf.

Bei Industriemilch haben die Erwachsenen allerhand hygienische Vorsorge zu treffen und die richtige Temperatur erst herzustellen. Es kann nicht ausbleiben, daß die Sorgfalt bei der Sterilisierung sowie die jeweils erreichte Temperatur schwanken. Außerdem kosten diese Prozeduren Zeit, und zwar oft gerade die Zeit, die das Kind nicht hat: die Zeit seines ersten Hungers.

6. »Andrerseits ist die Muttermilch«, schreibt der Ratgeber ›Mutter und Kind‹ (auf S. 50), »auch in ihrer Qualität stark von der Ernährungs- und Lebensweise der Mutter abhängig.« Die stets gleiche Zusammensetzung der Industriemilch sei demgegenüber ein Vorteil. Hier irrt der Ratgeber, nicht zufällig natürlich, denn er steht, das beweisen seine Anzeigen, der Industrie nahe. In der Tat

[12] ›Baby-Lexikon‹, S. 104

ißt das Baby die Speisen seiner Mutter sozusagen in Milchform mit; das sieht man z. B. daran, daß es Blähungen bekommen kann, wenn die Mutter Kohl oder Hülsenfrüchte gegessen hat, oder daß es wund werden kann, wenn es viel Zitrusfrüchte in Milchform zu sich genommen hat. Aber diese je nach Speiseplan der Mutter wechselnden Gehalte der Milch sind in Wahrheit ein Vorteil, denn sie vermitteln dem Kind schon früh Vielfalt in einer einheitlichen und immer – was die Mutter auch ißt – optimal verträglichen Form. Selbstverständlich bleibt die chemische Zusammensetzung der Milch, die Proportionen von Proteinen, Fetten und Kohlehydraten und deren je besonderen Eigenschaften stets gleich. Nur wenn die Mutter hungert oder sich extrem einseitig ernährt, kann sich dies auf die Milch auswirken, allerdings dadurch, daß sie versiegt. Aber das kommt in unseren Breiten praktisch nicht vor.

7. Vor einigen Jahren ging eine Schreckensnachricht durch die Presse: Muttermilch sei voll von DDT (und anderen Chemiegiften), wie gut, daß es einwandfreie Kunstmilch gibt. Vielleicht war diese Kampagne nicht von der Industrie gesteuert, aber gelegen kam sie ihr gewiß. Ich zitiere hierzu aus einer Broschüre der Deutschen Gesellschaft für Ernährung, die für Ärzte und Berater bestimmt ist:

»Das Problem des hohen Pestizidgehalts in Frauenmilch ist weltweit. Es haben sich bisher keine Hinweise auf gesundheitsschädliche Auswirkungen [. . .] während der relativ kurzen Stillperiode ergeben. Die Frage Pestizidgehalt in Muttermilch wird weiter untersucht. Nach den derzeitigen Erkenntnissen ist festzustellen, daß der anerkannte Wert des Stillens weiter seine Gültigkeit behält.«

8. Auch solche Ratgeber, die aus ihrer Sympathie für Flaschenkost kein Hehl machen, erwähnen – pflichtschuldigst –, daß die Psychologie Stillen wegen des ›Körperkontakts‹, den das Kind dabei erfährt, für günstig hält. Hut ab vor der Wissenschaft! Aber ›Körperkontakt‹ – das ist ein bißchen unspezifisch. Mit Recht weisen Kunstmilchhersteller in Werbeschriften daraufhin, daß ›die Mutter‹ das Kind auch beim Flaschegeben zärtlich im Arm halten kann. Untersuchen wir deshalb die Besonderheit des Körperkontakts beim Stillen genauer.

Ein Neugeborenes hat wenige, aber sehr starke Bedürfnisse, das stärkste ist das Verlangen nach der Brust (dem Körper) der Frau. Es will die Nahrung und es will die Brust, es will die Nahrung durch die Brust und die Brust durch die Nahrung. Die Nahrung schmeckt wohl und sättigt, die Haut der Brust ist zart und warm, die Brustspitze ist fest und plastisch und reagibel, ein lustspendender Widerstand in der gierigsten und empfindlichsten Zone des Säuglingskörpers, dem Mund. Beim Stillen hält der Säugling also nicht nur Kontakt zum Körper der Frau – er *einverleibt* sich einen Teil dieses Körpers, die Brustspitze. Dieses kleine Organ ist äußerst sensibel, es antwortet auf jede ziehende, pressende, kauende, kosende Bewegung des kindlichen Mundes. In einem Bericht über ihre Erfahrungen mit dem Stillen schreibt Marianne Wiedenmann in der Zeitschrift ›Courage‹:

> »Die Form des Nippels vorne kann sich das Kind selbst gestalten. Bei großem Hunger saugt es noch einen Teil des Vorhofes mit rein. Dadurch werden noch Reserveöffnungen der Warze aktiviert, die Warze ist dann sehr langgezogen und das Kind bekommt mehr Milch. Ich hatte immer gedacht, vorne an der Brustwarze sei ein einziges Loch. Genau besehen sieht sie aus wie eine kleine Himbeere – viele Milchkanäle münden vorne, und die Milch spritzt in mehreren dünnen Strahlen in den Gaumen des Kindes.«[13]

Natürlich spürt die Mutter die unterschiedlichen Arten und Intensitäten der kindlichen Saugtätigkeit, und sie reagiert darauf. Sie streichelt das Kleine, wenn es nachläßt, um es ein bißchen anzuspornen, sie seufzt zufrieden, wenn es gut zieht, denn es tut wohl, wenn die Milch bei voller Brust stark strömt, sie wispert tadelnd oder kichert, wenn es zum Entrée oder hinterher die Warze spielerisch mit den Lippen bewegt. Diese durch direkte Körperreize ausgelösten Reaktionen, die das Kind natürlich bemerkt und seinerseits beantwortet – z. B. mit Lächeln oder mit Augenschließen –, diese Form von Körperzwiegespräch ist durchs Flaschegeben nicht simulierbar. Gegenüber der Brustspitze hat der Gummisauger bestenfalls den Rang eines Masturbationsinstruments.

Ich behaupte hier nicht, daß Menschen, denen die frühe sexuelle Erfahrung durch Stillen fehlt, für ihr Leben geschädigt sind. Solche Schlußfolgerungen sind überzogen. Sicher hat das Stillen Einfluß auf die psychophysische Entwicklung eines Kindes, aber es gibt natürlich für die Erwachsenen eines Flaschenkindes Möglichkeiten, dem Kind Kompensationen für die mangelnde Stillerfahrung zu schaffen. In vielerlei menschlichen Hinsichten, auch in

---

[13] Berlin, Heft 2/78, S. 14

bezug auf Körperbewußtsein und Sexualität, gibt es manchmal mehr als nur eine Geburt. Das beweisen z. B. die vielen Frauen, die, aufgeweckt durch die Frauenbewegung, 30jährig aus erstarrten Verhältnissen zu Männern ausbrechen und ihren Körper und dessen erotische Möglichkeiten ganz neu entdecken. – Ich sage nicht mehr, aber auch nicht weniger, als daß das Neugeborene während der ersten Wochen und Monate seines Lebens durch das Stillen an der Brust eine sinnliche Genußerfahrung macht, die ihm die Flasche nicht vermitteln kann.

9. Auch die Frauen können durch Stillen eine Lust erleben, die sie nirgendwo anders finden. Daß es viele Frauen gibt, die das Stillen nicht genießen, beweist nur, daß Körperlust bei uns Zivilisationsmenschen kein Automatismus ist. Auch andere Formen von Sexualität werden ja von vielen Individuen – beiderlei Geschlechts – nicht lustvoll erlebt.

10. Das Stillen hat für Frauen gewisse gesundheitsfördernde Wirkungen: Es beschleunigt die Lösung der Plazenta bei Stillen sofort nach der Geburt, es verhilft später zur raschen Rückbildung der Gebärmutter und der erweiterten Geburtswege. Es bietet wahrscheinlich eine Prophylaxe gegen Brustkrebs. Außerdem stellt es einen zusätzlichen – als einzigen höchst unsicheren – Schutz vor erneuter Empfängnis dar.

11. Stillen ist die praktischste Form von Säuglingsernährung. Sind Mutter und Kind beieinander, so ist die Nahrung für das Kind stets augenblicklich verfügbar. Die industriefreundlichen Ratgeber, die versteckt und offen fürs Flaschegeben eintreten, leihen sich frecherweise ein Argument bei der Emanzipation: Die Mutter wolle sich doch »der selbst gewählten und gewünschten Lebensform und Beschäftigung zuwenden«, (›Mutter und Kind‹ S.50), sprich, der durch das Stillen zwangsläufigen engen Bindung an das Kind entgehen. Liest man die Leitfäden ganz durch, so begegnet einem allerdings Seite für Seite niemand anders als das schlechte alte Heimchen am Herd, das ganz in Haushalt und Kinderpflege aufgeht. Daß nun ausgerechnet beim Stillen eine »selbstgewählte Beschäftigung« wichtiger sein soll, das ist ebenso durchsichtig wie zynisch. Das Leben wäre schöner für Frauen und Babys, wenn Stillen vermehrt zur »selbstgewählten Beschäftigung« von Frauen werden könnte, und noch schöner wäre es, wenn Frauen wirklich »selbst wählen« könnten, ob Ehe, Kind, Haushalt eine »gewünschte Lebensform« für sie sind. Hätten Hausfrau- und Mutterrolle nicht mehr den Charakter der sanften Nötigung für Frauen, dann könnten sie mit viel mehr Lust Kinder haben und stillen. In

Widersprüche verwickelt sich auch der sonst eher stillfreundliche und vernünftige Leitfaden ›Das Baby‹, wenn er auf S. 12 schreibt: »Für die Mutter ist das Stillen allerdings [. . .] mit einer Reihe von Unannehmlichkeiten verbunden – schon allein, wenn man an die vielen verständnislosen Gesichter denkt, die man beim – seltenen – Anblick einer stillenden Mutter in der Öffentlichkeit zu sehen bekommt.« Das hört sich ja gerade so an, als wäre Stillen nur in der Öffentlichkeit möglich. Umgekehrt ist Flaschegeben in der Öffentlichkeit auch unüblich und obendrein viel umständlicher. Verständnisvolle Gesichter beim Anblick einer Stillenden in der Öffentlichkeit wären besser, da hat der Leitfaden ganz recht, aber auch im Rahmen seines Textes ist dieses Argument ein Fremdkörper, denn vorausgesetzt ist überall ein Elternpaar, das seine Kinder vorwiegend zu Hause nährt und pflegt (ob die Frau nun stillt oder nicht). Ohne das wirkliche Problem, das dahintersteckt, nämlich den Konflikt: Beruf/Kind bzw. Unternehmungen außer Haus und Kind, ein einziges Mal zu thematisieren, ganz traditionell eingestellt auf die häusliche Ehemutti, lassen diese Leitfäden plötzlich die aushäusige Berufsfrau aufmarschieren, wenn sie ein Argument gegen das Stillen suchen. Sie können nicht beides haben. Wenn sie schon die Hausfrau propagieren, dann sollen sie auch zugeben, daß Stillen konkurrenzlos ist und keinerlei Nachteile hat (außer eben für Frauen, deren Arbeitsplatz nicht die eigene Wohnung ist).

Das ›wirkliche Problem‹ oder Problemknäuel: Befriedigung durch Stillen und Angebundensein durch Stillen, rivalisierende Ansprüche wie Mann und Beruf, Kritik am reaktionären Mutterideal, das ja auch Stillen einschließt, dieses Knäuel, das ich in Teil 1 schon ein Stück weit versucht habe aufzulösen, behandle ich noch einmal unter ›Politik des Stillens‹ (S. 122).

12. Stillen ist gratis. Künstliche Babynahrung dagegen ist reichlich teuer.

13. Der folgende (letzte) Punkt ist ein Scheinproblem und könnte deshalb hier fehlen. Aber da alle Leitfäden ihn behandeln, sei er als Anlaß einer Kritik doch hergenommen. Wiegen wir also unseren gut frisierten Kopf, legen die wohlgepuderte Stirn in Falten und fragen besorgt: Schadet Stillen der Figur? Und die ärztliche oder pädagogische Autorität, die den Leitfaden verfaßt hat, antwortet mit einem Gestus väterlicher Vernunft: Aber nein, im Gegenteil. Wenn man bedenkt, daß manche Leitfadenautoren so weit gehen, die Sorge der Frauen um ihre Figur als Grund für den Rückgang des Stillens aufzuführen, muß man doch eine Retourkutsche auf

den Weg schicken. Sind es nicht *männliche* Autoritäten vom Schlag unserer Leitfadenschreiber, die, in anderen Funktionen allerdings, als Modemacher, Journalisten, Photographen usf. bestimmte Normen, denen ein weiblicher Körper zu entsprechen hat, aufstellen und durchsetzen, die Frauen in ihrer Selbsteinschätzung und Selbstliebe diesen Normen unterwerfen? Kurz gesagt: Ist der erotische Geschmack in seinen changierenden Moden nicht von Männern formuliert? Kommt es dann zur Kollision zwischen Schönheitsideal und Mutterschaft, dann werden die Folgen den Frauen und ihren törichten Figursorgen angelastet. So geht es nicht, meine Herren.

Wenn es ein Problem gibt in bezug auf Frauenschönheit und Stillen, dann ist es die Heuchelei der Männer. Unter Frauen ist dazu nur zu sagen, daß sich der Busen in der Schwangerschaft und Stillzeit natürlich vergrößert und anschließend seine alte Form und Größe wiederbekommt. Durch die Beanspruchung kann er sich senken, aber das tut er mit den Jahren ohnehin. Der gern gegebene Tip, einen »gut stützenden Büstenhalter« zu tragen, nützt nur der Miederindustrie. Er ist ungefähr so gescheit wie der Rat an einen Mann, der fürchtet, seine Beinmuskulatur könne erschlaffen, sich doch einen Rollstuhl zu kaufen. Das einzige, was wirklich dauerhaft hilft, ist eine gezielte Gymnastik. Machen Sie die, wenn Sie es für nötig halten. Noch besser ist es, Sie überlassen die Sorge um die weibliche Büste ganz den Männern.

Die sogenannten Stillschwierigkeiten

Wenn das Stillen eine so gute Sache ist – warum stillen dann so wenig Frauen? In allen hochindustrialisierten Ländern sind es nicht mehr als 10% der Mütter – diese Zahl stammt von der Deutschen Gesellschaft für Ernährung (1977) –, die ihre Kinder länger als vier Wochen stillen. Mittlerweile liegt die Zahl wahrscheinlich höher – Resultat der begrüßenswerten Stillwelle der letzten Jahre. Aber selbst 20% wären immer noch erstaunlich wenig. Woran mag das liegen?

Da uns sowohl Befragungen wie gut begründete Hypothesen über den Rückgang des Stillens in den vergangenen Jahrzehnten fehlen, sind wir auf eigene Vermutungen angewiesen. Zunächst mal müssen wir uns vergegenwärtigen, daß die Gründe für die Zerstörung einer so elementaren zwischenmenschlichen Beziehung wie das Stillen nur auf der Folie historischer Überlegungen über das So-Gewordensein unserer Gesellschaft, ihr Verhalten in der Sexualität, ihre Gebräuche beim Essen und Nähren, beim Umgehen mit Neugeborenen, mit Ereignissen wie Schwangerschaft und Geburt verstanden werden können. Wir müßten den Blick des Ethnologen auf die eigene Gesellschaft werfen. Über eine Kette von Vermittlungen erst gelangt dieses Konglomerat von Gründen und Hintergründen als *Entscheidung* in den Kopf der einzelnen Frau. Antworten von Frauen auf die Frage, warum sie nicht stillten, müßten also *interpretiert* werden im Zusammenhang der Geschichte des Alltags der Frauen.

Welche Antworten würden uns die Frauen vermutlich geben? Da wäre erst einmal die große Gruppe von Müttern, die *nicht* (länger als vier Wochen oder nicht einmal so lange) *stillen will* oder *kann* bzw. meint, nicht zu können. Die meisten von ihnen werden Arbeitsbelastung als Grund angeben, sei es im Haushalt, sei es im Beruf außer Haus. Die Anspruchskonkurrenz Stillen/ Berufstätigkeit oder allgemeiner: Kind/Beruf ist alt und leidvoll für die Frauen, der klassische Konflikt der Emanzipation.

Da wäre aber noch die zweite Gruppe von Frauen, die, ob berufstätig oder nicht, ob stark im Haushalt eingespannt oder nicht, (länger als vier Wochen) *stillen will*, es versucht und dann aufgibt. Welche Gründe würde sie wahrscheinlich angeben?

Die meisten Frauen würden, vermute ich, davon sprechen, daß sie nicht genug Milch hatten. Diese sog. *Hypogalaktie*, über deren Zustandekommen kaum einer Genaues weiß, mit deren Auftreten aber viele, vor allem uninformierte junge Frauen und Kunstmilchhersteller rechnen, hat in unserem Problemfeld den Status eines gut geglaubten Gerüchts, mit dem auch Leitfäden bedenkenlos operieren.

»Natürlich kann es vorkommen, daß Sie nicht genug Milch haben«, schreibt der ›Ärztliche Ratgeber‹ (S. 39). ›Das Baby‹: »Die meisten Frauen gehen [. . .] zum Fläschchen über, weil sie einfach nicht genug Milch haben« (S. 13). Und ›Mutter und Kind‹ zählt zu den verbreitetsten Stillhindernissen »einfach eine ungenügende Milchproduktion der Brust« (S. 50). Die Formulierungen »einfach nicht genug«, »einfach ungenügend«, »natürlich kann es vorkommen« machen einen ganz unschuldigen Eindruck: Sowas kommt natürlich einfach vor und ist einfach natürlich. Aber natürlich ist das Gegenteil, und einfach ist die Sache schon gar nicht. Der Gestus, mit dem die Leitfäden das Problem aufgreifen, um es dann gleich fallenzulassen, oder besser: in Kunstmilch aufzulösen, soll weiteres Fragen und Nachdenken abwehren. Das wäre indessen nötig. Leider strengt sich auch das progressive ›Elternbuch‹ nicht an, es schwätzt ein paar Oberflächlichkeiten daher (S. 49):

> »Im Gegensatz zu früher haben heute immer mehr Frauen mit Stillschwierigkeiten zu kämpfen. Die Ursachen dafür sind noch nicht ganz genau erforscht. Einer der Gründe mag jedoch in der psychischen Anspannung liegen. Eine Menge Fragen beschäftigen die Frauen schon vor der Geburt: Werde ich meiner Figur durch das Stillen schaden? (!) [. . .] Werde ich genügend Milch haben?«

Die Frauen sollen, rät das ›Elternbuch‹, ihre Fragen und Zweifel einfach vergessen – kein Wort darüber, wo denn diese Fragen und Zweifel ihrerseits herkommen. Was das ›Elternbuch‹ unterläßt – vielleicht aus Unkenntnis, vielleicht aus Mangel an Mut – ist ein *Infragestellen der Existenz des Milchmangels*. Könnte das Problem, über dessen Ursachen es spekuliert, nicht schlicht den Charakter eines Aberglaubens haben?

Daß hier ein Aberglauben vorliegt – dessen Entstehung und Verbreitung der Erklärung bedürfte –, davon bin ich überzeugt.

Den Stil dieses Aberglaubens trifft ganz gut unsere Quelle ›Mutter und Kind‹ (S. 45) mit der Formulierung: »Wahrscheinlich zivilisationsbedingt haben selbst junge Mütter nicht nur wenig Milch, die Milchbildung läßt trotz des Stillens sehr bald nach der Geburt des Kindes nach.« Eine Seite weiter kommt dann die ganzseitige Anzeige der Babynahrungsmittelfirma XY in prangenden Farben. Es ist klar, daß die Industrie als Nutznießer den Aberglauben schürt, aber sie ist nicht, wie manchmal verkürzend behauptet wird, seine Ursache.

Der einzige unserer Leitfäden, der nicht auf den Aberglauben hereinfällt, ist der konservativste. Das ›Baby-Lexikon‹ erklärt ohne wenn und aber, daß es die gefürchtete Hypogalaktie (»einfach nicht genug Milch«) als organisches Versagen praktisch *nicht gibt*. Nachdem es zunächst darauf hinweist, daß die Größe des Busens für die Stillfähigkeit keine Rolle spielt (das betonen zu Recht auch all die anderen Quellen), schreibt es (S. 272):

> »Die Erfahrung in Notzeiten hat gezeigt, daß fast jede gesunde Frau, die imstande war, ein Kind zu empfangen und zu gebären [. . .], auch in der Lage war, ihr Kind wenigstens einige Monate an der Brust zu ernähren. [. . .] Aus alledem kann entnommen werden, daß eine wirklich echte Unfähigkeit zum Stillen außer-

ordentlich ungewöhnlich und selten ist. Vielmehr handelt es sich fast immer um eine vermeintliche Stillunfähigkeit [. . .]«

Es folgt nun allerdings ein Satz, mit dem das ›Baby-Lexikon‹ vom Boden der Tatsachen wieder in den Dunst falscher Vorspiegelungen flüchtet:

»[. . .]um eine vermeintliche Stillunfähigkeit, die auf vermeidbare Fehler unerfahrener Mütter zurückzuführen ist.«

Die Fehler: Mangelndes Selbstvertrauen, zu seltenes und zu kurzes Anlegen, vorzeitiges Nachfüttern u. a. m. werden dann aufgezählt. Natürlich verschweigt der Herr Doktor, der das ›Baby-Lexikon‹ verfaßt hat, daß die »vermeidbaren Fehler« vor allem vom Klinikpersonal unter Einschluß der Ärzte gemacht werden und letztlich zurückgehen auf eine keineswegs von »unerfahrenen Müttern« durchgesetzte, rein naturwissenschaftliche Auffassung von Medizin, Geburtshilfe und Säuglingspflege.

Woher kommt die »vermeintliche Stillunfähigkeit«, die eingebildete Krankheit Hypogalaktie nun wirklich, und warum ist sie so weit verbreitet? Ich glaube, daß ihr Ursprung in der Angst vor Sexualität und Körperverschränkung liegt und ihre weite Verbreitung damit zu tun hat, daß sie eine Krankheit ist, die man sich leicht einbilden kann. Ihre Symptome sind sozusagen jederzeit heraufbeschwörbar. Denn wieviel Milch eine Frauenbrust hergibt, das ist gar nicht ohne weiteres festzustellen. Allemal während der ersten Lebenswochen oder gar -tage eines Kindes sind zuverlässige Angaben schwer zu machen. Die Meinung einer Frau: »Ich hatte nicht genug Milch«, ist deshalb kaum widerlegbar, im nachhinein schon gar nicht, eignet sich also vorzüglich als Vorwand für Frauen, die aus Sexualangst oder aus Angst vor der Eifersucht des Mannes (eine Form von Sexualangst, bei der der auslösende Druck einer anderen Person zufällt) sich das Stillen selbst verbieten. Es versteht sich, daß in solchen Fällen die Frauen an eine echte Hypogalaktie glauben. Wenn sie sich, zurückdenkend, genau prüfen, so werden sie in ihrer Erinnerung eine gewisse Erleichterung bei der Feststellung (angeblich) zurückgehender Milchmengen finden, was für meine Hypothese spräche.

Es gibt nichts, was frau sich so relativ widerstandslos selber glaubt wie Rückgang ihrer Milchproduktion – wenn sie es glauben möchte. Der herrschende Aberglaube und die Kliniken als eine seiner Hauptdiffusionsstätten spielen freilich eine wichtige unterstützende Rolle.

Sage ich jetzt, daß es die Einbildung der Frauen ist, die die Stillhäufigkeit herabsetzt? Keineswegs, ich sage, daß das Phänomen der Milchbildung seiner Art nach (Unwillkürlichkeit, Verborgenheit im weiblichen Körper) Selbsttäuschung über ihr wirkliches Ausmaß sehr leicht macht, ja geradezu dazu einlädt, mangelnde Milchbildung guten Gewissens vorzuschieben, wo andere Gründe nicht eingestanden oder nicht bemerkt werden. Die allgemeinste Formulierung für diese anderen Gründe ist das Sexualtabu zwischen Erwachsenen und Kind. Vielen Erwachsenen, ob sie es nun wissen oder nicht, erscheint es ungeheuerlich, ein Neugeborenes durch Darbieten der schwellenden weiblichen Brust so unverhohlen zur Fleischeslust anzustiften. Und wenn die Frauen, gedrängt durch die vollen Brüste, doch einen Versuch wagen möchten, dann ist es manchmal der Mann, der, z. B. mittels des Vorwands, er wolle doch dem Baby gleich nah und vertraut sein wie die Mutter (d. h.: die Mutter soll dem Kind gleich fern sein wie es der busen- und milchlose Vater notwendig ist), der Sache ein Ende macht.

Die *Flasche* trennt auf erleichternde Weise Sexualität und Nahrungsaufnahme. Sie ist steril und laut Prospekt enthält die Nährlösung alles, was das Baby braucht. Der Sauger aber nicht, es sei denn, die Erwachsenen sind der Überzeugung – auch wenn sie gar nicht darüber nachgedacht haben –, daß Babys keine Sexualität brauchen. Sicher hat der Säugling seinen Sauger gern, und später, wenn er sie umfassen kann, liebt er die warme Flasche zärtlich, aber es sind Substitute, die er, oft anklammernd und über die Zeit hinaus liebt.

Beim Stillen sind Sexualität und Nahrungsaufnahme unauflöslich eins (ganz wie beim Geschlechtsakt Lust und Zweck, die Zeugung, in *einem* leibseelischen Vorgang vereint sind). Es gibt kein Stillen ohne Sexualität, aber es gibt das Flaschegeben als sex- (nicht notwendig zärtlichkeits-)freie Form der Säuglingsernährung. Das Flaschegeben ist also *die* Lösung unter der Herrschaft unseres Tabus. Die ungeheure Popularität der Flasche in den letzten Jahrzehnten ist, wenn man an die gesammelten Vorzüge des Stillens denkt, ohne einen kräftigen Zuschuß *psychischer* Bereitschaft der Erwachsenen, statt der Brust die Flasche zu geben, nicht zu begreifen; und ich denke, diese Bereitschaft stammt zuvörderst aus einem Gefühl der Erleichterung, daß die Flasche und die qualitativ gute Nahrung, die heute mit ihr zugeführt werden kann, die Sexualität aus der Beziehung zum Säugling ausschließen.

Vielleicht ist Sexualität nicht lebbar ohne eine Beimengung von *Angst*: sich im anderen, den anderen in sich zu verlieren. (Ich erinnere an Stone/Church, S. 82.) Vielleicht ist sie auch immer legiert mit Aggression gegen den anderen Körper, den man/frau öffnet, hervorstülpt, hineintastet, einverleibt, erschöpft. Mit Angst und Aggression sind manche Erwachsenen bereit zu spielen, wenn sie sich verlieben, aber ein Kind – das ist eine ›Verantwortung‹, und es gilt als ein Wesen, das nur helle, frohe, ungebrochene Gefühle wachrufen und empfangen soll.

Was für ein Irrtum, was für eine Feigheit und was für ein mieses Zeugnis für das Gefühls- und Sinnenleben dieses Jahrhunderts. Und, um mit Leboyer zu sprechen: »Pauvres nouveau-nés!«

Eine Frau übrigens, die lange gestillt hat, erzählte mir, daß sie zeitweise gerade *wegen* der sexuellen Beanspruchung beim Stillen, wegen der manchmal fast bedrohlichen Intensität der Körpernähe und Körpermischung vom Abstillen und von der Flasche träumte: vom sauberen, funktionalen und für sie fühllosen Füttern. Diese Träume gingen vorüber. Aber sie sind ganz charakteristisch. In vielen sexuellen Beziehungen, gerade wenn sie glücklich sind, gibt es Zeiten, in denen das Paar die Nähe, die sie sich schenkt und zufügt, fürchtet. Das bedeutet nichts anderes, als daß eine sexuelle Beziehung nicht von vornherein auf Harmonie programmiert ist. Harmonie ist aber gerade das, was die öffentliche Meinung und die Erwartung vieler Eltern von der Beziehung zum Kind, auch zum Säugling, verlangen. Die Flasche hilft ihnen, Sexualität als Konfliktfeld auszusparen, aber auch, sie als Quelle von Glück zuzuschütten. Da der Säugling weniger auf Harmonie als auf Körperlust aus ist, ist die Entscheidung für die Flasche, das möchte ich als ein Anwalt des Säuglings deutlich sagen, auf jeden Fall eine Entscheidung gegen ihn, gegen die besondere Konstitution und Bedürfnislage von Menschen in ihren ersten Lebensmonaten.

Ich will jetzt noch einen weiteren Grund für die epidemisch verbreitete, eingebildete Krankheit Hypogalaktie nennen: den Fetisch der *Kontrolle*. Sehr stark ist bei vielen Erwachsenen das Bedürfnis, die Nahrung, die das Kind erhält, in ihrer Beschaffenheit und Menge zu kontrollieren, und schwach ist die Bereitschaft, sich selbst und das Kind natürlichen Prozessen anzuvertrauen.

Wie ich schon sagte, läßt sich schwer feststellen, wieviel Milch eine Mutter wirklich hat, es ist unmöglich, den laktierenden Busen so auskunftsfreudig zu machen wie eine Industriemilchpackung mit Deklaration, Mengenangabe und Haltbarkeitsdatum. Die

Muttermilch nimmt ihren Weg aus dem Körper der Frau in den des Säuglings, ohne nach außen in Erscheinung zu treten, abgesehen von dem, was vorbeifließt oder was das Kind ausspeit. Die Milch bleibt ähnlich verborgen wie die Empfängnis: Ereignisse in den Tiefen von Körperhöhlen, von unseren Augen und Köpfen nur ex post und indirekt erkennbar.

Hier haben wir einen echten ›zivilisationsbedingten‹ Grund für mangelnde Stillbereitschaft und zurückgehende Milchmengen: Die Mutter möchte genau wissen, was und wieviel das Kind trinkt. Zwar gibt es die Möglichkeit der Stillprobe (Wiegen des Kindes vor und nach dem Stillen). Aber die bietet nur Aufschluß über Quantitäten, zudem ungenau. Sie bietet nicht das, was die Flasche bietet: daß die Frau (oder der Mann) *sehen* kann, wieviel und *was* das Kind trinkt, und zwar unmittelbar *während* es trinkt. Ich glaube, daß dieses Bedürfnis, zu *wissen* und zu sehen, was das Kind trinkt und damit auch: die Nahrung *selbst bereitet* zu haben, ein früher Versuch ist, das Kind zu beherrschen oder milder, ziviler ausgedrückt: zu kontrollieren, was mit ihm geschieht, und es damit wissentlich, ›verantwortlich‹ zu erziehen. Die Dinge, die es betreffen, in die Hand zu nehmen, buchstäblich. Das Stillen bietet eine solche nutzbare Kenntnis nicht, es ist blind und anarchisch, und überläßt die Initiative ganz dem Kind. Es ist deshalb ein gutes Erziehungsmittel für Eltern: daß sie lernen, die Dinge geschehen und das Kind machen zu lassen.

Das Bedürfnis der Erwachsenen, die Milch zu kennen, zählt zu den (bisher nicht analysierten) ›zivilisationsbedingten‹ Stillhindernissen. Es vereitelt entweder überhaupt die Stillbereitschaft oder es verführt zu verfrühter Zufütterung, die dann natürlich Milchrückgang zur *Folge* hat. Eine Frau braucht nur drei Tage lang zuzufüttern, und sie glaubt sich dann selbst, daß der Milchrückgang, der nun einsetzt, schon vor fünf Tagen begonnen hat. Also gibt sie als Grund für die Zufütterung Milchmangel an, wo in Wirklichkeit ein Mangel an Bereitschaft bestand, Prozesse zwischen den Innenräumen von Körpern zuzulassen oder sogar zu genießen. Zu akzeptieren, daß die flüssige Liebe nur innere Organe und Hautnerven, aber nicht Kopf und Augen angeht, ihr Geben und Nehmen Sexualität in actu ist. Die unmittelbare Kontrolle von Milchmengen und -qualitäten und der Stolz auf den gut trinkenden dicken Säugling ersetzt bei der ›zivilisationsbedingt‹ ihrem Körper und dessen sexuellen Potenzen entfremdeten Frau die Lust beim Stillen. Kontrollierte und gemessene Zuwendung tritt an die Stelle von Sexualität. Die flüssige Liebe wird sichtbar und damit asexuell. Die Unfähigkeit, ein Kind zu nähren, ohne wissen zu müssen, was und wieviel es trinkt, ist nur ein anderer Ausdruck für Angst vor Sexualität und der Unberechenbarkeit ihrer Auswirkungen.

Das Bedürfnis, dem Kind viel und immer mehr zu essen zu geben, ist ein verwandtes. Es ist entstanden aus dem heimlichen Wissen um den Betrug an dem Kind, das die Brust nicht bekommen hat. Die großen Mengen, die das nicht gestillte überfütterte Kind zu essen kriegt, wären so lauter Trostbonbons für die ausgefallene Sexualität. Vielleicht ist es aber auch nur Hilflosigkeit von Eltern, die ihrem Kind Liebe geben wollen und denen nichts anderes einfällt, als daß Liebe durch den Magen geht.

Sie verwandeln ihre Träume von Zuwendung und Gemeinsamkeit in Eßbares und stopfen sie in das Kind hinein in der unbewußten Hoffnung, die Milche und Breie würden sich im Leib des Kindes zurückverwandeln in Botschaften der Anteilnahme und Zärtlichkeit. Aber das Kind kriegt nur Bauchweh, oder es wird schwerfällig und kränkelt. Die Eltern sagen dann: Wir haben doch alles getan! Sie vergaßen nur, ihre eigenen Körper anzubieten. Vielleicht aus Angst, das Kind würde sie tatsächlich verspeisen.

Die Implikationen dieser Hintergründe für den Stillrückgang führen weit, weiter als das Interesse dieses ›Gegen-Leitfadens‹ reicht. Nur dies noch: Es liegt mir fern, die *Frauen verantwortlich* machen zu wollen für ihre mangelnde Bereitschaft oder Ausdauer beim Stillen: Wie die Säuglinge sind sie nur Opfer einer Entwicklung, deren Wurzeln weitgehend außerhalb individueller Schuldfähigkeit liegen.

Es gibt nun noch einige Gründe für den Seltenheitswert des Stillens, die den Charakter von »vermeidbaren Fehlern« im Sinne des ›Baby-Lexikons‹ haben: Das sind vor allem die Versorgungspraktiken in den Krankenhäusern, die ja manche irregeleitete Eltern gar zu Hause fortzusetzen versuchen. Kritische Literatur zu diesem Problem ist auch in der Massenpresse mittlerweile verbreitet, so daß wir auf Besserung hoffen dürfen. Ich erinnere hier an die schon aufgeführten einschlägigen Artikel (S.82) und fasse die wichtigsten Punkte noch einmal zusammen.

Das Kind sollte gleich nach der Geburt an die Brust gelegt werden. Das sichert dem Kind den Genuß der Vormilch und regt die Milchbildung entscheidend an. Falls es Komplikationen bei der Geburt gibt, ist ein Anlegen wenige Stunden später immer noch besser als erst 24 Stunden danach – wie es ein altes Dogma will. Für das Ingangkommen der Milchsekretion sind das Saugen des Kindes und der Allgemeinzustand der Mutter, vor allem der psychische, ausschlaggebend. Feste Fütterungszeiten sind insofern stillfeindlich, als schläfrige oder vom Hungerschreien erschöpfte Neugeborene manchmal schlecht saugen. Dies wieder kann die Mutter so sehr irritieren, daß sie einen regelrechten Milchkrampf kriegt: Die Milch ist zwar da, aber sie strömt nicht aus, weil sich die Milchgänge krampfhaft verengen.

Melden Sie sich nach Möglichkeit in einer Klinik an, die eine ›rooming-in‹-Station hat (gemeinsames Zimmer für Mütter und Kinder). Sie können dann das Kind anlegen, wann Sie und das Kind es wollen. Das ist das beste für Sie beide. (Das Buch von Barbara Vogt-Hägerbäumer hat einen Anhang-Teil, in dem Sie (u. a.) Listen von Kliniken finden, in denen ›rooming-in‹ möglich ist. Wahrscheinlich ist das Buch nicht mehr auf dem neuesten Stand, man kann sagen: glücklicherweise, denn das ›rooming-in‹ breitet sich aus.)

Falls Sie keine Klinik mit ›rooming-in‹ finden, gibt es nur dies: Versuchen Sie, die Stillzeiten über die üblichen 30 Minuten auszudehnen. (In den ersten 3 Tagen gestattet man Ihnen gar meistens nur 10.) Behaupten Sie einfach, wenn die Schwester das Kind holen will, es habe gerade erst angefangen, zu trinken. Lassen Sie es saugen und nuckeln, so lange es mag und ignorieren Sie die Bemerkungen der Schwestern, in Ihrer Brust sei noch gar nichts drin. Damit was reinkommt, muß das Kind viel an der Warze arbeiten. Außerdem liebt es, wie sie merken werden, das Kauen, Ziehen, Spielen an der Warze über alles. Falls Sie Schwierigkeiten kriegen, lassen Sie sich auf keine Fehde mit dem Personal ein. Die fechten Sie lieber später aus, wenn für Sie nicht soviel auf dem Spiel steht (z. B. durch die Mitarbeit in einer Bürgerinitiative zur Verbesserung der Zustände in den Geburtskliniken). Dringen Sie statt dessen, wenn Ihr Gesundheitszustand es erlaubt, auf rasche Entlassung. (Die Leute im Krankenhaus können gar nichts machen, wenn Sie wünschen, gleich nach der Geburt entlassen zu werden.) Sie brauchen Helfer zu Hause, aber das müssen keine Experten sein. Lassen Sie sich also nicht einreden, Sie seien außerhalb der Klinik verloren.

Auch wenn Sie in einer ganz traditionellen Klinik mit festen Fütterungszeiten entbinden, haben Sie bessere Chancen, daß Ihre speziellen Wünsche, das Stillen betreffend, gehört werden, wenn Sie einige Wochen vor der Niederkunft mit Ärzten und Hebammen mehrmals über Ihre Vorstellungen vom Stillen in den ersten acht Tagen reden.

Versuchen Sie, zu erreichen, daß Sie Ihr Kind auch nachts stillen können. Das ist auch auf ›rooming-in‹-Stationen nicht immer möglich.

Was das Stillen zu Hause betrifft, so haben wir eingangs unter ›Fütterung nach Bedarf‹ schon die wichtigsten Gesichtspunkte zusammengetragen. Vergessen Sie Uhr, Waage und was sonst der Quantitätsfetische mehr sind. Gönnen Sie sich statt dessen, wenn Sie können, selbst viel Ruhe beim Essen, trinken Sie nach Herzenslust, auch mal Wein oder Bier, und lassen Sie das Baby geradeso ausschweifend und hingebend, wann immer es danach verlangt, an Ihrer Brust saugen.

Die Technik des Stillens

Die Vokabel ›Technik‹ steht etwas fremd und kühl neben dem Wort ›Stillen‹, das eine ganze Vielfalt körperwarmer Assoziationen wachruft. Aber wir brauchen uns nicht zu scheuen, im Zusammenhang mit sexueller Praxis auch von Technik zu sprechen, denn sie gehört durchaus dazu, und Sie können, wenn es Ihnen wohltut, dabei an die ursprüngliche Bedeutung des griechischen Wortes τεχνή denken, das mit »Kunst« zu übersetzen ist. Die Technik des Stillens ist einfach, und es wäre unnötig, viel darüber zu sagen, wenn nicht dem in unserem Jahrhundert vorgenommenen Versuch, das Stillen überhaupt abzuschaffen, Elementarkenntnisse über das Stillen zum Opfer gefallen wären, was reaktionären Pädagogen und Medizinern und fortschrittlichen Geschäftemachern allzu viele Chancen offenläßt. Wie Sie und das Kind sich beim Stillen setzen oder lagern, bestimmt sich allein nach Ihrer Behaglichkeit – es gibt eine große Mannigfaltigkeit von Positionen, und es läßt sich keine denken, die dem Säugling oder dem Milchfluß abträglich wäre. Vielleicht schreibt eine Frau einmal ein Kamasutra des Stillens – daran hätte frau wohl eher Spaß und Nutzen als an den stocksteifen Ermahnungen unserer Leitfäden, dem Kind »die Brust so anzubieten, daß es die Warze auch erfassen kann«[14]. Wie alle medizinischen oder sonst natur-

[14] ›Ärztlicher Ratgeber‹, S. 39

wissenschaftlich aufklärerischen Darstellungen von Sexualität wirken die Anweisungen unserer Leitfäden übers korrekte Stillen bestenfalls komisch. Im ›Baby-Lexikon‹ kann man lesen:

»Nun wird, unter Umständen mit Unterstützung durch eine zweite Person, dem Kinde die Brustwarze so weit mundwärts entgegengeschoben, daß es den ganzen Warzenhof mit dem Mund erfassen kann. Mit je einem Finger rechts und links der Brustwarze wird die Brust zugleich von der Nase des Kindes ferngehalten, damit es während des Trinkens ungehindert atmen kann.«[15]

Das ›Elternbuch‹ schreibt (S. 48):

Mit der rechten Hand nehmen Sie den Warzenvorhof zwischen Zeige- und Mittelfinger und drücken ihn so, daß sich die Brustwarze vorwölbt. Dann schieben Sie den ganzen Warzenvorhof in den Mund des Kindes.«

Ist es wirklich so kompliziert, die Brust zu geben? Es wäre, ganz wie beim Geschlechtsakt, ein Kunststück, das erigierte Organ und den offenen suchenden Mund dazu zu bringen, einander zu verfehlen. Ein Weg dazu ist die unkritische Lektüre unserer Leitfäden und die sich dann bildende Überzeugung, daß Stillen die reinste Wissenschaft sei. Daß frau dafür eine Art Ausbildung brauche. Mehrere Leitfäden zitieren die berühmte geduldige Schwester oder Hebamme, ohne deren Hilfe offenbar gar nichts läuft. »Die Hebamme oder Säuglingsschwester zeigt Ihnen, wie Sie die Brust während des gesamten Stillens mit Zeigefinger und Daumen von der Nase zurückdrücken« (gemeint ist die Nase des Kindes, dies nur zur Erläuterung, liebe Leserin, damit Sie keinen allzu großen Schreck kriegen). So tröstet das ›Elternbuch‹ auf S. 48. Abgesehen davon, daß die meisten Schwestern für solchen Service keine Zeit haben, ist er wirklich überflüssig. Die Sorge um die ungehinderte Nasenatmung des Babys beim Stillen, die sich alle Leitfäden machen, ist dummes Zeug. Bei den meisten Stillhaltungen, die Frau und Baby spontan einnehmen, so z. B. die klassische Haltung, bei der das Kind auf dem Schoß der Frau unterhalb des Busens lagert oder wenn es auf der Seite neben ihr im Bett liegt, ist die Nase sowieso frei. Sollten nun Mutter und Kind tatsächlich einmal in eine Position geraten sein, in der das Fleisch des Busens dem Kind die Nase zudrückt, so wird das Kind

[15] ›Baby-Lexikon‹, S. 15

umgehend durch Zappeln und Schnaufen die Mutter zur Korrektur ihrer Haltung veranlassen. Jede Prävention ist überflüssig. Oft sieht es übrigens nur so aus, als sei die Nase des Kindes bedeckt, in Wirklichkeit ist fast immer doch irgendwo ein Spalt, durch den genug Luft eindringt. Kümmern Sie sich also um die kindliche Nase beim Stillen nur dann, wenn das Kind Sie eigens dazu auffordert. All diese obligaten Verrichtungen beim Stillen, wie die Hygiene vorweg, das Mundwärtsschieben der Warze, das Freihalten der Nase usf. sind *Ablenkungsmanöver* vom Kern der Sache, der ein süßer und seltener, ein sexueller ist.

Daß Stillen »gelernt sein will«, wie mehrere Ratgeber behaupten, stimmt also nur bedingt. Es gäbe, wäre Stillen als Praxis so anerkannt und verbreitet wie es ihm zukommt, wohl kaum eine Mutter, die zu ungeschickt zum Stillen, und kein Baby, das zu ungeschickt zum Trinken wäre. Stillen könnte so einfach sein wie Milchholen oder sagen wir: so leicht wie Liebe machen, aber nicht zugleich auch so schwer. Es ist die schlichteste und ruhigste Form von menschlicher Sexualität.

Es ist schwierig, zum Vollzug von Sexualität etwas zu raten: Zu sehr ist er eine Sache, die nur die Beteiligten etwas angeht. Wo aber das gesellschaftliche Verdrängen und Vergessen Ausmaße angenommen hat wie beim Stillen, wird es wohl doch nötig. Ich rate Ihnen, viele verschiedene Stillstellungen auszuprobieren – einmal um die für Sie und das Kind angenehmste herauszufinden, zum anderen, um in allen möglichen Situationen prompt und entspannt stillen zu können. Wenn Sie, was ich Ihnen wünsche, viel mit dem Kind unterwegs sind, sollten Sie auch in Umgebungen stillen können, in denen es keine Sessel und keine Kissen gibt. Eine hierfür praktische Haltung ist das Hocken auf dem Boden – entweder im Schneidersitz oder mit seitwärts abgewinkelten Beinen. Beugen Sie dabei den Rücken aus dem Kreuz leicht nach vorn, dann ermüden Sie nicht so rasch. Sie sollten auf jeden Fall auch im Bett stillen können – das erleichtert es Ihnen, mit einem Problem fertig zu werden, das jedes Neugeborene seinen Erwachsenen ins Haus trägt: den Mangel an Schlaf. Sie selbst können auf dem Rücken oder auf der Seite liegen und sollten das Baby in Seit- oder Seit-Bauch-Lage an Ihre Brust sich schmiegen lassen. So können Sie während des Stillens weiterschlafen oder doch dösen. Wenn dann noch ein anderer Erwachsener das satte Baby sanft von Ihrer Brust pflückt, es wickelt und, falls es wach bleibt, ihm Gesellschaft leistet, so erleiden Sie trotz nächtlichen Stillens nur eine minimale Unterbrechung Ihres Schlafs.

Die schummrige Stube, von der Babybücher als Stillschauplatz gern reden, setzt eine Hausfrau oder doch eine Frau, die während der Stillperiode zu Hause ist und dort viel Zeit hat, voraus. Falls Sie so eine Frau sind, gewöhnen Sie dennoch nicht sich und das Kind an ein festes Still-Ambiente. Damit bereiten Sie ein viel ernsteres ›Angebundensein‹ vor, als es das Angewiesensein des Kindes auf Ihre Brust ist. Das Kind können Sie überallhin mitnehmen, den ruhigen Raum oder stillen Winkel nicht. Wenn Sie ausschließlich stillen, gibt es ja während eines Tages mehrere Stillsituationen, einige davon sollten Sie auch in Gesellschaft anderer (größere Kinder möchten oft gern zugucken und sollten das auch tun), während eines Gesprächs mit anderen, während des Radiohörens, am besten auch unterwegs, in einem Café, im Sommer auf einer Parkbank usw. verbringen. Stillen ist zwar eine intime Szene, verträgt aber eine gewisse Anteilnahme Dritter. Morgens und abends bieten sich dann der gemütliche Sessel oder das Bett und das gedämpfte Licht von selber an.

Frauen und Säuglinge haben hier natürlich ihre ganz unterschiedlichen Neigungen. Manche Babys, vor allem ältere, können sich nicht so gut auf die Brust konzentrieren, wenn um sie herum zu viel los ist. Darauf sollten Sie dann Rücksicht nehmen. Manche Frauen unterhalten sich ganz gern während des Stillens, jedenfalls ab und zu, andere bestehen darauf, mit dem Kind allein zu sein. Probieren Sie aus, wie und wo es für Sie und das Kind am angenehmsten ist. Wichtig ist nur, daß Sie sich nicht gezwungen fühlen, während des Stillens von der Welt Abschied zu nehmen, wie es die Leitfäden falsch und kategorisch empfehlen. Das könnte eine Quelle von Überdruß werden.

Falls Sie eine Berufsfrau sind oder doch eine Frau, die viel herumkommt (auch mit Baby), dann werden Sie das Stillen unter verschiedenen Bedingungen ganz von selber lernen. Wichtig ist für Sie, zu wissen, daß Stillen auch mitten im Trubel weder für Sie noch für das Kind abträglich zu sein braucht, daß es sogar angenehm sein kann, wenn Sie beide trotz allem ausreichend Konzentration aufbringen. Ab und an werden Sie sich dann nach einer friedlichen Stillsituation à deux sehnen und sich hoffentlich auch schaffen können. Ein bißchen was hat es mit der schummrigen Stube doch auf sich. Manchmal braucht frau/kind sie.

Gewöhnen Sie sich auf jeden Fall daran, freihändig zu stillen. Das ist aus verschiedenen Gründen wichtig. Zum einen würde die Notwendigkeit, die Brust beim Stillen zu halten und zu dirigieren, es Ihnen erschweren, während des Stillens weiterzuschlafen. Zum anderen brauchen Sie, wenn Sie wach sind beim Stillen, die freie Hand (die Hand also, die das Kind nicht hält) zum Streicheln und Kosen. Drittens: wenn Sie Ihre Brust ohne Hilfe der Hände in die Nähe des Säuglingsmundes bringen, werden Sie spüren, daß Sie spontan tief durchatmen, daß die Warze sofort erigiert und die Brust sich etwas hochbäumt, weil die Milch sich plötzlich sammelt. Manchmal schießt sie dann schon von allein heraus. Diese ›Vorlust‹ steigert Ihre Befriedigung während des Stillens. Durch Manipulationen mit den Händen stören Sie die vorbereitende, von den Brustspitzen ausgehende Erregung.

Im ›Baby-Lexikon‹ sehen wir auf S. 13 das Bild einer stillenden Frau (Zeichnung): sie hält ihre Brust mit den Fingern umschlossen wie eine Flasche. (Schön dagegen das Photo in dem Ratgeber ›Das Baby‹ auf S. 11. Die Stillende, nackt wie das Neugeborene, hält mit beiden Händen das Kind). Eine Erklärung für die Einmischung der Finger ins Stillen haben wir schon gehört: Die Nase des Kindes soll freigehalten werden. Eine andere könnte lauten: Es soll vermieden werden, daß das Kind den Nippel verliert. Aber diese Erklärungen sind Vorwände. Was die Geste eigentlich meint, gibt die Zeichnung deutlich zu erkennen: Die Hand, die die Brust hält, bereitet sich darauf vor, die Brust wieder wegzuziehen. Oder auch darauf, dem Kind, das sich abwendet, den Nippel wieder in den Mund zu drücken. Die Frau also hält buchstäblich den Daumen auf der Lust- und Nahrungsquelle, sie bestimmt die Dauer und, durch eventuellen melkenden Druck ihrer Finger, die Intensität des Stillens. Das ist eine ganz sublime, für unsere groben Erwachsenen-Sinne fast unmerkliche Form von Herrschaft, aber es ist Herrschaft. Verzichten Sie darauf, nehmen Sie Ihre Hände weg. Es soll dem Kind überlassen sein, die Dauer, die Intensität, den Rhythmus: die Kurve seines Begehrens ungestört durch sein Saugen auszudrük-ken und dadurch selbständig die Form der Brustwarze und den Druck des Milchstrahls zu gestalten. Wenn Sie dem Säugling diese Aktivität überlassen, wird Ihre Lust beim Stillen um so größer sein.

Charakteristischerweise nennen alle Leitfäden den einzelnen Stillakt ›Mahlzeit‹ – als geschähe nicht mehr beim Stillen als das Geben und Aufnehmen von Nahrung. Eine ›Mahlzeit‹ soll nicht länger als 20 Minuten dauern – da sind sich alle Leitfäden (Ausnahme: ›Das Baby‹) einig. ›Mutter und Kind‹ warnend: »Niemals länger als 20 Minuten trinken lassen« (S. 45). Dem nur noch nuckelnden, nicht mehr saugenden (d. h. seine ›Mahlzeit‹ einnehmenden) Kind sei umgehend die Brust zu entziehen. Die vorgeschobenen Rechtfertigungsgründe für diese rabiate Disziplinierung sind vielfältig: Die Brustwarzen werden überlastet und könnten sich entzünden; »allzu langes Stillen bringt keine neue Milch« (›Mutter und Kind‹, S. 45), Gewöhnung des Kindes an Regelmäßigkeit u. a. m. Keiner der Gründe ist stichhaltig, der Kern der 20-Minuten-Regel ist das Sexualtabu zwischen Erwachsenen und Neugeborenem, das insbesondere zwischen dem stillenden Paar, das allzuleicht zur Lust zu finden droht, rigoros aufzurichten ist.

Vergessen Sie diese Regel! Sie ist eine massive unverschämte Einmischung in ein intimes Geschehen, über dessen Verlauf und Dauer allein Sie und das Kind zu befinden haben. Es gibt keine Obergrenze für die Dauer eines Stillakts, und es ist absurd, anzunehmen, langes Stillen könnte für Mutter oder Kind in irgendeiner Weise nachteilig sein. Folglich haben die Herren Doktoren, Pädagogen und Leitfadenschreiber zu dieser Frage, und wenn es ihnen noch so schwerfällt, gefälligst respektvoll zu schweigen. Eine volle Stunde Stillzeit ist für ein Mutter-Kind-Paar, das sich sehr begehrt, nicht ungewöhnlich, andere Stillakte können dann wieder sehr viel kürzer sein. Selbstverständlich müssen nicht alle gleich lang sein, das wäre im Gegenteil höchst unnatürlich.

Entziehen Sie dem Kind nie ohne Not die Brust! Es wird ohnehin während Ihrer Stillzeit die eine oder andere Situation geben, in der Sie von sich aus den Stillakt beenden müssen (etwa um eine Verabredung einzuhalten). Wo immer Sie können, lassen Sie das Kind bestimmen, wie lange es saugen will. Ein befriedigtes Kind kennt Sattheit – der Sinne und des Magens – und entledigt sich mit einer prägnanten spuckenden Geste, bei geschlossenen Augen und großer Entspanntheit seiner Glieder, des Nippels, wenn es genug hat. Oder es schläft ein, und die Warze entschlüpft seinen halboffenen Lippen von selbst. Sie brauchen also nicht zu befürchten, daß das Kind die Brust überhaupt nicht mehr losläßt, wenn Sie nicht eingreifen.

Sogar die Wissenschaft hat inzwischen entdeckt, daß das Kind an der Brust nicht nur Nahrung sucht, sondern auch Wärme, Hautkontakt, Geborgenheit. Der Saugtrieb des Säuglings ist nicht nur Funktion der Nahrungsaufnahme, sondern davon ganz unabhängig eine Vollzugsform von Sexualität: Befriedigung des Bedürfnisses nach dem Sichmischen mit einem anderen Körper. Lassen Sie, sooft Sie mögen, das Kind nuckeln, bis ihm die Warze entgleitet, bis es schläft, oder bis es beginnt, zu lächeln, zu zappeln und anderes zu wollen.

Überlegen Sie mal, was es für Sie bedeuten würde, wenn Ihr Liebhaber oder Ihre Liebhaberin Ihrem Schoß plötzlich den Penis, die Hand oder die Zunge entzöge, völlig ohne Rücksicht auf die Höhe Ihrer Erregung: gerade so verlassen, enttäuscht und betrogen fühlt sich ein Säugling, dem seine Mutter nach einem ihm völlig fremden Maß (»20 Minuten«) plötzlich die Brustwarze wegzieht. Um Befriedigung an der Brust zu finden – im Stillen des Hungers und des sexuellen Verlangens –, braucht der Säugling einen Zeitraum, in dem die Kurve seiner Erregung: von der Gier der ersten Züge bis zur Zärtlichkeit der letzten leichten Nuckel-Küsse – Platz findet. Für die Frau gilt natürlich das Entsprechende.

Aber sie ist dem ›rythme aveugle du grand océan« (Leboyer) viel ferner, und sollte deshalb zu Beginn auf das Kind lauschen und es ihm überlassen, diesen Zeitraum einzurichten. Später, wenn beide einander genauer kennen, werden sie ihre Bedürfnisse aufeinander abstimmen können. Aber es wird auch passieren, daß sie einander verfehlen. Es wird vorkommen, daß die Frau länger möchte als das Kind oder daß das Kind kleine Spiele mit der Warze beginnt, wenn die Frau gerade nicht dazu aufgelegt ist. In jeder sexuellen Beziehung kommt es vor, daß die Bedürfnisse des Paares einmal überkreuz laufen und daß die Befriedigung matt ist oder ausbleibt – auch bei Erwachsener und Säugling.

Zu den oben angegebenen Vorwänden für die 20-Minuten-Regel noch ein Wort: Den Brustwarzen schadet längeres Nuckeln des Kindes keinesfalls. Im Gegenteil; die zarte Massage durch das feuchte Mundinnere des Kindes ist eher wohltuend nach der Beanspruchung durch das kräftige Saugen. – Daß (»allzu«) langes Stillen keine »zusätzliche« Milch bringt, mag stimmen, aber was heißt das schon. Langes Stillen beeinträchtigt die Milchbildung auch nicht, und so ist doch alles in Ordnung. Wer da überhaupt sprechen kann vom *allzu* langen Stillen, scheint das nicht zu wollen, was solches Stillen allerdings bringt: zusätzliche Lust.

Die 20-Minuten-Regel ist nicht die einzige unbefugte Einmischung von Ratgebern in die Stillsituation: Sie werden auch überall lesen, daß das Kind »pro Mahlzeit« nur an *eine* Brust anzulegen sei. Bitte vergessen Sie auch diesen Regulierungsversuch (er ist nicht mal sinnvoll, wenn die Brustwarzen verletzt sind)[16]. Die Begründung unserer Ratgeber, nur eine völlig »leer« getrunkene Brust entwickle genügend neue Milch, ist unsinnig. Zum einen ist die Brust einer stillenden Frau nie leer. Sie können

[16] Vgl. S. 110

es selbst nachprüfen: Wenn Sie sich nach dem Stillen mit der Hand leicht melken, werden Sie merken, daß immer noch Milch austritt, und wenn es nur wenig ist. Auch ein sehr lange saugendes Kind findet immer noch etwas Nahrung. Zum zweiten bedeutet ja das Nur-eine-Brust-Geben, daß die einzelne Brust nur jedes zweite Mal drankommt, daß also die Abstände, die zwischen den einzelnen Trinkakten liegen, für jede Brust recht groß sind. Die Milchbildung ist nun nicht nur von der Intensität des Saugens beim einzelnen Stillakt, sondern auch von der Stillfrequenz abhängig. Ob also mit einer Brust dreimal pro Tag gründlich oder sechsmal pro Tag weniger gründlich gesäugt wird, macht keinen Unterschied in bezug auf die Milchbildung.

Es stimmt nicht, daß nur eine »leer« getrunkene Brust ausreichend Nachschub produziert. Beide Brüste reagieren zusammen auf den Bedarf des Säuglings, sie bilden obendrein immer eine kleine Reserve. Wenn Sie während der Stillakte an beiden Seiten anlegen und das Kind beide Brüste ›halbleer‹ saugt, werden Sie am nächsten Tag genauso volle Brüste haben, wie wenn Sie bei jedem Stillakt nur an einer Brust trinken lassen.

Die Nur-eine-Brust-Regel ist ein weiterer Disziplinierungsversuch: Er zwingt die Frau, jedesmal zu überlegen, welche Brust denn diesmal »dran« sei – ein Einbruch von Kalkül in eine Situation, die ihrer Natur nach ganz anders ist: spontanes wechselseitiges Darbieten von Körpern, ihren Flüssigkeiten und Nerven. Der Inhalt dieser Regel ist für das Stillpaar unnütz, ihre Form störend. Nützen tut sowas ausschließlich gesellschaftlichen Normen und Forderungen, die sich auf die Entfremdung der Menschen von ihren Körpern stützen – denjenigen, deren Macht und Einfluß durch solche Normen und Forderungen vermehrt werden.

Die Eine-Brust-Regel läßt sich im einzelnen wie folgt kritisieren: Die Zusammensetzung oder besser Konzentration der Muttermilch verändert sich im Laufe der Saugdauer. Die Milch der ersten Minuten ist dünnflüssig und wäßrig-klar, die spätere und ganz späte sahnig-fett und gelb. Jede stillende Frau kann das bei sich selbst beobachten. Natürlich sind Nährwert und Kalorien dieser verschiedenen Konzentrationsstufen auch verschieden. Hat das Kind sich an einer Brust bis zur sättigenden Sahne vorgetrunken, so sollte es, an der anderen Brust, ruhig noch einmal zur Abwechslung die reich strömende Erstmilch mit ihrer eher durstlöschenden Qualität genießen (wohlgemerkt: wenn es das will).

Es gibt noch einen Grund *dafür*, beide Brüste bei einem Stillakt zu geben. Wenn die Frau das Kind anlegt, freut sie sich darauf, die

Milch loszuwerden, das Abströmen der Milch und das Schlaffwerden der Brust ist lustvolle Entspannung für sie. Physiologisch ist der weibliche Busen aufs gleichzeitige Säugen zweier Kinder durchaus eingerichtet: Daß die Brüste simultan reagieren, merkt die stillende Frau daran, daß die nicht benutzte Brustspitze erigiert und Milch verliert, während das Kind an der anderen Seite trinkt. Wenn sie genau hinspürt, kann frau eine leichte frustrane Erregung in der freien Brustspitze wahrnehmen. Warum sollte sie diese Erregung nach dem Stillen unerledigt in die Bluse packen? Sie wird viel gelöster sein, wenn ihr beide Brüste schlaff gesaugt worden sind.

Befolgen Sie auch keinesfalls den gern gegebenen Rat, eine nicht »leergetrunkene« Brust zur besseren Milchbildung leerzupumpen. Der ›Ärztliche Ratgeber‹: »Da das Kind häufig nicht so viel Nahrung aufnehmen kann, wie Ihre Brust enthält, müssen Sie die restliche Milch ausdrücken oder abpumpen. Ihre Brüste sollen ganz entleert werden [. . .]« (S. 39).

Sie verschwenden mit solchen Prozeduren nur Zeit und Energie. Bekanntlich sind Milchbildung und Saugen ein selbstregulierendes Angebot-Nachfrage-System. Es soll sich nur so viel Milch bilden, wie der Säugling braucht, und exakt diese Menge saugt er auch herbei. Die Reaktionen der Brust auf Schwankungen in der Nachfrage erfolgen träge und mit Verzögerung: Sie brauchen also nicht zu befürchten, daß Ihre Milchbildung gleich nachläßt, wenn das Baby an einem Tag mal weniger Appetit und Sauglust gezeigt hat.

Zu den üblichen Bevormundungen des stillenden Paares, denen Sie sich durch Nichtbeachtung entziehen sollten, gehört die Mahnung, das Kind vor und nach dem Stillen zu wiegen, um die Trinkmengen zu kontrollieren. Diese Quälerei wird mittlerweile von den progressiven Leitfäden gut begründet zurückgewiesen (›Das Baby‹, S. 15)[17], so daß wir uns hier darauf beschränken können, zu sagen, daß die sog. Stillprobe nur angezeigt ist, wenn akuter Verdacht besteht, daß das Kind unterernährt wird.

Zusammenfassend ist zu den ›Stillregeln‹ der Leitfäden zu sagen, daß sie allesamt ärgerliche Makulatur sind, leider aber noch zu oft die Praxis anleiten und verleiden. – Jede Technik und alle Regeln sind weniger wichtig, als die Vergegenwärtigung dessen, was Stillen für Frau und Kind bedeutet. Hat frau erst ein Bewußtsein

---

[17] Durch die Angst vorm Urteil der Waage kann frau sich einen psychisch bedingten Milchrückgang oder eine krampfhafte Verengung der Milchkanäle zuziehen.

davon und ein feeling dafür, hat sie also das Kind eingeholt, so finden beide von allein einen Weg, der für sie ›richtig‹ ist.

> »Die körperliche Liebe, diese gefährliche Liebeslust, wird zurechtgestutzt, und an ihre Stelle tritt eine beschnittene, veredelte, sterile Liebe.
>
> Die lebendige Liebe, das magische Unkraut, wird ganz weit zurückgedrängt und in die Tiefe des Vergessens verbannt – und dennoch taucht aus diesem Brunnen, den man für versiegt hielt, eine Garbe, ein Wasserstrahl, ein Lichtschein der glitzernden, ursprünglichen Liebe, das wahre Gesicht aus der Zeit vor der Geburt, auf. Es kommt nicht oft vor, und es dauert nicht lange an, aber es steigt sehr hoch nach oben. Und wenn das geschieht, erkennt jedes ehemalige Baby es ohne Überraschung wieder. Das Gefühl der Wiederbegegnung stellt sich ein, eine tiefe Freude.
>
> Die Liebe zum Leben ist nicht restlos umzubringen.«[18]

Stillhygiene?

Recht hat die ›Courage‹, die in ihrer schon erwähnten lesenswerten Nummer übers Stillen schreibt:

> »Die praktischen Hinweise zum Stillen in diesen Lehrschriften enthalten hauptsächlich Anweisungen, wie die Brust zu reinigen und zu desinfizieren sei.«[19]

Sogar die mehrfach von mir positiv beurteilte Schrift ›Das Baby‹ spricht von einem »ziemlichen hygienischen Aufwand«, der mit dem Stillen verbunden sei, zählt dann aber – inkonsequent, doch sympathisch – vergleichsweise harmlose hygienische Maßnahmen auf wie Händewaschen vor dem Stillen und Abdecken der Warzen mit Mull hinterher. Strenger tönt der ›Ärztliche Ratgeber‹:

> »Vor jedem Anlegen sind die Hände in Desinfektionslösung zu waschen. Die Fingernägel sollen kurz gehalten und mit einer Bürste gereinigt werden.«

[18] Christiane Rochefort, a.a.O., S. 185
[19] Es handelt sich um eine Kritik an Leitfäden wie unsere Quellen ›Ärztlicher Ratgeber‹ und ›Mutter und Kind‹. ›Courage‹, Febr. 78, S. 24. Autorin: Chrys Laukut-Rogowik.

Und:

> »Sterile Mullkompressen fangen eventuell austretende Milch
> auf und müssen regelmäßig gewechselt werden.«[20]

Die Lehrschrift ›Mutter und Kind‹ empfiehlt zusätzlich eine
Säuberung der Brust »mit abgekochtem Wasser oder einem
Desinfektionstuch«.[21]

Wieder einmal habe ich das Vernügen, stillenden Frauen zu
raten, diesen ganzen Blödsinn zu vergessen und alle Aufforderungen zur Ausbildung von Waschzwängen klatschend in den Wind
zu schlagen. Es ist vollkommen überflüssig, daß Sie Ihre Gewohnheiten in bezug auf Körperpflege während der Stillzeit ändern.
Waschen Sie sich wie gewohnt, eher weniger, und geben Sie Ihrem
Kind die Brust, wenn es weint, ohne durch Waschungen und
Desinfektionen Zeit zu vergeuden, die Brustwarzen zu irritieren
und dem Kind womöglich während seiner ersten tiefen Züge den
Geschmack einer Desinfektionslösung zuzumuten. Ihr Kind
kommt ja nicht aus einer Retorte, sondern aus Ihrem Leib und ist
›Keime‹ – besonders Ihre – gewohnt. Sich selbst können Sie durch
diese Hygienerituale nur schaden: Sie reizen die Warzen und
trocknen die Haut Ihrer Hände aus, die gerade jetzt, auch zur
Annehmlichkeit des Neugeborenen, weich und eher feucht sein
sollte.

Die Länge Ihrer Fingernägel ist dem Baby und seiner Gesundheit selbstverständlich völlig gleichgültig.

Auch auf den vielzitierten ›kochbaren‹ Stillbüstenhalter können
Sie getrost verzichten. Es ist überhaupt unnötig, Wäsche zu
kochen, sie wird sauber genug bei 60 Grad (und kein ›Keim‹
überlebt's); in den USA ist es weitgehend unüblich, Wäsche zu
kochen, viele Maschinen verfügen nicht mal über die entsprechenden Programme. Nur für den europäischen und insbesondere den
deutschen Markt baut man Waschmaschinen mit Kochprogram-
men, weil die deutschen Hausfrauen vom Putzteufel besessen
sind. Kochen zerschleißt die Wäsche und verschwendet Strom.
Benutzen Sie zum Stillen einen schlichten handwaschbaren
Stretch-BH, der den Vorteil des Stillbüstenhalters, nämlich daß je
eine Brust freigemacht werden kann, ebenso bietet und der es
Ihnen gestattet, Einlagen zu tragen, wenn Ihre Brust vor und nach
dem Stillen stark Milch verliert. Kaufen Sie aber um Himmels

[20] S. 39
[21] S. 45

willen nicht die teuren ›sterilen‹ Stilleinlagen, sondern verwenden Sie simple Papiertaschentücher, oder – wenn Ihnen das lieber ist – Taschentücher aus Stoff, Waschlappen oder Windeln. Die können Sie ruhig mehrmals verwenden.

Am besten ist es, Sie tragen gar nichts um die Brust, das erspart Ihnen die Nestelei vor und nach dem Stillen, und es ist ein angenehmes Gefühl. Ständiges Milchen der Brust kann allerdings unbehaglich sein. Machen Sie es, wie Sie wollen – aus *hygienischen* Gründen sind Sie jedenfalls weder gezwungen, einen Stillbüstenhalter zu tragen (der teuer und umständlich zu öffnen und zu schließen ist) noch sterile Mullkompressen oder Stilleinlagen zu benutzen, noch Ihre Wäsche oder Stoffeinlagen zu kochen. Vor der Verwendung von Desinfektionslösungen sollten Sie sich hüten.

Beachten Sie jetzt aber sicherheitshalber folgende Einschränkungen:

1. Falls Sie gewohnt sind, zu baden und mit mehreren Personen dieselbe Wanne benutzen, dann sollten Sie während der Stillzeit aufs Duschen umsteigen.
2. Meiden Sie während der Stillzeit öffentliche Schwimmbäder, Saunen und dergleichen.
3. Wenn Sie in der Klinik entbunden haben, sollten Sie dort vorm Stillen Brustwarzen und Hände waschen, eventuell sogar mit dem dort gereichten Desinfektionsmittel, denn Kliniken sind Brutstätten von Krankheitserregern. (Ein Grund mehr für die ambulante Geburt oder die Hausgeburt.)

Eine Krise für die Warzen kann es in den ersten Tagen nach der Geburt geben, wenn sie sich an das Säugen noch nicht gewöhnt haben: Sie können aufspringen und bluten. Der kleinen Wunden wegen tut dann das Stillen in den ersten Sekunden (nicht länger!) weh. Es macht übrigens nichts, wenn das Kind ein paar Blutstropfen aus der Warze schluckt. Um einer Brustwarzenentzündung[22] zuvorzukommen, müssen Sie jetzt dafür sorgen, daß sich die kleinen Wunden schnell wieder schließen. Das erreichen Sie durch das Auftragen von Heilsalbe nach dem Stillen. Da Wunden an den Warzen rascher heilen als auf gewöhnlicher Haut, sind Sie die Malaise spätestens nach drei Tagen los. Schränken Sie das Stillen nicht ein!

---

[22] Bei einer Entzündung der Warzen (Mastitis) muß frau zum Arzt. Das Stillen muß sie unterbrechen. Sie kann aber nach der Ausheilung weiterstillen.

»Man ist oft der irrigen Annahme«, schreibt die Leche-League in einem ihrer Zirkulare[23], »daß es bei wunden Brustwarzen besser sei, nicht so oft zu stillen – vielleicht alle 4 Stunden statt alle 2 bis 3 Stunden. Das Gegenteil ist der Fall. Das Stillen alle 2 bis 3 Stunden, wenn das Baby nicht so heißhungrig ist und nicht so stark saugt, ist viel günstiger. Auch wird die Brust nicht so voll und Spannungen werden vermieden oder vermindert.«

Sie brauchen nicht zu erschrecken, wenn Sie das Kind mal versehentlich an eine eingesalbte Warze gelegt haben. Das Zeug ist gewöhnlich unschädlich.

Sie können eine vorbeugende Maßnahme ergreifen, die auch von manchen Leitfäden zu Recht empfohlen wird: Frottieren Sie in den letzten beiden Monaten der Schwangerschaft täglich die Warzen mit einem Handtuch oder einer weichen Bürste – damit bereiten Sie sie auf das Stillen vor.

Ernährung der Frau,
Milchbildung und Gedeihen des Kindes

Die Ernährung der Frau! – wir müssen davon reden, weil jeder Leitfaden davon spricht; auch die große Quelle vieler Leitfäden, die öffentliche Stimme der Behörden (Gesundheitsamt, Mütterberatung), der Industrie (Firma XY) und der Wissenschaft (Prof. Dr. Z.).

Sie und ich, wir essen und trinken – mehr oder weniger in Ruhe, wenig oder viel, doch ›die Ernährung‹ ist eine papierne Abstraktion. Da werden tausend Gerichte und Getränke zusammengefaßt – warum auch nicht? Ja, aber was da zusammengefaßt wird, ist ein wenig Lebenspraxis von Ihnen und mir. Auch die Frau ist solch eine Abstraktion – da werden tausend Frauen in einem Hauptwort zusammengefaßt –, warum auch nicht? Ja, aber was da zusammengefaßt, ›abstrahiert‹ wird, das sind Sie und ich, obwohl wir doch nicht nur austauschbar, addierbar, sondern auch einzigartig sind.

Merke: Wo jemand zu uns in solchen Abstraktionen redet (die Ernährung, die Frau, das Kind), da will er uns etwas vorschreiben und uns damit zugleich in unserer Lebenspraxis kontrollieren (das beste wäre, wenn alle stillenden Frauen dasselbe äßen!), und wo es Kontrollen gibt, dort gibt es auch fremde Interessen. Nicht uns wird durch die vielen Empfehlungen genützt – von uns wird

[23] Broschüre Nr. 105, S. 5

gerade abgesehen, abstrahiert –, sondern wir sind jemandem nützlich.

Wem?

Da wäre einmal die Nahrungsmittel erzeugende Industrie, der es um ihre Rendite geht, und der Staat, dem daran gelegen sein muß, daß das gesellschaftliche Leben reibungslos funktioniert, daß die Leute ihre Rollen spielen, die Frauen bei den Kochtöpfen bleiben und davon überzeugt sind, daß zum Lösen von Ernährungsfragen – insbesondere in Situationen wie etwa einer Stillzeit – die besten Kräfte eines Individuums gerade gut genug sind.

Bliebe die Ernährungswissenschaft. Darf man von ihr nicht annehmen, daß sie über den Parteien steht und für die Wahrheit ficht? Nun, auch sie ist nicht immer frei in der Wahl ihrer Ziele, und um der Mittel willen liiert sie sich mal mit der einen, mal mit der anderen Macht. Und kommt in der Tat des öfteren zu revisionswürdigen Ergebnissen. Man denke nur an die Geschichte mit dem *Spinat*: Generationen von Säuglingen sind zum Verzehr dieses bitteren Gemüses gezwungen worden – und das alles wegen eines Druckfehlers! Die Autoritäten (Ärzte, Ernährungsspezialisten usf.) bestanden auf Spinat, weil der, die Wissenschaft hatte es herausgefunden, einen enorm hohen Eisengehalt aufwies. Leider war bei der Aufstellung der Tabelle über die im Spinat enthaltenen Mineralien ein kleiner Irrtum passiert: Ein Komma war eine Spalte zu weit nach rechts gerutscht. Dabei kam ein 10mal höherer Eisengehalt zustande als es der Wirklichkeit entsprach. Nachdem die Wissenschaft, peinlich wie sie ist, Jahrzehnte später diesen Fehler entdeckt hatte, verschwand Spinat leise weinend vom Speisezettel der Säuglinge; man gestand sogar ein, daß Spinat eher ungeeignet für Säuglinge sei, weil er Nitrat speichere, das bei Wiedererwärmung in das schädliche Nitrit übergeht. – Es versteht sich, daß niemand auf die Idee kam, den Millionen ehemaliger Babys, die so lange ohne jeden Sinn malträtiert worden waren, einfach weil deutsche Eltern in Zweifelsfällen nicht ihren Herzen, sondern den Autoritäten folgen, ein Schmerzensgeld zu zahlen oder sich wenigstens bei ihnen zu entschuldigen.

Aber nicht nur ausgelieferte Babys, auch Erwachsene, die sich ja wehren könnten, lassen sich allzuoft das Mahl zur Qual machen. Wenn die Menschen den Hunger besiegt haben, dann wird ihnen das Essen zum Problem. Die Frage der qualitativ und quantitativ ›richtigen‹ Ernährung ist jedenfalls hierzulande ein Fetisch. Vielleicht gehören auch Sie zu den Leuten, die täglich über ihren Stoffwechsel und über all die umstrittenen Alternativen wie weißer oder brauner Zucker, Butter oder Margarine, Äpfel oder Birnen ins Grübeln geraten. Dann lassen Sie sich sagen, daß eine Zentrierung Ihrer Aufmerksamkeit auf die Nahrung zumindest Ihrer Beziehung zum Kind nicht förderlich ist. Zur Frage der Ernährung, insbesondere in ungewöhnlichen Situationen wie es die Stillzeit ist, kann man heute als jemand, dessen Lebensinteressen über die Befriedigung seiner physiologischen Bedürfnisse hinausreichen, nur feststellen, daß ein allgemeines Lockerlassen, oder, um es mit einem umständlichen, aber zeitgemäßen Wort zu sagen: ein Entproblematisieren, am besten täte.

Eine Stilldiät ist unnötig. Um Ihrer Milch und des Gedeihens Ihres Kindes willen *müssen* Sie weder bestimmte Speisen essen noch *dürfen* Sie andere nicht essen.[24] Die durchschnittlich hier und heute pro Haushalt und Tag verzehrten Nahrungsmittel sind abwechslungsreich und gehaltvoll genug, um bei einer Mutter, die sich ganz normal und wie gewohnt ernährt, Störungen der Milchproduktion und der Gesundheit auszuschließen. Dies gilt auch für die vielgeschmähte Hausmannskost. Kantinenkost allerdings ist oft wirklich nicht gehaltvoll genug; wenn Sie während Ihrer Stillzeit auf Kantinenkost durchschnittlicher Qualität angewiesen sind, so sorgen Sie zu Hause für einen Ausgleich (Salat, Obst, Quark) oder, noch besser, nutzen Sie die Situation, um einen begründeten Protest vorzubringen.

Sie werden selbst merken, daß Sie während der Stillzeit mehr Kalorien verbrauchen als sonst und daß Sie großen Durst haben. Das ist natürlich, denn Ihr Kalorien- und Flüssigkeitsumsatz ist stark erhöht. Immerhin betreiben Sie eine kleine Milchfabrik mit einem beachtlichen Tagesprodukt – auf dem Höhepunkt der Stillzeit (ab 4./5. Monat) bilden Ihre Brustdrüsen bis zu 800 Milliliter Milch pro Tag, also ca. einen Dreiviertelliter oder mehr. Jeder Milliliter hat 67 Kalorien. Sie können sich ausrechnen, wieviel Kalorien allein die täglich produzierte Milch aufnimmt. Ihre Anstrengung bei der Milchbildung und beim Stillen kostet zusätzliche Energien. Essen und trinken Sie also, Ihrem größeren Appetit und Durst folgend, *mehr* – Sie brauchen es. Wenn Sie dieses Mehr nicht ins Maßlose steigern, werden Sie letztlich nicht an Gewicht zunehmen. Ich sage letztlich, weil Sie während der Stillzeit allerdings schwerer sein werden als vor der Schwangerschaft, das liegt an den zusätzlichen Flüssigkeitsmengen, die Ihr Körper jetzt transportiert. Nach dem Abstillen aber haben Sie trotz

---

[24] Ausnahme: Das Kind hat Blähungen. Bemerkungen zu diätetischen Maßnahmen in diesem Fall finden Sie auf S. 67.

Mehrkost während der Stillzeit Ihr altes Gewicht wieder. Viele Frauen nehmen auch ab. Denn Kinderkriegen, auch Stillen, strengt an.

Wenn ich mich daran erinnere, wie groß mein Appetit und besonders mein Durst – auf süßes Bier, Karottensaft, Sanddornsirup und Joghurt – während meiner Stillzeit war und wie wohl es tat, diesen Durst nach dem Stillen, untertags oder des Nachts, langsam zu löschen, dann tun mir die Frauen leid, die dem Ratschlag des ›Elternbuchs‹ folgen: »Trinken Sie wenig, außer dem täglichen Liter Milch« (S. 49).

Zweierlei dazu: Es ist ein Ammenmärchen, daß stillende Frauen Milch trinken müßten. (Auch Haferschleim und Malzbier haben keine ›milchtreibende Kraft‹.) Wenn Sie keine Milch mögen, trinken Sie etwas anderes. Die Leche-League weist in einem ihrer Rundbriefe extra darauf hin, daß es Blödsinn sei, stillende Frauen zum Konsum von Milch zu zwingen, daß aber der Genuß eines wohlschmeckenden Getränks *während* des Stillens entspannend und damit förderlich auf den Milchfluß wirke. – Es ist ein modernes Märchen, sozusagen ein Doktorenmärchen, daß frau während Schwangerschaft und Stillzeit möglichst wenig essen und trinken solle. Ganz allgemein raten Ärzte ja dazu, daß man, um gesund zu bleiben, fast nichts, aber dies eiweiß- und mineralreich essen solle. Im Grunde ist damit der Speisezettel der besser gestellten Schichten zur Norm erhoben, denn die billigeren Volksnahrungsmittel sind nun mal stark kohlehydrat- und kalorienhaltig. Die Medizin übt so einen heimlichen Druck in Richtung auf einen Konformismus der Prestigesucht aus, dem Sie sich konsequent entziehen sollten. Von pathogenen Reaktionen abgesehen (z. B. wenn Sie Ödeme kriegen) ist *Viel*-Essen und -*Trinken* während Schwangerschaft und Stillzeit *eher* das, was der Organismus braucht. Übrigens hat die Wissenschaft das gerade herausgefunden. Aus den USA kommt der neueste Forschungsbericht, dem zufolge der mütterliche Organismus erst sich selbst nimmt, was er braucht, und dann das Kind versorgt. Bislang hat man das Umgekehrte angenommen und deshalb den Frauen Gewichtslimits und Diät vorgeschrieben.[25]

Also: Essen und trinken Sie während der Stillzeit, was Ihnen beliebt und soviel Ihnen beliebt. Ich setze natürlich voraus, daß Sie einigermaßen vernünftige Grenzen einhalten und nicht zu einseitig essen. Aber selbst wenn Sie das nicht tun, ist es wahrscheinlich weniger schlimm, als wenn Sie fasten oder gar dürsten.

---

[25] Nachzulesen in der Zeitschrift ›Eltern‹, Heft 12, 1978, S. 98 f.

Recht hat das ›Elternbuch‹ übrigens mit seiner weiteren Bemerkung (S. 49), daß Viel-Trinken nicht spezifisch günstig auf die Milchbildung wirke (aber auch nicht ungünstig). Man muß weitergehen und sagen, daß die Ernährung überhaupt – von Grenzsituationen wie extremer Mangelernährung abgesehen – nicht *den* modifizierenden Einfluß auf die Milchbildung hat, den wir ihr naiverweise gern zuschreiben: als hinge die Produktion eines Nahrungsmittels nur von der Ernährung der Produzentin ab. Für die Milchbildung sind *psychische Befindlichkeiten* sehr viel entscheidender, vor allem die Beziehung zwischen Kind und Frau, die Gefühle, die sie füreinander haben, und die Möglichkeiten, die da sind, diesen Gefühlen spontan zu folgen. Während sich bei der Ernährung vielfach kaum noch was verbessern läßt, sind die Chancen, Frau und Kind eine Atmosphäre, eine Umgebung, ein soziales Klima zu schaffen, in dem sie einander in Konzentration und Ruhe kennenlernen und wiedererkennen können, nicht annähernd ausgeschöpft.

Es gibt nur einen wirklich ausschlaggebenden milchbildenden ›Faktor‹: das Neugeborene. Damit es seine Rolle spielen kann, müssen Sie und es natürlich zusammenkommen bzw. -bleiben, einander sehen, hören, riechen, betasten. Die Gegenwart des Säuglings, sein Anblick, sein Geschrei, sein Geruch und – als stärkstes – sein Saugen an Ihrer Brustspitze, sind ein einziges Signal für Sie, für Ihre Milchdrüsen, Milch und immer mehr Milch zuzubereiten und fließen zu lassen. Wie nachhaltig diese Signalwirkungen sind, zeigt folgende kleine Geschichte:

Eine junge Mutter, sie hatte vor ein paar Wochen abgestillt, stand in der Kabine eines Modegeschäfts und probierte eine neue Bluse an. Da hörte sie plötzlich von draußen lautes Babygeschrei. Im Spiegel sah sie, wie gleich darauf zwei dunkle Flecken rechts und links unterm Ausschnitt der Bluse erschienen. Die Milch – seit einem Monat schon versiegt – war wieder losgelaufen. Was sollte sie machen, sie mußte die Bluse kaufen.

Es ist wirklich ein Hohn, wenn in Geburtskliniken den Müttern ihre Neugeborenen gleich nach der Entbindung weggenommen werden und man ihnen dann Vorwürfe macht, wenn sie stillen wollen und die Milch nicht kommt. Wenn Sie in der Klinik entbinden werden, bestehen Sie darauf, daß Sie das Kind gleich nach der Geburt an die Brust legen können; manche Hebammen und Ärzte raten heute schon von sich aus zum sofortigen Stillen. Sie sollten jedenfalls wissen, daß dieses frühe Anlegen – und dann in der Folge möglichst viel Kontakt mit dem Kind, also am besten

›rooming-in‹ – das Wirksamste ist, was Sie für die Milchbildung tun können. Es ist sogar das *einzig* wirklich Wirksame. Abgesehn von den anderen Freuden, die es für Sie und das Baby bringt.

Ein paar Worte noch zu Alkohol und Zigaretten während der Stillzeit. Ich bin mir unsicher, wie ernst die Warnungen vor diesen Genußgiften wirklich zu nehmen sind. Mir fällt da eine kleine Episode aus meiner Stillzeit ein. Ich hatte ein Fest besucht und trank Wein – in Maßen – und wehrte das Angebot meines Tischnachbarn ab, mir nachzuschenken. Ich stille mein Kind, sagte ich. Darauf antwortete er: Ach, wissen Sie, das Ganze ist nur eine moralische Frage. Sie können trinken, so viel Sie wollen, das hat gar keinen Einfluß auf die Milch. Man ist bloß der Meinung, eine Mutter mit einem kleinen Kind dürfe keinen Alkohol trinken, deshalb redet man den Frauen ein, daß der Alkohol dem Kind schadet.

Obwohl ich der Wissenschaft ohne weiteres glaube, daß sie imstande ist, zu klären, ob die Brustdrüse den Alkohol abfiltert oder nicht und daß sie – da sie so nachdrücklich warnt – zu dem Ergebnis gekommen ist, der Alkohol *gehe* in die Milch über und schade dort u. U. dem Kind – und obwohl ich keinen Wein an diesem Abend mehr getrunken habe – trotzdem bin ich davon überzeugt, daß ein Körnchen Wahrheit in dem steckt, was mein Tischnachbar gesagt hat. Ich will keiner Frau dazu raten, zu saufen, während sie ihr Kind stillt,[26] ich will aber allen, die es hören wollen, im Vertrauen sagen, daß ich einige gut entwickelte Kinder von Müttern kenne, die während der Stillzeit (und Schwangerschaft) gern mal ins Gläschen geschaut haben, mein eigenes Kind eingeschlossen. Es blieb, was mich betrifft, allerdings bei zwei, drei Gläsern Wein am Abend – es gab auch Zeiten ohne Wein, dann wieder solche, wo es etwas mehr wurde. Wichtig ist, daß Sie nicht glauben, Sie müßten sich ›um des Kindes willen‹ disziplinieren – dann geht nämlich die Opferei los, die auf die Beziehung von Kind und Frau so zerstörerisch wirkt. Trinken Sie, wenn *Sie* wollen, und lassen Sie es, wenn *Sie* nicht mögen, aber lassen Sie das Kind aus dem Spiel. Gehen Sie undogmatisch um mit dem Alkohol; wenn Sie sich ständig zu Verzichten zwingen, werden Sie nur nervös, und das ist für Sie und das Kind schlimmer als ein Kater.

Für das Zigarettenproblem gilt Entsprechendes. Auch hier warnen und eifern die Autoritäten, ohne die Kostenseite zu

---

[26] Ich nehme Fälle von Alkoholismus hier ohnehin aus.

bedenken, die Härte, die es für manche Frauen bedeutet, wenn sie sich ihr liebes Laster ganz versagen müssen. Sicher ist, daß mäßiger Nikotingenuß (bis zu 5 Zigaretten am Tag) keine negativen Auswirkungen auf das Kind hat. Und jenseits dieser Grenze? Auch hier geht es darum, daß die mit dem Sich-Verkneifen notwendig auftretende Konzentration auf das Rauchen (bzw. Nichtrauchen) und das schlechte Gewissen bei Verstößen in Form von psychischem Druck viel ungünstiger auf die Gesamtsituation von Frau und Baby wirken können als ein paar Zigaretten mehr. Sie müssen abwägen: Wenn Sie Vielraucherin sind und es nicht schaffen, sich einzuschränken, und wenn zugleich Ihre Ängste um das Kind zu groß werden, dann stillen Sie lieber ab und füttern Kunstmilch, als daß Sie sich in einem Dauerkonflikt den Nerv rauben. Ob aber nicht doch Frauenmilch von Raucherinnen immer noch besser ist für ein Kind als nikotinfreie Kunstmilch, ist gar nicht erwiesen. Es gibt wenig zuverlässige neuere Forschung über Stillen und Frauenmilch. Anstatt das Problem dadurch aus der Welt schaffen zu wollen, daß man die Frauen unter Druck setzt, sollte man ihnen lieber die Wahrheit sagen über den mangelhaften Kenntnisstand.

Zum *Gedeihen* des (voll) gestillten Kindes finden Sie in allen einschlägigen Literaturen die bekannten Tatsachen: Das gestillte Kind gedeiht gut, es nimmt mäßig und regelmäßig zu (auch wenn es unregelmäßig trinkt). Es bekommt keine Ernährungsstörungen, und es ist optimal gegen Infektionen geschützt. Ich wiederhole hier einen Punkt, über den manche Mütter in Verwirrung geraten: die *Verdauung* des Brustkindes kann ausgesprochen anarchisch sein. Das hat aber nichts zu bedeuten. Gestillte Kinder machen manchmal mehrmals pro Tag, manchmal nur alle paar Tage ihren charakteristisch gelben, süßsäuerlich riechenden, breiigen Kot in die Windeln. Befürchten Sie nicht, daß das Kind Verstopfung hat, wenn es mal zwei, drei Tage nichts macht. (Immer vorausgesetzt, es bekommt nur Muttermilch.) Und es hat auch keinen Durchfall, wenn es mehrmals täglich macht, auch nicht, wenn der Kot dünn-breiig ist. Leicht grünliche Verfärbung und eine körnige Konsistenz des Kots sind auch normal.

Unsere Leitfäden geben Ihnen anhand von Tabellen bekannt, wieviel ein Neugeborenes pro Tag zuzunehmen und zu trinken habe. Letztere Menge ist vom Gewicht des Kindes abhängig. Danach trinkt ein Neugeborenes in den ersten 3 Monaten pro Tag Milch in der Menge von einem Sechstel seines Körpergewichts, und es nimmt pro Monat zwischen 750 und 900 Gramm zu. Der ältere Säugling trinkt zwischen dem 4. und dem 6. Monat nur noch ein Siebtel seines Körpergewichts pro Tag, das ist absolut mehr, denn das Kind ist ja jetzt schwerer; und es nimmt in diesem Alter zwischen 600 und 700 Gramm pro Monat zu. Mit einem (knappen) halben Jahr hat es sein Geburtsgewicht verdoppelt.

Was können Sie mit diesen Zahlen anfangen? Sollen Sie einen Rechenschieber neben die Wiege legen und das Stillen mit arithmetischen Übungen begleiten? Keineswegs. Die oben genannten Zahlen sind *Durchschnittswerte*, keine Sollwerte (Normen). Leider sind Verwechslungen zwischen beiden nicht selten. Die Wissenschaftler machen es so: Sie übersetzen die Verhaltensweisen von 1000 Babys in Zahlen (vom Trinkverhalten z. B. nehmen sie die Trink*menge*), addieren sie und teilen die Summe durch 1000. Die Zahl, die nun herauskommt, ist ein Durchschnitt, sonst nichts. Aber allzuleicht geschieht, daß diese Zahl zu einer Art Richtschnur wird, daß man sie uminterpretiert in eine *Norm*. Man sagt dann nicht mehr: So und so verhalten sich Säuglinge im Durchschnitt, man sagt: So und so *soll* sich der einzelne Säugling verhalten. Und damit ist ein Fehler passiert, der Folgen haben kann.

Ihr Kind muß sich ganz einfach vom Durchschnitt abweichend verhalten. Das ist normal und in Ordnung so. Der Durchschnitt ist eine fiktive Mitte, das Leben liegt immer in den Abweichungen.

Diese Überlegungen heißen für Sie: Sie brauchen weder zu rechnen noch zu wiegen. Wenn Sie ein gesundes Kind haben, werden Sie selbst merken, ob und wann es satt ist. Angst vor Unterfütterung ist in den meisten Fällen unbegründet. Sie können auch nicht zuviel füttern: Gestillte Kinder werden niemals zu dick. Erlauben Sie den Zahlen nicht, sich zwischen Ihre Brust und das Neugeborene zu drängen. Kontrollen der Trinkmengen sind höchstens im Krankheitsfall nötig. Hier ein Auszug aus ›Das Baby‹ (S. 15):

> »Wenn Sie Ihr Kind stillen, brauchen Sie es nicht vor und nach jeder Mahlzeit zu wiegen. Sie werden dadurch nur nervös und ängstlich, wenn es mal nicht so viel getrunken hat, wie es die Tabelle empfiehlt [. . .]. Am besten, Sie beobachten Ihr Kind: Macht es einen satten, zufriedenen Eindruck nach dem Stillen? Dann war die Mahlzeit sicherlich ausreichend. Wenn Sie Ihrem Baby die Flasche geben, genügt es, wenn Sie es in seinen ersten sechs Lebenswochen einmal wöchentlich wiegen. Danach nur noch einmal im Monat.«

Sie werden aber vielleicht nach den ersten ein, zwei Monaten ganz gern wissen wollen – einfach aus Neugier – wieviel mehr Lebendgewicht Sie da schon im Arm halten. Wiegen Sie das Kind dann, aber nicht auf der Babywaage. Alle Neugeborenen schreien – sofern sie wach sind – in höchster Not auf der Waage, denn sie erschrecken reflexhaft auf wackligen Unterlagen. Die Wiegerei ist deshalb der reine Sadismus. Nehmen Sie das Kind in den Arm und stellen Sie sich mit ihm auf die Erwachsenenwaage. Anschließend wiegen Sie sich selbst noch einmal ohne Kind, die Differenz ist dann das Gewicht des Babys. Wenn Sie keine Personenwaage im Haus haben, führen Sie die Prozedur eben in der Apotheke durch. Diese Methode ist nicht ganz exakt (um etwa 200 g nach oben und unten ungenau), reicht aber für neugierige Erwachsene aus, über die Wochen und Monate hinweg den Gewichtsanstieg des Babys in Zahlen nachzuvollziehen.

Abstillen

Wenn Sie während der ersten drei Monate mit der Brusternährung aufhören, heißt die Alternative Fertigmilch aus der Flasche. Machen Sie es so, wie die Leitfäden es empfehlen: Ersetzen Sie sukzessive erst eine, dann zwei und schließlich alle Brustmahlzeiten durch die Flasche. Je länger Sie diesen Prozeß hinziehen, desto mehr Zeit haben das Kind und Sie, sich an die Umstellung zu gewöhnen, und desto besser werden Sie mit ihr fertig.

Frauen, die länger stillen, sollten sich nicht durch Ratgeber-Weisheiten wie etwa: Für jedes Baby kommt einmal die Umstellung auf die Flasche, beirren lassen. Sie und das Baby können durchaus ganz um die Flaschen herumkommen. Sie können, solange das Kind überhaupt reine Milchmahlzeiten zu sich nimmt, also in etwa bis zum Ende seines ersten Lebensjahres (oder länger), diese Mahlzeiten weiter mit der Brust geben. Das bedeutet für Sie nicht, wie industriefreundliche Ratgeber gern anklingen lassen, eine ›Belastung‹, sondern eine Erleichterung, da die Mühe mit den Flaschen und dem Milchpulver wegfällt und Sie obendrein Geld sparen. Die Anstrengung der Milchbildung und des Stillens ist bei einer so geringen Produktion körperlich nicht mehr spürbar. Spürbar aber ist für Sie und das Kind immer noch die Freude bei der intensivsten Form des Kontakts, den Sie haben können. Während also das Kind schon Hühnchen und Blumenkohl mit Ihnen zu Mittag ißt, kann es seinen Schlaftrunk immer noch an der Brust zu sich nehmen.

Bliebe die Frage des Übergangs von Milch zu Hühnchen, des Übergangs vom Voll-Stillen also zur Gabe von Breien und schließlich normaler fester Kost und zur Milch als bloßem Nebenposten auf dem Speiseplan. Die deutsche Gesellschaft für Ernährung, der sich unsere Leitfäden im großen und ganzen anschließen, ist der Meinung, daß ab dem vierten Lebensmonat die Fütterung von Gemüse(Karotten)- und Obstbrei, zunächst in kleinen Mengen, dann bis zu 200 g, also eine Milchmahlzeit ersetzend, notwendig werde. Im sechsten Monat trete dann ein Milchbrei an die Stelle einer weiteren Brust- oder Flaschenmahlzeit. Der Nahrungsbedarf des Kindes werde vom vierten Monat an durch Muttermilch allein nicht mehr gedeckt. Nach dem sechsten Monat solle frau abstillen.

Man kann über diese Empfehlungen streiten. Ich nehme an, daß die Richtlinien, trotz der Beteuerung der Gesellschaft für Ernährung, Muttermilch sei das beste für den Säugling, noch ein bißchen stillgegnerisch eingetrübt sind. Ich hörte immerhin das Urteil eines Arztes, wonach ein Baby bis zum Ende seines 9. Lebensmonats nichts anderes brauche als Muttermilch. Und kürzlich sah ich zwei Babys, eins sieben, eins neun Monate alt, schön entwickelt, lebhaft und motorisch sehr aktiv, die bis dato nichts anderes als Muttermilch zu sich genommen hatten. Schließlich könnte man noch auf das Beispiel vieler Länder in der Dritten Welt verweisen, wo die Kinder mindestens das erste Jahr hindurch, oft bis ins dritte Jahr, gestillt werden – einfach weil nichts anderes da ist – und in *dieser* Zeit auch meist leidlich gesund bleiben.

Falls Sie und das Baby wollen und können – stillen Sie voll bis zum neunten Monat.

Aus *anderen* Gründen allerdings als aus dem – wahrscheinlich nicht stichhaltigen – Verdacht, daß Muttermilch ab dem vierten Monat den Bedarf des Babys nicht mehr voll decke, können Sie durchaus schon früh beginnen, Gemüse-, Obst- und Milchbreie anzubieten.

Sind doch Babys neugierig bis dorthinaus. Viele kosten mit vier, fünf Monaten gern etwas Neuartiges, und wenn sie sieben, acht Monate alt sind, also sitzen können, macht es ihnen großen Spaß, mit den Erwachsenen gemeinsam zu Tisch zu gehen. Damit das klappt, sollten sie das Löffel-Essen und Tasse-Trinken schon vorher, also etwa ab dem 4./5. Monat, geübt haben. Aus *diesen* Gründen, also um die sozialen und Abwechslungsbedürfnisse des Kindes zu befriedigen, können Sie ab dem vierten Monat mit Breifütterungen beginnen – wohlgemerkt nur, wenn das Baby sich aufgeschlossen zeigt. Nimmt es den Brei oder das Mus gern, so geben Sie es ihm ruhig regelmäßig – aber nicht mit Blick auf die liebe Gesundheit (der Sie auch mit Muttermilch Genüge täten), sondern weil es dem Kind Vergnügen macht und schmeckt. Dafür ist übrigens wichtig, daß Sie das Kind den Brei mit den Fingern berühren lassen und sich nicht aufregen, wenn was daneben geht.

Je größer die Breimahlzeit wird und je mehr Brei oder Mus das Kind täglich ißt, desto weniger Milch nimmt es natürlich zu sich. Sie sind dann also dabei, *abzustillen*.

Wann entfallen nun die letzten Brustmahlzeiten?

Am besten ist es, Sie überlassen es dem Kind, sich selbst abzustillen. Manche Kinder verlieren mit sechs Monaten das Interesse an der Brust und stürzen sich auf Butterbrote, Leber mit Reis und Fruchtjoghurt. Andere wieder gehen nur langsam auf Breie über und bestehen noch im zweiten Jahr abends und morgens auf Brust oder Flasche. Passen Sie sich dem Kind an. Es besteht kein Grund, es zu einem anderen Verhalten zu zwingen. – Ich wiederhole hier sicherheitshalber einen Rat, den ich bei der Mütterberatung hörte:

Achten Sie darauf, daß das Kind, wenn es älter als ein Jahr ist, nicht zu viel Milch trinkt und deshalb womöglich zu wenig andere Kost zu sich nimmt und daß es, wenn es jünger ist, also zwischen sechs und zwölf Monate alt, nicht zu wenig Milch trinkt (es braucht dann noch ca. 400 bis 200 g Milch, Muttermilch oder Vollmilch, täglich, in der Menge langsam abnehmend).

Die Flaschen

Auch wenn Sie stillen, sollten Sie ein paar Flaschen im Regal stehen haben: für Tee, für eventuelles Abpumpen oder für Kunstmilchfütterungen durch dritte, wenn Sie durch höhere Gewalt mal verhindert sind.

Wenn Sie nicht stillen, dann decken Sie sich mit ca. sechs Flaschen plus Saugern ein und verwenden Sie, sofern Sie es sich leisten können, die von der Industrie angebotene Fertigmilch in Pulverform. Bei der Zubereitung sparen Sie Zeit, und die Milchnahrungen sind in der Qualität gut.

Über den Umgang mit Flaschen und Saugern und über die Zubereitung der Kunstmilch erfahren Sie alles Notwendige aus den Packungsbeilagen und Gebrauchsanweisungen. – Leider stimmt, was auch viele Leitfäden betonen: Milchflaschen müssen prompt und gut gereinigt werden (auch solche, in denen Sie

abgepumpte Muttermilch aufbewahren), denn die Zersetzungsprodukte von Milch sind nichts für den Magen-Darm-Trakt von
Neugeborenen. (Teeflaschen dagegen brauchen Sie nur auszuspülen.)

Ob nun die neuartige Kaltsterilisierungsmethode wirklich einen
Fortschritt bringt gegenüber dem guten alten Auskochen – das
wage ich zu bezweifeln. Es ist eine recht umständliche Prozedur:
Sie müssen alles, was Sie sterilisieren, *vorher* gründlich reinigen,
die Sauger mit Salz abreiben, die Flaschen mehrmals spülen, Sie
müssen aufpassen, daß Sie nichts von der Sterilisierlösung ver-
schütten etc. Der (für mich) wichtigste Grund, aus dem ich Ihnen
von der Kaltsterilisation abrate, ist folgender: Mit der Sterilisier-
box steht ein babyspezifischer Kultgegenstand in ihrer Wohnung
rum, eine Markierung mit der Aufschrift ›Hier beginnt die
künstliche Babywelt‹. Während der Topf, in dem Sie die Flaschen
auskochen, etwas Verbindendes hat: Vor, während und nach dem
Säuglingsalter Ihres Kindes dient er zu vielerlei, was klein *und*
groß bekommt.

(Ich werde noch darauf zu sprechen kommen, daß es höchst
problematisch ist, wenn Sie das Neugeborene, wie heute leider
üblich, in einer künstlichen Babywelt isolieren.)

Politik des Stillens

»Alles gut und schön, was du da über die Vorzüge des Stillens
schreibst«, sagt mir eine alte Freundin, deren Zwillinge längst in
die Schule gehen, »aber auf die Gefahr hin, deinen großen Protest
auszulösen: Für mich bleiben die verdammten Nuckelflaschen ein
Symbol der Emanzipation. Ich war damals von einer schweren
Schwangerschaft und von der Geburt sehr mitgenommen, ich war
lange genug ›ausgefallen‹, und sowie ich wieder schnaufen konnte,
dachte ich nur eins: raus, unter Leute. Ich wollte, ich *mußte*
zurück in den Beruf, am liebsten vorgestern. Hätte ich darauf
bestanden zu stillen, wäre das nicht gegangen, und ich hätte
obendrein eine für mich einmalige berufliche Chance verpaßt, die
bot sich gerade damals und nicht vorher und nicht nachher.

Naja, da sind die Neugeborenen, es ist nur billig, die Dinge auch
mit ihren Augen zu sehen. Meine Mutter kam, sie war glücklich,
mal wieder was so Kleines im Arm zu halten, und ich glaube, die
Kinder haben von ihr alles gekriegt, was sie brauchten. Wenn mir
heute Frauen erzählen wollen, daß nicht gestillte Kinder unbefrie-

digt seien, dann zeige ich ihnen meine beiden, damit sie einen Eindruck davon kriegen, wie unbefriedigte Kinder nicht aussehen.

Daß die Industrie an der künstlichen Säuglingsnahrung verdient, ist für mich kein Einwand. Warum soll sie nicht verdienen, wenn das Produkt was taugt. Die Hersteller von Waschmaschinen verdienen noch mehr, und niemand kommt auf die Idee, Waschmaschinen abzuschaffen, weil das Wäschewaschen im Bach mit Frauenhänden die natürliche Art des Waschens sei.

Schließlich kann ich auch nicht daran vorbeisehen, daß es immer konservative, ja reaktionäre Politiker, Priester und Moralisten gewesen sind, die viel vom Stillen hielten: Das Weib gehört ins Haus, und die Kinder gehören an ihre Brust. Derweil der Mann in den Wäldern jagt oder auf den Ozeanen segelt oder auf den Schlachtfeldern das Vaterland verteidigt. Die stillende Frau ist für mich das Gegenbild und die Ergänzung zum patriarchalen Haudegen: Was er an Dynamik, an Räuberei und Kraft bringt, das zeigt sie an In-sich-gekehrt-Sein, Verzicht und Passivität. In eine solche Rolle könnte ich mich nie finden.

Wie gesagt, alles gut und schön. Aber nicht mit mir.«

Ich höre der alten Freundin zu, und mein großer Protest bleibt erstmal aus. Was den Kern ihrer Entscheidung gegen das Stillen betrifft, das Bedürfnis, in ihrem Beruf weiterzuarbeiten, so ist sie im Recht, und ich würde ihr und anderen Frauen niemals dreinreden wollen. Will man jedoch die Frage ›stillen oder nicht‹ etwas allgemeiner behandeln, so muß man wohl davon ausgehen, daß die meisten berufstätigen Frauen nach einer Geburt am liebsten mit ihren Kindern zusammenbleiben wollen. Die (fast überall bestehende) Unvereinbarkeit von Arbeit und Leben mit dem Kind spiegelt die untergeordnete Rolle, die die Belange von Frauen und Kindern in der Organisation der Berufstätigkeit spielen. Könnten die Frauen ihre Säuglinge am Arbeitsplatz bei sich (oder doch in der Nähe) haben, so stünden sie nicht vor der Qual der Wahl: Arbeit/Mutter. – Die neuere gesetzliche Regelung des Erziehungsurlaubs ist insofern ein Fortschritt, als sie berufstätigen Müttern erlaubt, mit einem bedingten Kündigungsschutz während der ersten drei Jahre des Kindes zu Hause zu bleiben, zu einer Zeit, in der ja die Mutter-Kind-Beziehung, gerade wenn die Mutter stillt, besonders eng ist. Die Regelung ist jedoch trotz eines Anspruchs auf monatliches Erziehungsgeld keinesfalls optimal. Bitte lesen Sie dazu mehr unter ›Das Problem mit dem Erziehungsurlaub‹, S. 216.

Hausfrauen und andere Nichterwerbstätige erhalten nach dem

Bundeserziehungsgeldgesetz nun ebenfalls diese monatliche staatliche Förderung. Trotzdem kann für Mütter, die bereits eins oder mehrere, darunter womöglich kleine Kinder haben, die Zeit nach der Entbindung so schwer sein, daß sie sich durchs Stillen überfordert fühlen. Am sinnvollsten wäre es, wenn allen Frauen nach der Geburt eine (von Staat oder Krankenkassen bezahlte) Hilfe zur Seite gestellt würde, damit sie sich erholen können und überhaupt in die Lage versetzt werden, eine Entscheidung für oder gegen das Stillen zu treffen. Die Dauer, für die diese Hilfe gewährt werden sollte, hätte der Lohnfortzahlung bei berufstätigen Müttern zu entsprechen – mindestens sollte sie die Schutzfrist von acht Monaten nach der Niederkunft betragen, länger wäre besser.

Was nun die reaktionären, patriarchalen Befürworter des Stillens betrifft: Die irritieren mich auch. Aber ich glaube, daß Angst vor Beifall von der falschen Seite uns nicht hindern dürfte, unsere eigene Vorstellungen zu entwickeln und deren Verwirklichung anzugehen: Hier brauchen wir eine Unbeirrbarkeit, die sich vielleicht in der Kollektivität durchhalten läßt. Und es gibt ja vieles, das wir der ›falschen Seite‹ entgegenhalten können: Was sagt wohl der katholische Mütterideologe, wenn er erfährt, daß Stillen eine Form weiblicher Sexualität ist, die der Mutter keine Pflicht zu sein braucht, sondern eine Lust sein kann? Wird er nicht eine Frau, die nicht nur den Säugling, sondern auch sich selbst beim Stillen stillt – zur Beichte schicken? Und was sagt der reaktionäre Politiker, der gerade eine Rede über die Bedeutung der Familie und der Bestimmung der Frau zur Pflegerin von Heim und Herd hält, wenn er unter seinen Zuhörern Frauen sitzen sieht, die da, in aller Öffentlichkeit, ihre Kinder stillen? Wenn er erfährt, daß diese Frauen bestimmte Forderungen an ihn stellen, z. B. nach Schaffung von Frauenarbeitsplätzen, die das Mitbringen und Stillen von Babys vertragen? Stillen muß nicht nur im stillen vor sich gehen, es braucht weder Frau noch Kind zu isolieren, es geht draußen, unter Leuten. Es ginge auch am Arbeitsplatz. Allerdings müßten Draußen, Leute, Arbeitsplatz danach sein: freundlich vor allem. – In dem Bild, das sich meine alte Freundin von der stillenden Frau machte – ein borniertes und sentimentales Bild –, hat sie die Vorurteile und Reduktionen, mit denen (manche) Männer sich die Frauen zu Heimchen zurechtstutzen und vom Halse halten, in eigene Regie übernommen. Sie hat den Inhalt der Mutterschaftsideologie als wahr unterstellt. Das Gegenbild zum Patriarchen ist nicht die sitllende Mutter, die, selbst wenn sie in sich gekehrt ist, an einem Ziel angekommen und zufrieden ist, sondern die schmachtende Braut, die niemals Hochzeit macht, weil sie ein Leben lang vergeblich auf die Rückkehr des Helden wartet. Eine stillende Frau hat anderes zu tun, als auf einen Mann zu warten – d. h. ein Gegenbild zum patriarchalen Haudegen abzugeben –, und Stillen ist das Gegenteil eines Verzichts in dem Moment, in dem sie es als Form sexueller Potenz erlebt. Es liegt sogar in der engen und neuen Beziehung zum Kind und zum eigenen Körper eine Emanzipationschance eigener Art: Die Ahnung anderer sexueller Möglichkeiten als die, die ihr das patriarchale Schema als vorgeblich einzige zudiktiert.

In der schon öfter zitierten Ausgabe der Frauenzeitschrift ›Courage‹ ist auf S. 25 ein kleines Manifest zur Politik des Stillens abgedruckt, das, wie ich finde, trotz seines etwas arg martialischen Titels die Gründe für den Seltenheitswert des Stillens und für die Notwendigkeit, Stillen häufig und öffentlich zu machen, gut zusammenfaßt und eine Reihe von unterschreibbaren Forderungen aufstellt, die Stillen für alle Frauen, selbst für Frauen wie meine alte Freundin, möglich, annehmbar, angenehm machen könnte. Die, schließlich, den Neugeborenen gäbe, was vielleicht ihr Recht, ganz gewiß aber ihr stärkstes Bedürfnis ist. Es sei hier vollständig wiedergegeben.[27]

STILLEN ALS KAMPFMITTEL

Jede Mutter kann stillen, aber nur wenige tun es. Warum?

In unserer Gesellschaft hat Muttersein keinen Wert; die Doppelbelastung der Frau durch Beruf (oftmals Lohnarbeit) und Familie ist fast überall eine Selbstverständlichkeit.

Die Fähigkeiten des weiblichen Körpers, die nicht zur Befriedigung der üblichen männlichen Sexualität dienen, werden in keiner Weise geschätzt. Wie Erziehungsarbeit allgemein wird Stillen als Teil davon kaum anerkannt, durch versteckte Praktiken verhindert. Der kapitalistische Arbeitsmarkt und Arbeit in einer patriarchalisch organisierten Welt braucht »freie« von Kindern unabhängige Mütter und Kinder, die von Müttern »frei« sind. Stillen macht Mütter abhängig, macht sie unter diesen Bedingungen abhängig.

Oder kann eine Mutter vielleicht:

– als Sekretärin Briefe schreiben, zwischendurch ihr spielendes Kind stillen,

– mit ihrem Kind auf Versammlungen gehen und es zwischendurch an die Brust nehmen,

---

[27] Der Abdruck erfolgt mit freundlicher Genehmigung der Zeitschrift ›Courage‹.

- das Kind zur Uni mitnehmen und während einer Vorlesung stillen,
- mit dem Kind in ein Kino gehen?

Es gäbe für Mütter zusammen mit ihren Kindern genug Möglichkeiten, eine Arbeit zu verrichten und am öffentlichen Leben teilzunehmen. Für Mütter und Kinder wäre das Leben leichter; die Mütter würden weniger abhängig sein, wenn die Kinder in alle Lebensbereiche und von allen Beteiligten integriert wären.

Ein Kind nach seinen Bedürfnissen zu stillen, bedeutet für die Mutter hier eine Anzahl von Verzichten: das öffentliche und »normale« Leben ist auf stillende Mütter und ihre Babys nicht eingestellt. Stillen findet zu Hause statt, im Schlafzimmer.

Stillen ist ein Privileg: für die Mütter, die sich trauen; für die, die Zeit haben; für die, die mutig sind; für die, die gewußt haben, wie frau es macht; für die, die gespürt haben, daß, wenn sie es nicht tun, sie um etwas betrogen werden. Betrogen um eine sinnliche Beziehung, die sie als Kind nicht haben konnten und als Erwachsene nicht haben sollen. Sie stecken die Strafen, wie z.B. eine Zeitlang aus dem Beruf ausscheiden, ein. Mütter und Kinder, vor allem stillende Mütter und deren Kinder, sind am stärksten von den Unzulänglichkeiten in unserer Gesellschaft, wie z. B. die Trennung von Wohnen und Arbeiten betroffen.

Um uns das Leben ein wenig zu erleichtern, können wir versuchen, einiges selbst zu tun:
- unsere Erfahrungen austauschen,
- uns beim Stillen nicht verstecken, im Bus, Restaurant usw. stillen,
- mit Frauen zusammenleben oder -treffen, die das Kind auch stillen können,
- unser Wissen und unsere praktischen Erfahrungen an andere Frauen weitergeben.

Das alles verbessert natürlich die Situation der stillenden Mutter nur unwesentlich. Deshalb sollten wir an die Öffentlichkeit folgende Forderungen stellen:
- mindestens ein Babyjahr, bei voller Bezahlung für berufstätige Frauen und Erhaltung des Arbeitsplatzes,
- mütterfreundliche Arbeitsplätze,
- Vermittlung von Arbeitsplätzen, an die Mütter ihre Kinder mitbringen können,
- mehr Geld für nicht-berufstätige Mütter (Erhöhung der Sozialhilfe, finanzielle Unterstützung durch Krankenkassen),
- mehr Publikationen über das Stillen,
- bessere Aufklärung von Ärzten, Hebammen und Krankenschwestern,

- gesetzliche Einschränkungen der Werbung für künstliche Babynahrung (Schweden),
- Einrichtung von Informationszentren für stillende Mütter.

Stillgruppe

Nun zum Schluß ein paar Worte zur etablierten Politik des Stillens bzw. zu einem ihrer Gesetze: der *Stillpausenregelung*. Sie haben als berufstätige Frau, wenn Sie nach Ablauf der Schonfrist von zwei Monaten nach der Niederkunft Ihre Arbeit wieder aufnehmen, Anspruch auf Stillpausen. Während eines achtstündigen Arbeitstages dürfen Sie zweimal eine halbe Stunde fürs Stillen freinehmen. Die ausgefallene Arbeitszeit wird bezahlt und darf nicht nachgearbeitet werden.

Es ist selbstverständlich praktisch unmöglich, während einer halben Stunde die Arbeitsstelle zu verlassen, heimzufahren, das Kind zu stillen und an den Arbeitsplatz zurückzukehren. Die Stillpausenregelung ist also äußerst unzureichend, ja man muß schon sagen: schäbig. Sie setzt eine Mehrheit von arbeitenden Müttern voraus, die gar nicht oder nur kurz stillen, ist also eine Alibi-Bestimmung für eine als einflußlos und aussterbend vorausgesetzte Minderheit. Sollten Frauen, auch arbeitende, zukünftig aber in *größerer* Zahl und mit größerem Nachdruck darauf bestehen, ihre Kinder mindestens während des ersten halben Jahres voll zu stillen, so wird sich hier etwas ändern müssen. Längere Stillpausen wären besser, brächten aber immer noch keine wahre Lösung des Problems, die, so meine ich, erst in einer Vereinbarkeit und Einheit von Arbeits- und Lebensplatz für Frau und Kind läge.

Die wenigen Frauen, die heute die Stillpausenregelung in Anspruch nehmen, legen meist die beiden halben zu einer ganzen Stunde zusammen und gehen – nach entsprechender Abrede mit dem Arbeitgeber – eine Stunde eher nach Hause oder hängen eine Stunde an die Mittagspause dran. Das ist bestimmt die praktikabelste Nutzung der Stillpausenregelung, denn mit einer vollen Stunde, ob nun dem Feierabend, der Mittagspause oder auch dem Morgen zugeschlagen, können Sie in jeden Fall mehr anfangen.

Sie können Ihr Baby als arbeitende Frau natürlich nur dann mit Muttermilch nähren, wenn eine zweite Person während Ihrer Arbeitszeit beim Kind bleibt und es mit abgepumpter Milch füttert. Aber auch wenn das Kind untertags mit künstlicher Nahrung gefüttert wird, Sie also nicht mehr voll, sondern nur noch morgens, abends und nachts stillen (was auch noch sehr gut für Sie und das Kind ist), haben Sie ein Recht auf Stillpausen. Sie müssen übrigens Ihrem Arbeitgeber von Zeit zu Zeit ein Attest vorlegen, in dem Ihr Arzt Ihnen bescheinigt, daß Sie noch an der Brust nähren.

Wieviel einfacher wäre es, Ihr Arbeitgeber könnte sich, wenn er unbedingt wollte, an Ort und Stelle, an Ihrem Arbeitsplatz, von Ihrer Stillfähigkeit überzeugen: dadurch daß Sie Ihr Kind dort bei sich haben und an die Brust legen.

Viertes Kapitel

Schlafen und Wachen

Die Nacht zum Tage

Einer der tragenden Rhythmen im menschlichen Leben ist der
Wechsel von Wachen und Schlafen, an den Horizonten lose, in den
Zeniten fest verbunden mit der Folge von Tag und Nacht. Das
Ungeborene kennt etwas von diesem Rhythmus schon, es wacht
und schläft abwechselnd im Uterus, aber die Koordination mit der
Folge Tag/Nacht, mit der Eigenbewegung der Erde also, ist noch
nicht hergestellt. Während der ersten Lebenswochen spielen sich
allmählich alle Körperfunktionen – und damit die verschiedensten,
einander überlagernden biologischen Rhythmen – ein. Die Einpassung des Schlaf- und Traumbedürfnisses in die Stunden der
Lichtlosigkeit und die der auf äußere Dinge bezogenen Aktivität
des Körpers und des Geistes in die Stunden der Helligkeit, ist nur
eine von vielen Vorgängen der Reifung – für die Erwachsenen
besonders gut verfolgbar und besonders wichtig, da für ihre eigene
Lebensführung einiges davon abhängt.

Es scheint nicht leicht, herauszufinden, wovon die Bereitschaft
eines Säuglings, eine nichtunterbrochene Nachtruhe zu halten,
abhängt, d. h. ob und wie diese Bereitschaft zu beeinflussen sei.
Daß das Kind auf der schlichten Ebene der Biologie Zeit braucht,
seine Rhythmen einzuüben, habe ich erwähnt. Diese Zeit ist
individuell sehr verschieden lang. Es kommen nun soziale Einfluß-
faktoren hinzu. Wahrscheinlich ist, daß Probleme beim Ein- und
Durchschlafen emotionale Instabilitäten widerspiegeln: Die können *im Kind* entstehen durch Ungleichzeitigkeiten in seiner
Entwicklung, können auch *in der Umgebung* des Kindes durch
Konflikte unter den Erwachsenen bzw. zwischen Kind und Erwachsenen ausgelöst sein und irritierend wirken. Beide Entste-
hungsorte sind bis zu einem gewissen Grad unvermeidliche
Schlafstörer; d. h. mit irgendwelchen Unterbrechungen des nachts
haben die allermeisten Eltern fertig zu werden.

Beim Neugeborenen kommt ein bekanntes und einfach zu
befriedigendes Bedürfnis hinzu: Hunger. In den ersten Lebenswo-

chen scheint die Hungerspannung den Wunsch nach längeren Schlafphasen durchgängig zu besiegen. Vielleicht ist der Wunsch nach längerem ununterbrochenem Schlaf auch noch gar nicht vorhanden. Jedenfalls fällt es Neugeborenen schwer, länger als vier Stunden ohne Nahrung auszukommen. Man bedenke, daß auch die Frauenmilch in den ersten 14 Tagen auf extrem rasche Verdauung hin zusammengesetzt ist, sie geht, wie der Volksmund sagt, ›sofort ins Blut‹. Das heißt, die Sättigung, die sie spendet, ist leicht und kurzlebig. – Sicher spielt beim häufigen Wunsch nach der Brust auch das Bestreben des Neugeborenen, sich immer wieder von der schützenden und nährenden Gegenwart eines Körpers zu überzeugen, seine Rolle. Kurz: Der lange Nachtschlaf ist nichts, wonach der Säugling in den ersten Wochen nach seiner Geburt ein authentisches Verlangen zeigte.

Die Einpassung des Schlaf-Wachrhythmus in den Wechsel von Tag und Nacht scheint manchen Kindern sogar ernste Schwierigkeiten zu bereiten. Sie ist fast eine Art Leistung, die man *kommen lassen* und über die man sich dann freuen kann. Mir ist von einem kleinen Mädchen berichtet worden, das nach einigen Monaten endlich seinen Rhythmus stabilisiert hatte, nur: Es schlief tags durch und war des Nachts stundenlang munter. Den Eltern blieb nichts anderes übrig, als tags die Fenster des Kinderzimmers zuzuhängen und so die Tochter zum Wachbleiben anzuregen und sie abends durch das Einschalten von Lampen einzuschläfern. Das Experiment gelang: Wie die Eltern es dann später geschafft haben, die Umkehrung wieder aufzuheben, weiß ich nicht, aber die kleine Geschichte, soweit sie mir bekannt geworden ist, gibt doch ein gutes Beispiel ab dafür, wie wenig selbstverständlich es für neugeborene Menschen zunächst ist, nachts zu schlafen.

Die Erwachsenen sollten klug genug sein, vom Säugling nicht zu erwarten, daß er *ihr* Verlangen nach einer ungestörten Nachtruhe befriedige. Wenn sie versuchen, dies durch ›Erziehung‹ oder ›Gewöhnung‹ oder was der Euphemismen für reinen Zwang mehr sind, zu erreichen, so werden sie damit scheitern[1], denn mit diesen nach dem rationalen Muster des Aus-Erfahrung-Lernens eingerichteten Methoden, meist übrigens schlichte Dressur, ist bei einem Neugeborenen noch nicht viel zu machen. ›Scheitern‹ wird auch das Kind: mit seinem noch von keinem Mißtrauen getrübten, geradewegigen Verlangen nach Nahrung, Wärme, Nähe.

[1] Dies ist manchmal verdeckt dadurch, daß das Neugeborene tatsächlich tut, was die Erwachsenen von ihm erwarteten – allerdings nicht wegen, eher trotz ihrer Maßnahmen.

Glücklicherweise darf ja die Debatte ums nächtliche Schreienlassen – wir sprachen darüber – als vorläufig beendet gelten; ich sage vorläufig, denn auf dem Felde des Hasses und der Liebe zwischen den Generationen scheint nichts endgültig zu sein, vielleicht haben wir in zehn Jahren eine Verschiebung der Gewichte zu beklagen. Aber freuen wir uns heute über den Sieg der Tauben: Die progressiven Leitfäden sprechen sich einmütig dafür aus, ein schreiendes Kind nachts zu trösten, das Neugeborene nachts auch zu nähren.[2]

Viele Eltern werden solchen Großmut nicht ohne Angst um die Folgen aufbringen können: Wie *lernt* das Kind denn jemals, durchzuschlafen, wenn es Nacht für Nacht die angenehme Erfahrung macht, daß jemand kommt, wenn es ruft?[3] Es stellt sich also dieselbe Sorge ein wie beim Füttern nach Bedarf: die Sorge, das Kind könne *verwöhnt* werden, könne bestimmte zwar bittere, aber nötige Lernerfahrungen versäumen. Solchen Eltern antworte ich, daß Neugeborene noch nicht in derselben Weise lernen wie Erwachsene. Weder werden sie aus Schaden klug, noch reagieren sie auf Entgegenkommen mit unstillbarem Verlangen nach immer mehr (vgl. Stone/Church, S. 82). Neugeborene leben noch nicht *wie wir* mit einem Fundus von Enttäuschungen, der sie ständig begierig machte auf zusätzliche Zuwendungen und Tröstungen. Die Angst von Eltern, sie könnten ihre neugeborenen Kinder verwöhnen, übersieht eben diese entscheidende Differenz (vgl. untenstehendes Zitat). Diese Angst ist nichts als eine Projektion der Lage des in unserer Gesellschaft durchschnittlich frustrierten Erwachsenen auf das Kind. Da wird aber nicht nur folgenlos projiziert, da wird auch dafür gesorgt, daß das Kind möglichst rasch jene traurigen Erfahrungen macht, die es dann anfällig sein lassen für Verwöhnungsreaktionen. Die Maßnahmen also, die die Eltern treffen, um das Kind nicht zu verwöhnen, führen mitten ins

[2] Verdienste hat hier die Broschüre ›Das Baby‹ erworben durch einfühlende Beschreibung der Situation des Säuglings. Das ›Elternbuch‹ desgleichen.
[3] Diese Sorge teilt bzw. schürt ein Ratgeber wie das ›Baby-Lexikon‹ (S. 212): »Deshalb soll die Nachtfütterung, wenn sie sich wirklich als unumgänglich erweisen sollte, bewußt als notwendiges, aber vorübergehendes Übel von der Mutter [!] angesehen werden und die baldigst mögliche Abgewöhnung dadurch begünstigt werden, daß bei der Nachtfütterung die zum Ritus der Tagesmahlzeit gehörenden Zusprüche, Anregungen und Liebkosungen des Kindes bewußt auf ein Mindestmaß beschränkt werden. Würde man sich nicht so verhalten, entstünde bald als Folge für das Kind eine liebe Angewohnheit, sich die lange Nacht durch die Kurzweil der Mahlzeiten und die mütterliche Zuwendung angenehm zu verkürzen.«
Die Schlußfolgerung ist, wie wir noch sehen werden, falsch. Charakteristisch für den Stil der konservativen Leitfäden ist die Zeichnung des Säuglings als eines kleinen raffinierten Luders, gegen das die Eltern in eine zwar wohlwollende, aber entschlossene Defensive zu gehen haben.

Gegenteil ihrer guten Absichten.

Im ganz frühen Alter will kein Kind mehr als die Befriedigung *im Augenblick*. Es erfährt jedes Ereignis verhältnismäßig ›rein‹ und für sich, ohne den für uns Erwachsene kennzeichnenden Bezug auf ein Vorher oder Nachher. Sagen wir es überdeutlich: Es erfährt sich selbst in jeder Situation neu und erstmalig. Das heißt, daß es noch keine eigentlichen Gewohnheiten bildet. Wenn es nachts schreit, und es wird aufgenommen und genährt, so ist es zufrieden und gesättigt; wenn es nachts schreit, und es kommt niemand, so leidet es Angst und Hunger. In der nächsten Nacht schreit das Neugeborene – ob so oder so behandelt – erneut und genauso durchdringend und fordernd wie zuvor. Weder veranlaßt es aber die gute Erfahrung, mit Vorbedacht *deshalb* zu schreien, weil es eine angenehme Erfahrung wiederholen will, noch veranlaßt es die schlechte Erfahrung, mit dem Schreien gar nicht erst zu beginnen, weil es ja doch nichts nützt. Es denkt/fühlt nur eins: Ich bin hungrig und allein – komm, wer du auch seist. Das Kind *lernt* also weder durch das Kommen der Erwachsenen, daß es nicht durchzuschlafen braucht,[4] noch durch das Fernbleiben der Erwachsenen, daß es durchschlafen soll. Es lernt in diesem frühen Alter überhaupt noch nicht in einem finalen Sinn (um . . . zu), sondern nur durch das Anhäufen von Empfindungen, die seine Seele mit Zutrauen und Heiterkeit oder mit ungestillter Gier und Angst auskleiden, je nachdem. Insofern macht das Neugeborene also Erfahrungen und speichert Erinnerungen; es leitet aber keinen Kalkül daraus ab, es vergleicht nicht und sieht nicht voraus. Es sammelt einen Fundus leib-seelischer Stimmungen an, der sein Verhalten allerdings beeinflußt. Da wiederholter Hunger und wiederholte Angst schlaffeindlich sind, wiederholte Befriedigung und Sättigung schlaffreundlich, wird sich das, was bei uns die Gewohnheit ist – beim Säugling eine Verknüpfung von ›Stimmung‹ und Bereitschaft zu bestimmtem Verhalten – eher so herum bilden, daß der nachts alleingelassene Säugling zu Schlafstörungen neigt. Ein Beispiel für den gegenteiligen Effekt, den ›erziehende‹ Eltern mit ihren Maßnahmen bei Neugeborenen erreichen können.[5]

Das Kind ›lernt‹ schließlich das Durchschlafen *durch sein eigenes Bedürfnis* danach – sofern die Eltern es lassen. Eines Tages

[4] Hier liegt der Fehler des ›Baby-Lexikons‹.
[5] Nicht nur bei neugeborenen, auch bei älteren Kindern. In E. v. Braunmühls Buch ›Zeit für Kinder‹ gibt es ein Kapitel, das sich eigens mit diesem ›Gegenteil-Effekt‹ befaßt. S. 105 ff.

bzw. eines Nachts – ob nun nach 6 Wochen oder einem Jahr, ob bis dahin nachts beruhigt oder nicht, eines Nachts gleitet das Kind durch einen ganzen 8- bis 12stündigen Schlafturnus mit seiner interessanten mehraktigen Traumveranstaltung hindurch und erhebt – o Wunder – seine gefürchtete Stimme erst zögernd und etwas heiser am nächsten Morgen. – Die neu gewonnene Entlastung muß nicht von Dauer sein, Rückfälle in nächtliches Aufwachen und Schreien sind wahrscheinlich.

Wenn Babys nachts schreien, so schreien sie für sich nicht nachts, was kümmert sie die Tageszeit. Sie schreien eben. Helles Licht ist für sie ein störender Reiz, und Dunkelheit, wenn gepaart mit Einsamkeit, ist Leere. Beides ist unangenehm. Was das Neugeborene aus der Fetalzeit kennt und von der Welt vielleicht auch jetzt erwartet, ist eine freundliche Tagnachtgleiche aus mäßigem Halbdunkel, in der sich seine Bedürfnisse fließend bilden und entspannen.

Aber die Welt, auf die es gekommen ist, ist anders. Dies zu begreifen und damit zu leben, kostet Mühe. Die Geburt war die erste schmerzhafte Zumutung für das Baby, es folgen andere, weniger dramatische, aber doch weiterhin sehr beanspruchende Anpassungsleistungen. Dazu gehört die Hinnahme des Tag-Nachtrhythmus' und die Angleichung des eigenen Schlaf-Wachverhaltens an diesen Rhythmus. Erwachsene, die sich gestraft fühlen durch ein nachts immer wieder aufheulendes Kind, sollten sich dies vergegenwärtigen, sie sollten sich sagen: Es ist das *Kind*, für das die Anforderungen und entsprechend die Anstrengungen, Ängste und Verwirrungen riesig sind. Wir, die Erwachsenen, haben es nicht leicht, wir leiden an Schlafmangel, aber ist das nicht eine Bagatelle im Vergleich zu den großen Mühen und Ängsten, die es das Neugeborene kostet, die Eigenarten der äußeren Welt zur Kenntnis zu nehmen und mit ihnen zurecht zu kommen, angefangen mit diesem merkwürdigen Phänomen des Wechsels von störendem Licht und bedrückendem Dunkel? Wie anders war das in der immer gleich schummrigen, gurgelnden, pochenden Wasserhöhle vordem.

Leboyer schlägt vor, dem Kind die ›Umstellung‹ auf die extrauterine Welt kurz nach der Geburt dadurch zu erleichtern, daß man ihm Gelegenheit zur sinnlichen Erinnerung an gewohnte, vertraute Verhältnisse gibt, z. B. durch ein warmes Bad. Können wir dem Kind auch die Umstellung auf die Tag-Nachtfolge in den ersten Wochen nach der Geburt dadurch erleichtern, daß wir ihm hin und wieder eine Regressionsmöglichkeit in Verhältnisse anbieten, die den vorgeburtlichen ähneln?

Welche Möglichkeiten es da gibt oder geben könnte, werden wir im nächsten Abschnitt besprechen. Wichtig ist nun, daß die Belange der Erwachsenen nicht vernachlässigt werden, denn dem Neugeborenen und seinen Erwachsenen soll es *miteinander* gut gehen. Die Erwachsenen haben ein Recht auf ihren Schlaf, sie brauchen ihn dringend, besonders die Frau, die geboren hat, denn das Leben mit einem Neugeborenen beansprucht Kräfte von Körper und Phantasie, die sich in Schlaf und Traum erholen wollen. Wir müssen also nach einem Weg suchen, der die Bedürfnisse von Erwachsenen und Kind gleichermaßen berücksichtigt.

Wenn wir die Frage so stellen, können wir hoffen, eine Antwort zu finden, die wenigstens näherungsweise befriedigt. Die Frage: wie können die Erwachsenen das Kind zum Durchschlafen bewegen, womöglich gar ›erziehen‹, ist schon vom Ansatz her falsch, sie kann nur so beantwortet werden: gar nicht. Eltern, die stolz darauf verweisen, daß ihr Kind nach vier Wochen vergeblichen Geschreis durchgeschlafen hat, antworte ich: Es gibt keinen Beweis dafür, daß das Kind den Nachtschlaf *wegen* der Vergeblichkeit seines Geschreis erlernt hat, also deswegen, weil die Erwachsenen es nicht erhört haben. Es ist gut möglich, daß dasselbe Kind ebenso nach vier Wochen durchgeschlafen hätte, wenn es nachts aufgenommen und gestillt worden wäre. Obendrein hätte es in seinem kurzen Leben schon mehr Schönes erlebt.

Dies zum Schluß: Wie immer Sie reagieren in den dunklen, übermüdeten ›Tagen‹, zu denen Ihr Kind die Nächte macht, es wird Ihnen schwerfallen. Die meisten Erwachsenen bezahlen das köstliche Zusammenleben mit einem Neugeborenen durch viele Stunden Schlaf, die ihnen entgehen. Es gibt offenbar kein probates Mittel, den Preis zu drücken oder gar ganz um ihn herumzukommen. Selbst wenn Sie das Kind unbarmherzig Nacht für Nacht brüllen lassen und es obendrein in einen Winkel Ihrer Wohnung stellen, in dem Sie es nicht hören – Sie werden, wenn Sie nur irgend mit ihm fühlen, ahnen, daß es weint, vielleicht gar halluzinierend es hören und doch unruhig aus Ihrem Schlaf hochtauchen.

Sie können allerdings die Situation mildern, indem Sie das Schlafdefizit auf mehrere Personen verteilen – das Kind also zu mehreren, wenigstens zweien, abwechselnd nachts betreuen – und den Schlafmangel so für jeden einzelnen leichter erträglich machen.

Das gemeinsame Bett von Neugeborenem und Erwachsenen

Erinnern wir uns an die Leboyersche Idee, dem Neugeborenen Regressionsmöglichkeiten anzubieten, Wege scheinbar zurück in die vorgeburtliche Zeit, in der es sich auskannte und gut aufgehoben fühlte.

Nun wissen wir nicht genau, wie diese vorgeburtlichen Verhältnisse in bezug auf Wachen und Schlafen ausgesehen haben. Sicher ist, daß der Fetus im Uterus eingehüllt war in die Berührung des warmen Fruchtwassers, daß, gedämpft durch das Wasser, die Geräusche der mütterlichen Organtätigkeiten ihn ummurmelten. Reize aus der Außenwelt – rhythmische Bewegungen beim Gehen der Mutter, Erschütterungen, Druck, Licht und Schall, alles durch das Wasser gedämpft, gebrochen, geschwächt, mattiert, kamen hinzu. In diesem abgeschirmten und doch abwechslungsreichen Kosmos, der Temperatur und nasses Milieu sowie gewisse Geräusche im Mutterkörper konstant erhält, alle anderen Reize als ferne und undeutliche und so auch freundliche, ständig variierte, wachte und schlief das Ungeborene. War der Wechsel von Schlaf und Wachen organisiert? Gab es einen durchgängigen Rhythmus? Sehr wahrscheinlich verführt rhythmische Bewegung (Gehen der Mutter) den Fetus zum Schlafen, während Ruhe des mütterlichen Körpers ihn zu Wachsein und Bewegung anregt. Den tiefen Nachtschlaf scheinen Mutter und Fetus dann wieder gemeinsam zu halten, bis zum von Mutter oder Ungeborenem eingeleiteten Erwachen.

Für die erste Zeit nach der Geburt bietet sich als ›Gelegenheit zur sinnlichen Erinnerung‹ an das Vorher eine Nachahmung des mütterlichen Gehens an, also Wiegen und Schaukeln auf dem Arm oder in einer geeigneten Bettstatt: So erleichtern die Erwachsenen seit Jahrhunderten einem Säugling den Übergang vom Wachen zum Schlafen. Und was wäre für den Nachtschlaf (ob unterbrochen oder nicht) zu tun? Ich glaube, daß das Neugeborene im Arm eines seinerseits schlafenden Erwachsenen die größte Chance hat, Geborgenheit von vorgeburtlicher Qualität zu finden. Es genießt Körpernähe und Körperwärme, es spürt die monotonen Körperrhythmen: den Herzschlag und den Atem, die es aus dem Vorher kennt. Es wird zwar auch im Arm der Erwachsenen vom Hunger geweckt werden, aber da das Neugeborene imstande ist, das Gefühl der Nähe eines anderen Körpers mit der Gewißheit zu verknüpfen, daß auch die Milch nicht weit ist, wird es jener nächtlichen Panik enthoben sein, der in ihrem Bett alleingelassene Säuglinge mit den bekannten Folgen anheimfallen. Schläft das Neugeborene im Arm der Mutter oder kann es dieser doch schnell gereicht werden, wenn es aufgewacht ist und Hunger äußert, so wird das nächtliche Stillen zu einer Begegnung ohne Aufwand, das Kind kann sich auf Nahsignale beschränken (Zappeln, Meckern, Stöhnen), die Frau im Halbschlaf stillen, beide spinnen den eingerissenen Schlaffaden bald weiter.[6] Es sei denn, das Kind *möchte*, wenn es satt ist, wach sein und Erlebnisse haben. Dann wird ein Erwachsener – sei es die Mutter, sei es ein anderer – mit ihm umhergehen müssen, es wiegen oder ihm etwas vorsingen, bis es wieder einnickt.

Die Mehrzahl der jungen Säuglinge aber schläft nach der nächtlichen Sättigung gern weiter. Schwierigkeiten beim Abschied von der wachen Welt, das Bewußtsein, etwas zu versäumen, stellen sich erst viel später ein.

Neuere Erfahrungen sprechen dafür, daß wir wieder dazu übergehen sollten, *mit unseren Säuglingen in einem Bett zu schlafen,* eine Weise für Kind und Erwachsene, Nachtruhe zu halten, die so total unüblich geworden ist, daß Leitfäden nicht einmal mehr von ihr abraten. In vorvergangenen Jahrhunderten war das gemeinsame Bett der Familie, auf jeden Fall das von Mutter und Neugeborenem, eine Selbstverständlichkeit.[7] Die Neuzeit trennte – zuerst in den Oberschichten, dann auch im Volk – die Betten von Eltern und Kindern, später auch die von Mutter (oder Eltern) und Neugeborenem. Daß diese Betten heute immer noch so selbstverständlich und klaglos getrennt werden, daß darüberhinaus die meisten Erwachsenen annehmen, getrennte Betten seien dem Wohl aller Schläfer besonders förderlich, mag einen Grund haben in der kollektiven Erinnerung an Zeiten, in denen das gemeinschaftliche Familienlager als Zeichen sozialer Deklassierung, als Stigma galt – und tatsächlich in den Städten oft auch ein Zeichen von großer Armut war. Seit der großen Verstädterung und dem sprunghaften Wachstum der Bevölkerung in der 2. Hälfte des vorigen Jahrhunderts zogen Familien, die nicht pro

[6] Natürlich geht das nicht immer so leicht. Vom Schlafbedürfnis der Mutter und nächtlichen Füttern handelt der nächste Abschnitt.

[7] »Erst wenn man sieht, wie selbstverständlich es dem Mittelalter erschien, daß fremde Menschen, daß Kinder und Erwachsene ihr Bett miteinander teilten, kann man ermessen, welch tiefgreifende Veränderung der zwischenmenschlichen Beziehungen und Verhaltensweisen in unserer Lebensanordnung zum Ausdruck kommt. Und man erkennt, wie wenig es sich von selbst versteht, daß Bett und Körper psychische Gefahrenzonen so hohen Grades bilden, wie in der bisher letzten Phase der Zivilisation.«

Norbert Elias, Über den Prozeß der Zivilisation I, Bern und München, 1969, S. 230

Mitglied ein ganzes Bett vorweisen konnten, die Aufmerksamkeit von Polizei und Fürsorge auf sich. Als nach dem Zweiten Weltkrieg das Massenelend noch einmal nach Europa zurückkehrte, lebte auch dieses Kriterium wieder auf. Ich mußte in der Grundschule – und ich weiß noch, ich wunderte mich sehr über diese eigenartige Neugier – auf Erhebungsbögen über die Situation der Familie die Zahl unserer Betten angeben. Wie das so geht, lebt ein sozialer Brauch mit Diskriminierungs- bzw. Prestigewert länger als seine Rationalisierung (Vermeidung von Ansteckung, Rücksicht auf die bei zunehmender Segregation der Generation sich ausdifferenzierenden Schlafgewohnheiten). Bei der heutigen hygienischen Situation in unseren Wohnvierteln und angesichts des Postulats einer neuen Mischung der Generationen wären getrennte Betten aus o. a. Gründen unsinnig. Die wenigen, die imstande sind, die Formelhaftigkeit und Leblosigkeit gewisser gesellschaftlicher Gewohnheiten zu durchschauen, können dazu übergehen, sie zu ignorieren. Gegenwärtig sind nicht mehr diejenigen privilegiert, die sich eine Menge Betten leisten können, sondern diejenigen, die sich von gesellschaftlichen Gepflogenheiten unabhängig machen können, die Vorwände als solche durchschauen und einfach das tun, was ihnen beliebt und niemand schadet. In unserem Fall: die mit ihrem Neugeborenen zusammen ins Bett gehen.

Renggli berichtet von den Vorwänden, unter denen die Autoritäten (Erzieher, Ärzte usf.) einst die immer radikalere Trennung des Neugeborenen von den Körpern seiner Erwachsenen als einen Sieg fürsorglicher Vernunft hinstell(t)en. Der verbreitetste und zunächst erschreckendste ist der, das Neugeborene könne im Bett seiner Mutter ersticken.[8] Nehmen Sie solche Warnungen nicht allzu ernst, diese Gefahr wird maßlos übertrieben. Theoretisch ist es durchaus möglich, daß Neugeborene unter eine Decke rutschen und in Atemnot geraten, praktisch aber können solche Unfälle erstens genauso passieren, wenn das Kind allein schläft, zweitens sind sie glücklicherweise bei so oder so nächtigenden Kindern recht selten. Ratgeber könnten auch fordern, daß Babys nicht auf den Arm genommen werden dürften, weil sie runterfallen könnten. Größer als die Gefahr eines solchen Unfalls ist auch die Wahrscheinlichkeit nicht, daß ein Säugling im Bett der Erwachsenen in

---

[8] »Ebenfalls in jener Zeit (Renaissance) wurde der nächtliche Schlaf des Kindes bei der Mutter verboten. Die rationale Begründung hierfür wurde durch den möglicherweise drohenden Erstickungstod des Kindes gegeben. [. . .] Der Körperkontakt des Kindes zur Mutter wurde somit weiter eingeschränkt, seine allgemeine Unruhe stieg weiter an.« Renggli, a. a. O., S. 245

137

der genannten Weise zu Schaden kommt.

Ein Neugeborenes ist nicht imstande, ein Kissen oder eine Decke, die über sein Gesicht gerutscht ist, zu entfernen; es kann weder seine eigene Lage noch die von Gegenständen gezielt verändern, soviel ist richtig. Es kann aber den Kopf wenden und auf störende Reize hin seine Körperbewegungen verstärken oder schreien. Ehe es an Luftmangel zugrundegeht, wird es wahrscheinlich aufwachen und durch Bäumen des Körpers und Keuchen seinen Bettpartner wecken. Erwachsene, die mit Neugeborenen das Bett geteilt haben, haben mir erzählt, daß sie das Problem mit der Erstickungsgefahr »einfach nicht« gehabt hätten; das Kind wacht in derselben Lage auf, in der es einschläft: wenn der/die Erwachsene am Abend sich und das Kind umsichtig in eine Decke gehüllt und dem Kind kein Kissen gibt, kann nichts geschehen. Sollte aber Ihre Angst vor rutschenden Decken übermächtig sein, so ziehen Sie dem Kind einen Schlafsack an und legen es, wenn es eingeschlafen ist, ein kleines Stück beiseite. Es fühlt dann zwar nicht mehr Ihren Körper, aber es hört Ihren Atem und spürt Ihre Nähe. Nach einiger Praxis übrigens erwerben Sie Erfahrung und Kenntnis in bezug auf Ihre eigenen Bewegungen und die Ihrer Decken des nachts, und Sie können das Kleine entsprechend betten.

Ein weiterer Vorwand für das Verbot des gemeinsamen Bettes ist die Behauptung, das Kind könne sich am Wochenfluß der Mutter infizieren. Dieses Argument wird gern in Kliniken vorgebracht, um die Wöchnerinnen davon abzuhalten, ihre Babys an ihren Körpern unter der Bettdecke zu bergen. Klinikpersonal leidet unter einem berufsbedingten Verfolgungswahn, was Infektionen und dergleichen betrifft – sehen Sie darüber hinweg oder lehnen Sie sich dagegen auf, aber machen Sie die Maßstäbe der Klinik keinesfalls zu den Ihren. Bedenken Sie, daß das Neugeborene die Nähe menschlicher Körper mit all ihren liebenswürdigen Bakterien viel dringender braucht als ein keimfreies Bett. Außerhalb der Klinik sinkt die Gefahr einer Infektion ohnehin. Was den Wochenfluß betrifft, so genügt es, wenn Sie vermeiden, daß das Kind in unmittelbaren Kontakt mit ihm kommt. Wenn Sie sich außerdem die Hände nach dem Wechsel der Binden waschen, so üben Sie ausreichende Vorsicht. Sie können das Baby selbstverständlich auch (gerade) während Ihrer Wochenbettzeit zu sich unter die Decke nehmen – zum Stillen oder gemeinsamen Schlafen.

Welche Vorteile bringt nun das gemeinsame Schlafen den *Erwachsenen?* Es bringt ihnen zunächst ganz einfach die Nähe des

Kindes, die Sicherheit, da zu sein, wenn es sich regt, wenn ihm etwas fehlt. Es bringt ihnen auch die Nähe eines warmen Körpers, die Freude, seinen kleinen feinen Atem, seinen Herzschlag, seinen Umriß im Halbdunkel wahrzunehmen. Der Hauptvorteil aber sollte der sein, daß die Erwachsenen zu *mehr Schlaf* kommen, weil das erwachende Kind nicht erst das ganze Haus aus dem Schlaf reißen muß und weil die Mutter das Kind stillen kann, ohne daß sie aufstehen und ohne daß das Kind sein Bett verlassen muß. Beide brauchen gar nicht ganz wach zu werden. Es genügt, daß die Mutter Kind und Brust zusammenbringt, alles weitere besorgen dann die verschiedenen Begierden. Wenn Sie nicht stillen, entfällt natürlich diese Möglichkeit. Es gibt leider weitere Gründe, die der Verwirklichung eines solchen Idylls manchmal entgegenstehen. Darauf komme ich noch zu sprechen (s. S. 141). Nehmen wir aber mal an, Sie *wollen* mit dem Kind das Bett teilen, Sie *können* es auch, und Sie wollen und können auch in der beschriebenen Weise nachts stillen. Auch für diesen glücklichen Fall halten Leitfadengläubige zwei Einwände parat, auf die ich kurz zu sprechen kommen muß. Die Einwände lauten:

Was ist mit dem ›Bäuerchen‹? Bis das Kind aufgestoßen hat, müssen Sie es umhertragen, dafür müssen Sie aufwachen und aufstehen. Und das Wickeln? Schließlich müssen Sie entweder vor oder nach der Mahlzeit wickeln. Eine volle Unterbrechung des Schlafs steht Ihnen also genauso ins Haus, wenn Sie das Kind in Ihrem Bett schlafen lassen und dort stillen, als wenn Sie es nicht tun.

Meine Antwort: Der Tanz um das ›Bäuerchen‹ ist nichts als ein Resultat der (schon mehrfach von mir angegriffenen) Tendenz zum ›Weglegen‹ des Kindes, zur stundenlangen Trennung vom Körper, oft sogar Gesichtskreis seiner Erwachsenen. Da das auf dem Rücken liegende Kind nur schwer oder gar nicht aufstoßen kann, und sich infolge des gestauten Gases leicht Bauchweh einstellt (das dann die Erwachsenen zwingt, sich ›vor der Zeit‹ mit dem Kind zu beschäftigen), sorgen die Erwachsenen vorm Weglegen in ihrem eigenen Interesse und – ohne dies so zu wissen und zu wollen – im Interesse der Weglegetendenz dafür, daß voraussehbare Störungen vermieden werden, d. h. sie achten darauf, daß das Kind vorm Weglegen ausreichend aufstößt. Auch Bauchlagen-Babys läßt man vorm Weglegen lieber auf dem Arm ihrer Erwachsenen rülpsen, weil man fürchtet, das Kind könne die mit der Luft meist mit herausquellenden kleineren Mengen Milch durch eine ungeschickte Kopfbewegung in die Luftwege ziehen.

Ich erinnere mich, daß ich als Kind das Bäuerchenproblem der Babys bei kleinen Geschwistern und Nachbarskindern beobachtete: Ich war überzeugt, daß mit Babys etwas nicht in Ordnung war; aus geheimnisvollen Gründen war es für sie lebenswichtig, nach dem Trinken gleich aufzustoßen, sie selbst wußten das aber nicht und taten es deshalb oft nicht – ein Webfehler in der Babykonstitution. Man trug also die Würmchen wahre Ewigkeiten auf und ab, ihre wackelnden Köpfe in der Halsgrube stützend, mit den Unterarm wippend, ihr krummes Rückgrat klopfend, bis endlich das ersehnte hohle Geräusch und die kleine Erschütterung des Körpers zustande kamen. Inzwischen ist mir klar, daß Babys genauso regelmäßig oder unregelmäßig nach den Mahlzeiten aufstoßen wie die Erwachsenen auch: manchmal mittendrin, manchmal kurz danach, manchmal spät, manchmal überhaupt nicht. Und das hat alles gar nichts zu bedeuten. Der Webfehler liegt bei den Erwachsenen: *Sie* legen ihre Babys, die geborenen Traglinge, zwischen den Mahlzeiten weg und müssen deshalb Reaktionen wie das Aufstoßen eigens beachten und abwarten, weil diese durch das Weglegen behindert werden.

Nutzanwendung für die Frage des Schlafs: *Wenn Sie bei dem Kind bleiben,* so brauchen Sie sich um das ›Bäuerchen‹ nicht zu sorgen. Legen Sie das Kind auf die Seite oder auf den Bauch (eventuell auf Ihren Körper), dann stößt es leicht und rasch auf. Haben Sie keine Angst davor, daß es gespuckte Milch einatmen könnte. Sie sind ja da. Bevor ihm die Luft wegbleibt, wird es laut genug prusten, um Sie zu wecken. Im übrigen sind diese Art Unfälle viel seltener als die Rede von ihnen. – Falls das Kind die Rückenlage zum Schlafen bevorzugt, so kann es nach dem nächtlichen Stillen in dieser Lage einschlummern, *ohne* daß es aufgestoßen hat. Sollte das gestaute ›Bäuerchen‹ das Baby quälen, so merken Sie das: Es zieht die Beine an und wimmert; sie können es dann immer noch auf den Bauch drehen oder hochnehmen, meistens platzt die Luft dann gleich hervor. Oft aber bewahrt das Baby den Rülpser einfach auf, ohne daß ihm das Unbehagen bereitete. Ihn rauszulassen ist dann seine erste Tat am Morgen, wenn seine Erwachsenen es bewegen oder aufnehmen.

Zum Wickeln: Falls das Baby nicht wund ist, können Sie sich das Wickeln sparen. Solange es warm genug ist – und das ist es bei Ihnen im Bett immer –, kann es ruhig naß werden.

Das Baby also zwingt die Erwachsenen nicht, die Nachtruhe seinetwegen zu unterbrechen (es sei denn, es schreit auch im gemeinsamen Bett anhaltend, etwa weil es Bauchweh hat o. ä.).

Die Erwachsenen selbst aber könnten es als eine Störung empfinden, wenn sie ihr Bett mit dem Kind teilen sollen. Viele von ihnen haben einen Schlafrhythmus oder ein Schlafverhalten, die sich mit der Idee eines gemeinsamen Bettes nicht oder nur schlecht vereinbaren lassen. Berufstätigkeit mit geregelten Arbeits- und daher Schlafenszeiten, womöglich Schichtarbeit, ist ein Einwand. Gewohnheiten wie langes Lesen im Bett oder häufiges Aufstehen aus welchen Gründen immer sind auch ungünstig. Man kann sich viele andere negative Bedingungen denken. Schließlich ist bei manchen Erwachsenen das Bedürfnis groß, *das Baby auch mal los zu sein,* es gerade nachts nicht in der Nähe zu haben, und dieses Bedürfnis ist – wie in jeder Liebesbeziehung – oft besonders heftig, wenn die Bindung stark ist. Manche Erwachsene werden auch sofort wach, wenn sich das Kind nur im Traum leise regt, sie unterbrechen also ihren Schlaf öfter, als wenn das Kind sie durch Schreien aus dem Nebenzimmer zu sich riefe – womit ein (möglicher) Nutzen des gemeinsamen Bettes sich ins Gegenteil verkehrt hätte. Manche Leute wieder können einfach nicht schlafen, wenn sie ihr Bett nicht für sich allein haben (jedenfalls im Regelfall), andere wieder fürchten, sie könnten durch Schnarchen oder häufiges Umherwälzen den kleinen Mitschläfer stören. Wie auch immer: Wenn Sie das Gefühl haben, Sie bringen's nicht, wenn Sie sich überwinden müßten, das Neugeborene als Gast zu sich in Ihr Bett zu nehmen; dann machen Sie es nicht. Sie brauchen nicht zu befürchten, dem Kind etwas Unersetzliches zu verweigern. Zwar bin ich überzeugt, daß der beste Schlafplatz für ein Neugeborenes das Bett seiner Erwachsenen ist – aber ich weiß auch, daß es triftige Gründe gibt, die manche Erwachsene davon abhalten, ihrem Kind dort einen Platz freizumachen. Wichtig ist nur zweierlei: daß Sie nicht glauben, es gäbe ›erzieherische‹ oder hygienische oder sonstige Gründe, die es Ihnen verbieten, ein Neugeborenes zu sich ins Bett zu nehmen, und daß Sie sich nicht zum gemeinsamen Schlaf zwingen, wenn Sie aus irgendwelchen Gründen eigentlich nicht können oder nicht mögen. Bedenken Sie aber auch, daß Experimente erwünscht sind. Eine der folgenreichsten Fehlhaltungen, die üblich sind beim Umgang mit Neugeborenen, ist die Überzeugung und die Praxis, man müßte mit dem Kind jeden Tag zu jeder Zeit dasselbe tun. Das trifft nur für eins zu: für Widmungen von Aufmerksamkeit und Zärtlichkeit, ganz allgemein. Aber sonst: Versuchen Sie es einfach mal, und nehmen Sie Ihr Kind nachts zu sich ins Bett, vielleicht geht es für Sie beide – oder drei oder mehr – gut. Wenn nicht, kehren Sie zu getrennten

Betten zurück. – Sie können sich den gemeinsamen Schlaf auch hin und wieder mal gönnen, wenn Sie sich entspannt und bereit fühlen und auch das Kind gern bei Ihnen liegt.

Wie kommt die stillende Frau zu ihrem Schlaf? (Übers Abpumpen)

Ich behandle diesen Punkt relativ ausführlich, denn diese in der Praxis recht wichtige Angelegenheit wird von unseren Ratgebern fast völlig übergangen.

Einer der scheinemanzipatorischen Einwände gegen das Stillen ist ja dieser: Die armen Frauen hätten, wenn sie stillen, Tag und Nacht das Kind am Hals, während bei Flaschenfütterung auch mal der Vater einspringen könne. Bei genauem Hinsehen erweist sich das Argument jedoch als faul, nicht nur weil es technisch durchaus möglich ist, Frauenmilchernährung und Fütterung durch dritte Personen zu vereinen, sondern weil Väter, die ihrem Kind nachts die Flasche geben, überhaupt selten sind (bzw. waren, es ändert sich ja einiges bei den Geschlechterrollen); d. h. weil, wenn es bei modernistischen Aufklärern gegens Stillen ging, der seltene Fall des nachts fütternden Vaters geradezu an den Haaren herbeigezogen wurde. Aber lassen wir die Stillgegner und ihr Gerede beiseite, sie sind sowieso auf dem Rückzug. Uns interessiert jetzt die Vereinbarkeit von Brusternährung und ungestörtem Schlaf für die Mutter.

Die Ideallösung ist wie gesagt: Sie lassen das Kind bei sich im Bett schlafen und stillen es im Schlaf. Für stillende Frauen, die mit ihrem Kind aus irgendwelchen Gründen nicht zusammen schlafen können oder wollen, gibt es, soweit ich sehe, zwei Wege, ein Stück Schlaf zu retten. Beide setzen voraus, daß außer Ihnen, der Mutter, noch eine dritte Person da und bereit ist, das Kind nachts zu füttern. Der Einfachheit und des Aufforderungscharakters halber setzen wir für diese dritte Person, die im folgenden öfter vorkommen wird, den Vater ein.

Die erste Möglichkeit ist die, daß das Neugeborene nachts *Kunstmilch* mit der Flasche bekommt. Wenn die Frau früh und spät abends die Brust gibt, also nur eine Fütterung überschläft, so erhält das Kind durch die vom Vater gereichte nächtliche Flasche höchstens ein Sechstel seines gesamten Tagesbedarfs in Form von Kunstmilch. Der Anteil ist so gering, daß er nicht weiter ins Gewicht fällt. Ihr Kind bleibt ein Brustkind mit all den Vorteilen wie gutes Gedeihen, gute Verdauung, erhöhter Infektschutz usf.

Die verbreitete Vorstellung, daß ein Neugeborenes sich *entweder* an den Sauger *oder* an die Brust gewöhne, ist irrig. Es lehnt nur dann den Gummisauger ab, wenn er gekoppelt mit einer schlimmen Erfahrung, z. B. längere Abwesenheit der Frau, die ihn gestillt hat, in sein Leben tritt. Umgekehrt machen sich Neugeborene, die in der Klinik nur den Sauger kennengelernt haben, später immer noch gern mit der Brust vertraut, wenn die Frau Geduld hat. Fürchten Sie also keine Schwierigkeiten, wenn Sie nächtliche Mahlzeiten mit Flasche und Sauger reichen. Sie brauchen auch keine Angst zu haben, daß das Baby durch die Flasche der Brust entwöhnt würde, weil es sich beim Gummischnuller weniger anstrengen muß. Babys lieben im allgemeinen die Brust mitsamt der Anstrengung beim Saugen viel zu sehr, als daß sie sich durch andere Darreichungsformen von ihr entwöhnen ließen. Schließlich erhält das Kind den Gummisauger, wenn Sie nur eine Flasche des nachts geben, auch zu selten, als daß es sich ganz auf ihn einstellen könnte.

Ohne Flasche geht es nicht, wenn die stillende Frau nachts nicht füttern will bzw. kann, weil sie ihren Schlaf braucht. Aber es geht ohne Kunstmilch. Sie können, dies wäre also die zweite Möglichkeit, untertags Milch abpumpen, die der Vater dann nachts mit der Flasche gibt. Ihre Milch hält sich im Kühlschrank 24 Stunden frisch. (Der Vater sollte sie vorm Füttern im Wasserbad erwärmen.) Auf diese Weise erhält das Kind ausschließlich Muttermilch.

Für das Neugeborene haben beide Wege keinerlei Nachteile. Es mag von Vorteil für das Kind sein, wenn es auch mal von einer anderen Person gefüttert wird. Einen Vorteil hat ferner der Vater, denn es ist ein eigenes Vergnügen, so ein Neugeborenes zu nähren. Der zweite Weg, also das Abpumpen, empfiehlt sich, wenn das Baby größer geworden ist und seltener trinkt, dafür aber pro Trinkzeit mehr. Wenn es auch in dieser Zeit einen der Trinkakte noch in die Nacht verlegt, sollten Sie zum Abpumpen übergehen, um den Anteil der Kunstmilch nicht weiter zu erhöhen. Sie sollten auch abpumpen, wenn Sie fürchten, Ihre Milchproduktion könnte zurückgehen.

Damit wären wir bei den Auswirkungen beider Möglichkeiten auf die Frau. Es gibt kleine Unannehmlichkeiten, die aber vom Vorteil ungestörter Nachtruhe, wie ich finde, mehr als aufgewogen werden.

Wenn der Säugling nachts Kunstmilch vom Vater erhält, wird

die Frau morgens wahrscheinlich vom Druck der Milch in ihren Brüsten wach, vielleicht fließt die Milch auch schon heraus und bereitet eine jener nassen Umgebungen, die das Leben mit Neugeborenen so mit sich bringt. Ihre Brüste werden sich nach ein paar Tagen auf eine etwas geringere Produktion umgestellt haben. Verreist nun der Vater für eine Woche und Sie müssen doch wieder nachts hoch, so vermehrt sich die Milchmenge von selbst wieder, wenn Sie nachts die Brust geben. Keine Angst also vor unwiderruflichem Milchrückgang, wenn Sie (bzw. der Vater) nachts eine Flasche geben.

Die Brust stellt sich zwar auf eine etwas geringere Produktion um – ein Vorgang, der sich rückgängig machen läßt –, nicht jedoch auf einen Rhythmus mit großen Pausen, d. h. Sie werden morgens stets den Andrang der Milch spüren. Das ist aber nicht weiter schlimm, und wenn Sie dann sofort stillen, kann es sogar besonders schön sein.

Das Abpumpen macht aber ein paar Ungelegenheiten. Viele Frauen pumpen ungern ab. Dabei tut es nicht weh, und wenn frau es erstmal raus hat, kostet es auch nicht viel Zeit. Ich denke, daß die Abneigung von Frauen gegen das Abpumpen ihrer Milch aus einer teils kulturell bestimmten, teils vielleicht sogar biologisch eingewurzelten Scheu vor dem Leerlauf einer sexuellen Funktion herkommt. Die Brustspitze, die zum Milchgeben bereit ist und der Säugling, der sie empfängt – diese Dyade ist in sich stimmig und befriedigungsfähig. Wenn die Frau aber die milchaustreibenden Bewegungen selbst machen muß und statt des Kindergesichts eine gleichgültige Plastikflasche unter ihrer Brust wahrnimmt, dann stellt sich leicht eine fast mit Unwohlsein gemischte Abwehr ein, eine Art Überdruß – nicht aus einem Zuviel, sondern aus einem Zuwenig, aus dem Gefühl des Leerlaufs. Auf der anderen Seite aber können Sie eine geheime Neugier befriedigen: Sie sehen jetzt, wie die Milch herauskommt, wie sie beschaffen ist, wie warm sie ist und wenn Sie wollen, können Sie erfahren, wie sie schmeckt. – Ob Sie sich nun überwinden müssen oder nicht, versuchen Sie es mit dem Abpumpen, wenn Sie meinen, daß es der richtige Weg für Sie ist. Die unangenehmen Empfindungen werden mit der Zeit schwächer. Schließlich erledigen Sie die Abpumperei ohne viel dabei zu fühlen, einfach nebenher.

Über das *Wann* des Abpumpens werden Sie sich vielleicht Gedanken machen; was soll ich dazu sagen . . . Vor dem Stillen werden Sie nicht pumpen wollen, weil Sie dem Kind keine leere Brust anbieten mögen und hinterher, so fürchten Sie womöglich, ist nichts mehr drin. Aber die Brust ist keine Flasche, die nur leer oder voll sein kann. Wenn Sie pumpend schon keinen Tropfen mehr herausbringen, saugt sich das Kind immer noch was herbei. Umgekehrt läßt das Kind oft noch so viel übrig, daß Sie etwas für die Nachtflasche abdrücken können. Lassen Sie sich nicht von den Leitfäden täuschen, nach deren falschen Mitteilungen die Brust zu nichts anderem taugt, als vorschnell zu versiegen oder sich zu entzünden. In Wahrheit ist sie äußerst anpassungs- und leistungsfähig. Eine Frauenbrust ist schließlich imstande, zwei Kinder zu sättigen. Falls Sie sich mit einer Frau zusammentun können, die auch ein Baby hat, so gäbe das eine gute Lösung: Sie könnten nachts je abwechselnd zwei Kinder stillen. Aber in der Praxis ergibt sich sowas ja leider selten.

Pumpen Sie also irgendwann einfach drauflos und haben Sie keine Angst, das Kind könne in den folgenden Stunden Hunger leiden. Falls dieser unwahrscheinliche Fall doch eintreten sollte, können Sie immer noch auf Kunstmilch ausweichen. Versuchen Sie es mal so, daß Sie bei einem Stillakt nur eine Brust geben und die andere anschließend leerpumpen. Falls das Kind täglich zu annähernd gleichen Zeiten einen längeren Schlaf hält, so bietet sich die Mitte dieser Frist als Zeitpunkt fürs Abpumpen an. Sie können auch am Morgen nach einer durchschlafenen Nacht pumpen, wenn die Brust sehr voll ist.

Zum *Wie* des Abpumpens folgendes: Verzichten Sie auf Hilfsmittel wie Handpumpen oder gar elektrische Pumpen. Die holen auch nicht mehr Milch heraus als Ihre Hände, und sie kosten Geld und machen Arbeit, weil Sie sie rein halten müssen. Außerdem können diese Geräte Ihnen wehtun, während Ihre Hände einfühlend genug sind, um mit den sensiblen Brustwarzen schonend umzugehen. Ergreifen Sie die Brust in der Kuppelmitte, da wo sie ihren größten Umfang hat und schieben Sie Finger und Daumen sanft drückend auf die Spitze zu. Wenn Sie beim Warzenhof angekommen sind, ziehen Sie die Finger leicht zurück, wie um den Hof zu spannen. Sie werden sehen, daß die Spitze sich aufrichtet und einige weiße Tropfen oder Strähle entläßt – je nachdem, wie voll die Brust ist. Wechseln Sie öfter den Punkt, auf dem Sie mit Fingern und Daumen zur melkenden Bewegung ansetzen, damit Sie alle Milchkanäle erreichen. Auch ein Wechsel der Hände hilft, noch ruhende Kanäle in Gang zu bringen. Manchmal scheint sich die Brust zu Beginn zu weigern, auf Fingerdruck hin Milch abzugeben – pumpen Sie nur weiter, die Milch wird schon kommen. Mit der Zeit finden Sie von selbst kleine Tricks heraus, mit denen es schneller und leichter geht.

Am besten fangen Sie die Milch gleich mit der Flasche auf. Flasche, Sauger, Schraubverschluß etc. müssen Sie natürlich gut reinigen (vgl. den Abschnitt ›Die Flaschen‹ aus dem letzten Kapitel, S. 121). Hände und Brust vor oder nach dem Pumpen besonders zu behandeln, ist unnötig. Wenn Sie unbedingt wollen, waschen Sie sich vor dem Pumpen die Hände. Genau sein sollten Sie nur in bezug auf die Zeit, die Sie die Milch im Kühlschrank verwahren: nicht länger als 24 Stunden. Wenn das Baby die Nachtflasche nicht austrinkt, schütten Sie den Rest lieber weg.

Mit dem Abpumpen (oder gelegentlicher Kunstmilchfütterung) können Sie sich natürlich auch tagsüber vom Kind mal unabhängig machen. Wenn man diese Möglichkeit bedenkt, so merkt man: Es stimmt nicht, daß eine stillende Mutter so furchtbar angebunden ist und keinen Schritt ohne ihr Kind tun kann. Daß über das Abpumpen, über die Haltbarkeit abgepumpter Frauenmilch etc. gar nichts in unseren Leitfäden steht (rühmliche Ausnahme, einige Aspekte betreffend: das konservative, stillfreundliche ›Baby-Lexikon‹), zeigt, wie sehr die Ratschläge, die sie geben, noch aus der Zeit stammen, in der man dabei war, das Stillen abzuschaffen.

Das Bett – ein Kindergefängnis

Wenn Sie die Überschrift dieses Abschnittes lesen, denken Sie sicher, ich hätte was gegen Gitterbetten. Aber das ist nicht der Punkt; die Assoziation Gitter = Gefängnis können nur wir Erwachsenen haben, was weiß das Kind davon. Ältere Babys haben die Gitter ganz gern, sie können das Aufstehen dran üben. Zum Gefängnis wird das Bett, ob es nun Gitter hat oder nicht, für ein Baby nur, wenn es länger drin liegen muß als ihm lieb ist. Leider ist das das Los der meisten Babys in unseren Breiten.

Da ein Säugling nun mal, schreibt freimütig ein Ratgeber, die meiste Zeit seines Lebens im Bett verbringt, sollte das Bett auch besonders gut und schön ausgestattet sein. Und dann geht es los mit dem Konsumrausch: Matratzen, Einlagen, Decken, Bezüge, Schlafsäcke, die mit dem Laken vernäht sind, vom Bett herabhängendes Spielzeug etc. Eine wahre Philosophie ist übrigens entstanden um das Problem der korrekten Matratze, und man wähnt bisweilen die Krümmung des kindlichen Rückgrats direkt abhängig von der Matratzenfüllung. Der Wirbel ums Babybett wird verständlich, wenn wir uns daran erinnern, daß das Weglegen, das Ins-Bett-Ablegen, also das schlichte ›Aufbewahren‹, keine immer schon geübte Form des Umgangs mit einem Säugling ist, sondern eine jüngere Geschichte hat. Man könnte vermuten, daß das schlechte Gewissen der Erwachsenen, die dem Kind den ›natürlichen‹ Aufenthalt an ihren Körpern nicht mehr gönnten, sich durch die übertreibende Ausstattung der Liegestatt beruhigen wollte. Insbesondere der Einfluß auf die Gesundheit: Bildung des Skeletts, der Kopfform, der Füße, Hüften etc., der dem Bett und der Lage des Babys im Bett zugeschrieben wird, scheint mir arg übertrieben bzw. rational nicht ganz erklärbar zu sein.

Wenn Sie tun, wozu dieser ›Gegen-Leitfaden‹ Sie auffordert und was auch Ihrem Kind am besten gefällt; wenn Sie das Kind an Ihren Körper nehmen, es auch tags im Tragetuch oder in Ihrem Arm schlafen lassen, dann können Sie das Bettproblem doppelt entlastet vergessen, denn die Zeit, die das Kind in seinem Bett verbringt, ist viel zu kurz, als daß seine Lage dort auf seinen Körperbau und seine Zufriedenheit von entscheidendem Einfluß sein könnte. Aber auch wenn Sie bestimmter Zwänge wegen (z. B. Berufstätigkeit), das Kind öfter weglegen müssen, so stecken Sie lieber nicht allzuviel Geld und Phantasie in die Herrichtung des Kinderbetts. Je schöner Sie es finden, desto häufiger legen Sie womöglich das Kind hinein – in Verkennung der Tatsache, daß das *Kind* sich im Bett nur dann wohlfühlt, wenn es schläft, also gar nichts mehr wahrnimmt von seiner schicken Aussteuer.

Apropos ›Lage des Kindes im Bett‹: Die Geschichte dieser Diskussion hat ihre eigene Komik. Vor einer oder zwei Generationen galt es als gefährlich, ein Neugeborenes auf dem Bauch zum Schlaf zu betten, die Erstickungsgefahr sei groß und auch allerlei negativer Einfluß auf die Position der inneren Organe zu befürchten. (Diese alten Ängste geistern noch durch das ›Baby-Lexikon‹, das darauf besteht, unbeaufsichtigte Säuglinge nur in Rückenlage abzulegen.) Dann aber kam aus Amerika die Bauchlagen-Euphorie zu uns: man hatte entdeckt, daß auf dem Bauch schlummernde Babys friedlich weiteratmeten, daß sie – natürlich – häufiger den Kopf hoben und leichter aufstießen. Die neue Generation wurde auf dem Bauch gebettet, ob sie damit nun einverstanden war oder nicht. Es mußte sein, um der Gesundheit willen. Leider ging die Revolution nicht gut aus, es fanden sich gehäuft gewisse Schäden, die man auf die Nur-Bauchlage zurückführte: Sichelfüße, Außendrehung der Beine, Überstreckung des Rückens. Was tun? Die Lösung ist das Wirbelbaby, das alle paar Stunden umgedrehte

Kind, das gleich lange auf Rücken, Bauch und beiden Seiten ruht. Natürlich müssen die Eltern anhand einer Uhr und einer kleinen Liste verfolgen, daß das Kind auch wirklich sukzessive auf allen Seiten schläft. »Wenn (das Kind) immer nur in einer bestimmten Lage einschläft«, heißt es in ›Das Baby‹ (S. 25), »drehen Sie es kurz danach behutsam auf jene Körperseite, die gerade dran ist.«

Diese Lagendiskussion ist ein hübsches Beispiel für die Blüten, die das schlechte Gewissen und die ihm entspringende überschießende Besorgnis bei den weglegenden Erwachsenen treibt. Eltern, die tatsächlich die Zeit haben, ihr Kind alle Nase lang umzudrehen und auch noch die Abfolge seiner Lagen zu kontrollieren, können ihr Baby geradesogut an den Körper nehmen. Dann nämlich löst sich das ganze Lagenproblem in Dunst auf.

Ein Kind, viel herumgetragen, viel mitgenommen, im Elternbett nachts gestillt, nimmt in der Regel ohne besondere Umsicht der Erwachsenen, einfach durch die wechselnden äußeren Bedingungen, verschiedene Lagen ein. (Die Körperhaltung des Kindes im Tragetuch oder -sitz entspricht übrigens in etwa der Bauchlage, zumindest was die Position der Hüften und Kopfes betrifft.) Welche Lage es für seinen Nachtschlaf vorzieht, zeigt das Kind an: Es lehnt gewisse Lagen weinend ab, während es sich in einer anderen wohlig entspannt. Natürlich sollten Sie es nie zu einer Lage zwingen, die es nicht will.

An Eltern, die zum Weglegen gezwungen sind: Die Lagenfrage wird überbewertet. Lassen Sie das Kind entscheiden. Damit es überhaupt wählen kann, müssen Sie natürlich immer mal eine andere Lage anbieten. Bei Bauchlage sollten Sie kein Kissen unter den Kopf legen.

Zurück von der Lage zur Lagerstatt:

Wenn Sie ans Kinderbett denken, dann denken Sie weniger daran, daß Sie das Kind hineinlegen, als daß Sie es herausholen. Es ist viel besser für das Kind und für seine Beziehung zu Ihnen, wenn es nur zu seiner Schlafenszeit im Bett rumliegt. Die Länge dieser Zeit ist von Kind zu Kind sehr verschieden, jedenfalls falsch ist die Vorstellung, ein Neugeborenes schlafe fast nur. Auch das Durchschnittskind aus den Leitfäden, das 6mal pro Tag genährt und gewickelt wird, zusätzlich noch gebadet und ausgefahren, ist, veranschlagt man pro Nähr-, Wickel- und Umkleideprozedur den realistischen Zeitraum von einer Stunde und gibt man noch ein bis zwei Stunden fürs Wachsein zwischendurch hinzu, immerhin fast acht Stunden munter. Es können bei Ihrem Baby mehr, aber auch weniger Stunden sein. Sperren Sie es, wenn Sie irgend können, während seiner Wachzeiten nicht ins Bett. Noch besser ist es, wenn es auch nicht alle Schlafstunden im Bett verbringt (siehe Abschnitt ›Schlafen unterwegs‹, S. 151).

Sie sehen, ich möchte das Bett zu einem Nebenschauplatz im Leben des Kindes – wohlgemerkt: auch des neugeborenen – herabstufen und Sie zugleich dazu anstiften, auf die Ausstattung dieses Nebenschauplatzes nicht allzuviel Aufmerksamkeit zu verschwenden. Allen Leitfäden und der Babymöbelindustrie zum Trotz sage ich Ihnen: Ein Baby braucht überhaupt kein eigenes Bett, auch dann nicht, wenn Sie es nicht mit in das Ihre nehmen. Ein Plätzchen auf der Erde (Matratzenteil oder im Sommer zusammengelegte Wolldecke) genügt vollauf. Ein solches Lager hat Vorteile: Das Kind kann nicht fallen, es kann, wenn es erst größer ist, selbst aufstehen. Allerdings sollten dann die Erwachsenen im selben Raum schlafen und/oder den Raum ›kindersicher‹ machen. Letzteres ist ohnehin notwendig.

Das Lager auf dem Boden, der Platz in Ihrem Bett – beide Möglichkeiten lassen nun das Bedürfnis des Kindes nach dem Gewiegtwerden außer acht. Wenn Sie dieses Bedürfnis befriedigen können, indem Sie das Kind auf Ihrem Schoß, in Ihrem Arm wiegen, bis es sich beruhigt hat oder bis es eingeschlafen ist, dann brauchen Sie in der Tat überhaupt nichts Babyspezifisches für die Schlafzeit Ihres Kindes. Wenn nicht, besorgen Sie sich eine *bewegliche* Bettstelle für das Neugeborene. Eine Wiege oder ein Korb auf Rädern sind klassische und gute Lösungen. Sie können auch den Kinderwagen nehmen. Leitfäden mahnen immer wieder, der Kinderwagen sei als Lagerstatt für das Neugeborene ungeeignet. Eine vernünftige Begründung habe ich nirgends gelesen. Ich denke, daß dahinter die verbreitete mißgünstige Abneigung berufsmäßiger Erzieher gegen das Schaukeln und Wiegen von Säuglingen steckt, denn wegen seiner Federung lädt der Kinderwagen dazu ein, ihn wie eine Wiege zu bedienen. Machen Sie das ruhig, und legen Sie das Kind im Kinderwagen zur Ruhe, nichts spricht dagegen, und Sie sparen die zusätzliche Ausgabe für eine Wiege.

Im allgemeinen werden Körbe, Wiegen, Kinderwagen etc. als ›Dauerliegestatt‹ für zu eng gehalten, nachdem das Kind seinen dritten Lebensmonat vollendet hat und größere Strampelaktivitäten entfaltet. Wieder existiert dieses Problem nur beim weggelegten Kind. Während seines Nachtschlafs braucht ein Säugling nicht allzuviel Platz. Sind Sie allerdings gezwungen, Ihr Kind auch untertags öfter wegzulegen, so tun Sie in Gottes Namen das, wozu die Leitfäden Sie aufrufen: Besorgen Sie sich rechtzeitig ein geräumiges Kinderbett plus Matratze. Ein Säugling, der älter als drei Monate ist, will, wenn er wach ist und sich reckt, strampelt und die ersten Versuche macht, seine Lage zu verändern, natürlich nicht immerzu anstoßen. Im Kinderbett aber kann man ein Kind nicht wiegen. Deshalb wäre es besser, Sie hätten für die erste Zeit zusätzlich eine Wiege, einen Korb auf Rädern oder einen Wagen. Sie sehen, Weglegen kommt teuer. Der Ersatz für Körperkontakt hat eben Warenform und kostet Geld.

Anstelle einer speziellen Babymatratze können Sie für eine Wiege oder Korb ein mehrfach zusammengelegtes großes Handtuch oder Plaid verwenden. Improvisieren Sie mit den Dingen, die ohnehin zu Ihrem Haushalt gehören, anstatt an einer künstlichen Babywelt mitzubauen. Für den Kinderwagen allerdings empfiehlt sich eine solide Matratze, vor allem, wenn Sie das Kind oft ins Freie stellen oder ausfahren. Als Zudecke eignet sich alles, was warm und leicht und von passender Größe ist: ein Kopfkissen, eine (kleine) Reisedecke etc. Die Warnungen der Leitfäden vor Federbetten (= Erwachsenenkopfkissen) sind unbegründet. Wenn Sie für frische Luft sorgen, führt ein Federbett weder zu Überwärmung, wie behauptet wird, noch existiert eine wirkliche Gefahr, daß das Kind erstickt. Federbetten lassen sich an den Rändern der Lagerstatt gut feststopfen. Sollten Sie aber von der Angst geplagt sein, daß (auch in Ihrem Bett) die Decke über das Gesicht des Kindes rutschen und seine Atmung behindern könnte, so schaffen Sie einen Babyschlafsack an. Lassen Sie sich nicht dazu verführen, einen mit dem Laken vernähten sog. Sicherheitsschlafsack zu kaufen, verzichten Sie auch auf die Benutzung der an den meisten Schlafsäcken seitlich angebrachten Schlaufen: Die sind dazu da, daß man Bänder hindurchzieht, die man an den Gitterstäben festknotet. Weder das Neugeborene, das sich eh noch nicht viel bewegt, noch das ältere körperaktive Baby sollten jemals angebunden werden. Und zwar nicht ›um . . . zu‹, wie es die modernen Leitfäden begründen, nicht um die motorischen Fähigkeiten des Babys durch frühes Training besser zu entfalten, (diese Fähigkeiten entfalten sich auch bei angebundenen Säuglingen ganz normal), sondern damit das Kind hier und heute von der Qual des Sich-bewegen-Wollens und Nicht-bewegen-Könnens befreit ist.

Es ist ja noch nicht lange her, da war das Festbinden eine Selbstverständlichkeit. Die Kinder wurden im Bett, auf dem Kinderstuhl, beim Probieren der ersten Schritte etc. in Geschirre gespannt wie dressierte Terrier. Dahinter steckte keineswegs das sadistische Bedürfnis, die Kinder zu quälen, sondern das schlechte Gewissen von Erwachsenen, die die Säuglinge *aus ihrer Reichweite entfernt* hatten und sie so entfernt zu halten wünschten. Natürlich können sie dann nicht mehr spontan zuspringen, wenn die kleinen Hasardeure sich in Gefahr bringen, müssen also irgend etwas für ihre ›Sicherheit‹ tun.

Die Sicherheitseinrichtung für Ihr Baby sind *Sie, Ihr Körper.* Je weniger Sie delegieren an Geschirre, Leinen, Laufställe und Gitterbetten, desto besser ist es. Nehmen Sie diese Aufforderung aber nicht in der Weise wörtlich, daß Sie nun ein schlechtes Gewissen kriegen, weil Sie Ihr Kind auf Grund von Zwängen, die nicht Sie zu verantworten haben, manchmal allein lassen müssen und deshalb Sicherheitsvorkehrungen (z. B. Gitterbett) zu treffen haben. Die Trennung der Kinder vom Körper der Erwachsenen ist ja vor allem ihre Ausgrenzung aus der Erwachsenenwelt, die allein nach Erwachsenennormen funktioniert. Kein einzelner kann dies aufheben. Aber kleine Schritte sind möglich: Nehmen Sie das schlafende Neugeborene an Plätze mit, wo man Sie beide nicht erwartet: ins Café, zu einer öffentlichen Veranstaltung, ins Freibad, auf die Eisenbahn. Mitbürgern, die beanstanden, dies sei wohl nicht der geeignete Aufenthaltsort für einen ruhebedürftigen Säugling, können Sie antworten, daß das unter anderem von ihm, dem Mitbürger, abhängt.

Schlafen unterwegs

Eins der überflüssigsten Hindernisse für ein gesellschaftliches Leben des Säuglings ist die Vorstellung, die sich Erwachsene von seinem Schlafbedürfnis und dessen Befriedigung machen. Laden Sie mal Eltern eines Babys zum Kaffee ein und bitten Sie sie, das Kind mitzubringen – Sie werden unter Garantie zu hören kriegen, das ginge schlecht, weil das Kind dann gerade schlafe. Die Erwachsenen pflegen ihre eigenen Ansprüche auf Ruhe und Ungestörtheit vor und während ihres Nachtschlafs auf das Baby zu projizieren – das Resultat ist ein sehr glaubwürdiger Vorwand, unter dem dann das viel schlafende Neugeborene vor den Augen der Welt in einer dunklen Kammer verborgen wird.

Dies gleich vorweg: Von Zeit zu Zeit, vor allem nachts, ist die dunkle Kammer angebracht. Aber auch hier kommt es auf das Maß an. Säuglinge sind, und das wissen viele Erwachsene nicht, durchaus imstande, auf Straßen und Plätzen, in Eisenbahn und

Hörsälen, ja selbst im Kinderzimmer von Kliniken und Säuglings-krippen friedlich zu schlafen, auch beachtliche Geräuschkulissen machen ihnen wenig oder gar nichts aus. Ihre Störbarkeit, wenn sie erst mal schlafen, ist gering. Voraussetzung für eine bleibende Schlafbereitschaft auch des älteren Säuglings in (gemäßigtem) Lärm und Gewimmel ist allerdings die beruhigende Gewißheit um die Nähe seiner Erwachsenen, möglichst die unmittelbare Körper-nähe. Gern und fest schläft das Baby in Tragetuch oder -sitz.

Nehmen Sie also die Einladung zum Kaffee an, setzen Sie das schlafende Kind ins Tuch, machen Sie sich nichts daraus, wenn es dabei aufwacht: Es schläft, sowie Sie sich in Bewegung setzen, wieder ein. Heben Sie es, wenn Sie am Ziel sind, sanft aus dem Tuch – es wird seinen Schlaf in einer Sofaecke fortsetzen. Und wenn es in der fremden Umgebung erwacht – Sie sind ja da. Falls Sie stillen, brauchen Sie gar nichts weiter mitzunehmen, außer einer Windel zum Wechseln.

Ein Hinweis für Autofahrer(innen): Sie können nicht zugleich fahren und das Kind im Tuch transportieren. Das Kind sollte immer auf dem Rücksitz untergebracht sein. Verwenden Sie beim Neugeborenen das *Babytragebett* oder die *Babytragetasche* (bis etwa zum 6. Monat paßt das Kind hinein und bleibt auch einigermaßen ruhig drin liegen). Wie der Name schon sagt, handelt es sich dabei um ein kleines Babybett mit Henkeln. Es gibt sie aus einer Art weichem Korbgeflecht, mit Plastik gefüttert; die sehen aus wie überdimensionale Einkaufstaschen. Praktischer sind die Tragetaschen in Kastenform mit festem Boden (und kleiner dünner Schaumstoffmatratze) und festen Seitenwänden. Zum Spazierengehen mit dem Kind eignen sich die Tragetaschen entgegen der Empfehlung des ›Elternbuchs‹ nicht, denn sie sind recht sperrig und unbequem zu tragen. Aber zum Transport des Neugeborenen im Auto sind sie ideal. Wenn Sie mit dem Kind un-terwegs sind, Besuche machen, auf eine Party gehen, können Sie es in der Tragetasche an einem ruhigen Plätzchen schlafen legen.

Die Tragetasche ist auch von großem Nutzen, wenn Sie mit dem Kind reisen. Sie können das ohne Sorge tun, selbst ins Ausland. Wenn das Kind die Brust bekommt, haben Sie keine Probleme mit der Ernährung. Wenn Sie es zur Nacht in Ihr Bett nehmen, haben Sie keine Probleme mit dem Schlaf. Sie können es tagsüber (aber auch nachts) im Tragebett zur Ruhe legen. Gestillte Neugeborene verkraften die Umstellung auf andere Klimata gut und kriegen keine Magen-Darm-Störungen.

Fürchten Sie nicht, daß dem Kind die Vertrautheit eines immer gleichen Schlafplatzes fehlt. Diese Vertrautheit bedeutet ihm erst später etwas. Das einzige, was dem Neugeborenen so fehlen könnte, daß es sich fürchtet, sind Sie. Ihre Bewegungen, Ihre Stimme, Ihr In-der-Nähe-Sein, das hat es auch gern, wenn es schläft – lieber als alles andere. Und fernere Geräusche, das Gebrumm von Motoren, das Geklapper Ihrer Schuhe, andere Leute, die mit Ihnen reden, auch das ist ihm aus seinen Ur-Zeiten, den vorgeburtlichen bekannt, es stört nicht, sondern begleitet und hegt seinen Schlaf.

Die Übergänge

Zwischen Schlaf und Wachen, zwischen Wachen und Schlaf liegt ein besonderer krummer Pfad: Traumgestalten gehen noch oder schon auf ihm umher, und zugleich nähern oder entfernen sich die Reize, Ansprüche und Begierden des wachen Lebens. Das erwachsene Ich findet meist eine Methode, diesen Pfad der Verwirrungen rasch zu durchmessen und sich in die Eindeutigkeit zu retten, der Säugling aber, unerfahren und leicht überwältigt von Situationen mit rivalisierenden Mächten, quält und ängstigt sich auf dem krummen Pfad, bleibt ratlos stehen, verirrt sich, kehrt gar um. Er bedarf deshalb der einfühlenden Unterstützung seiner Erwachsenen.

Dieser Unterstützung, die manche Eltern übrigens täglich ein paar Stunden kostet, sind in den meisten Leitfäden nur dürre Worte gewidmet. Alle Ratschläge überbetonen meiner Ansicht nach das Interesse der Erwachsenen, das Kind möglichst schnell und reibungslos in den Schlaf abzuschieben oder aus ihm rauszuhieven – anstatt die der besonderen Bedürftigkeit des Babys (auch älteren Kindes) angemessene Verpflichtung der Erwachsenen zur Rücksicht anzusprechen. Einem Kind aber ist, wie gesagt, der Weg vom Wachen zum Schlafen – in geringerem Maß auch vom Schlaf zum Wachen – unheimlich, und deshalb ist Erwachsenenbegleitung angezeigt. Es gibt auch Kinder, die es leicht haben, vor allem in den ersten Lebensmonaten. Ist Ihres so eins, so seien Sie froh, stellen Sie sich aber darauf ein, daß es im späteren Säuglings- oder Kleinkindalter doch noch Ängste zeigt. Denken Sie dann nicht, Sie bezeigten ihm ein besonderes Entgegenkommen, wenn Sie ihm beim Übergang helfen; dieser Beistand ist für das Kind, für sein psychophysisches Gleichgewicht genauso nötig wie beispielsweise Zuspruch und Liebkosung beim Nähren und Wickeln.

Unsere Leitfäden sprechen meist von der Notwendigkeit eines *Einschlafzeremoniells,* also gewisser immer wiederkehrender abendlicher Tätigkeiten, Zuwendungen, Spiele. Der Sinn des Zeremoniells liegt im Erleben von Vertrautheit, das mindert die Angst vor dem Weg in den Schlaf. Beim Neugeborenen ist ein festes Zeremoniell wegen der noch mangelnden oder höchstens rudimentären Fähigkeit zur Gewohnheitsbildung nicht nötig bzw. nur bedingt sinnvoll. *Für die Erwachsenen* aber kann es eine Erleichterung sein, wenn sie Abend für Abend in etwa dasselbe tun – und schließlich kommt irgendwann auch für den Säugling der schwer voraussehbare Tag bzw. die Nacht, wo er Handlungen und Situationen wiederzuerkennen beginnt und sich dann freut – richten Sie also früh ein (schlichtes) Einschlafzeremoniell ein. Sie brauchen aber während des ersten viertel oder halben Jahres keine bösen Folgen zu befürchten, wenn Sie das Zeremoniell mal weglassen oder ändern, das Kind ist in diesem Alter weniger auf gleichförmige Handlungsabläufe am Abend als einfach auf die *Gegenwart* eines vertrauten Erwachsenen angewiesen.

Die Schwierigkeiten des Kindes und damit die Notwendigkeit für Sie, da zu sein, beginnen mit den ersten Ahnungen vom ›krummen Pfad‹, mit den ersten schwachen Visionen seiner Windungen: mit der *Müdigkeit.* Das Kind wird zappelig, weinerlich, wird bedrängt von seinem Saugtrieb – wenn es sonst nichts findet, stopft es die Faust in den Mund. Seine körperliche Unruhe und sein Weinen scheinen die schlechteste Vorbereitung auf die nahende Passivität der Sinne, Muskeln und Glieder zu sein. Überlegen Sie sich dies: Das Neugeborene fühlt Müdigkeit als Unbehagen, aber es *weiß* nicht wie wir, die Erwachsenen, daß dieses Unbehagen bald durch den Schlaf getilgt sein wird. Es kann sich also nicht zurechtkuscheln, entspannen und den Schlaf womöglich freudig erwarten. Es sieht gar keinen Ausweg aus seiner Bedrängnis, und die ersten Ausfälle seiner Sinne, etwa das Dunkel, wenn die Augen ihm zugehen, machen ihm Angst. Also weint es, also braucht es Ihre Stimme und Berührung, da ihm die Schlaferwartung als Trost nicht zur Verfügung steht.

Wie Sie sich als Begleiter des Kindes in den Schlaf verhalten, das ist ganz in Ihr Belieben gestellt. Es reicht aus, wenn Sie sich einfach neben das Bett des Kindes setzen und mit ihm oder statt seiner auf den Schlaf warten. Und wenn Sie es morgens, kaum daß es weinend sein Erwachen ankündigt, gleich an Ihre Brust drücken. Gewisse zusätzliche Hilfsmittel beim Ins-Bett-Bringen sind bekannt und verbreitet: Schnullersaugen, Schaukeln und Wiegen (im Arm, in der Wiege, im Kinderwagen), leises Singen (Abwechslung ist unnötig, Wiederholung erfreut) und als Wichtigstes: das Stillen. Viele Säuglinge schlafen zum Abend an der Brust ein. Lassen Sie das Kind schön tief in den Schlaf hineinfallen und legen Sie es dann behutsam ins Bett. Muten Sie dem gerade eingeschlafenen Kind niemals noch eine Wickelprozedur zu. Keine Kreatur wird gern aus dem Schlaf geholt zu einer Zeit, da die Erinnerung an den Vollzug des Übergangs noch in den Gliedern schmerzt. – Sie können das Baby auch auf und ab tragen, ihm etwas erzählen oder es streicheln oder ihm den Kopf kraulen. Finden Sie heraus, was es mag.

Erwachsene, die in einem Bett mit ihrem Baby schlafen, haben die geringsten Probleme, vor allem, wenn sie sich auch noch zur selben Zeit hinlegen. Aber eine solche Synchronisierung der Schlafrhythmen dürfte in der Praxis selten durchführbar sein, hätte auch Nachteile (die Erwachsenen müssen ja auch mal ohne Baby sein). Sie können sich, auch wenn Sie kein gemeinsames Bett eingerichtet haben, auf jeden Fall zur Einschlafzeit neben das Baby legen: in Ihr Bett (Sie können das Kind dann später umbetten), ins große Kinderbett (das trägt ohne weiteres zusätzlich zum Baby einen Erwachsenen), auf den Boden. Streicheln, besingen, umfassen Sie das Baby – es wird bald ruhig sein und sich auf den krummen Pfad trauen. Wenn es dann drüben angekommen ist, können Sie aufatmen und davonschleichen.

Aus dem Schlaf heraus kommt das Neugeborene schneller, aber nicht leichter. Oft weckt es der Hunger; sein Geschrei am Morgen (oder inmitten der Nacht) entstammt aber zusätzlich dem Schrecken, den es erleidet, wenn es sich aus der warmen Wirrnis seines Traums in die steife Realität eines Bettes versetzt sieht. Seine Sinnesorgane, die sich wieder öffnen, suchen *und* fürchten die meisten Reize der Außenwelt zugleich.

Auch hier fällt Ihnen die Rolle des Übergangshelfers, des Lotsen zu: Als eine Gestalt, die wahrscheinlich in seinen Träumen umgeht – und sei es als Teilwesen: Brust, Hand, Haut – erkennt es Sie wieder und flüchtet sich dankbar in Ihren Arm, sein Geländer auf dem unheimlichen Weg. Sie sind Reize für Haut, Augen, Ohren, die es *nur* sucht und nicht fürchtet.

Gemeinsames Wachsein, Spiele

Das Kind ist wach und satt – es schenkt Ihnen sein erstes Lächeln, und Sie möchten mit ihm spielen.

Kann ein Neugeborenes schon spielen?

Nach Ansicht des ›Baby-Lexikons‹ muß man sogar bei einem sechs Monate alten Kind das Wort ›spielen‹ in Anführungszeichen setzen, beim Neugeborenen ist es die Mutter, die in Anführungszeichen spielt: »Die Mutter kann ein wenig mit dem Kinde ›spielen‹« (S. 280, aus dem ›Tagesplan‹ zur Pflege des 4 Wochen alten Kindes). Die Maßstäbe sind hier recht streng, wahrscheinlich beginnt für die Autoren des ›Baby-Lexikons‹ ein gänsefüßchenfreies Spiel erst da, wo Kinder imstande sind, Regeln einzuhalten oder sonst irgendeine Art von Disziplin zu üben.

Nun im Ernst: Spielen und Lernen ist, wie unsere Quelle ›Das Baby‹ zu Recht anmerkt (S. 54), bei Säuglingen und Kindern ungeschieden. Ich fände es besser, zu sagen, daß, was sich da nicht trennen läßt in der Tätigkeit eines Kindes, ist *Spielen und Arbeiten*. Das Wort ›arbeiten‹ ist so ausschließlich reserviert für die Erwachsenenwelt, ist so aufgeladen mit deren ganzem falschen Ernst – man definiert ja die Erwachsenen geradezu als Leute, die, im Gegensatz zu Kindern, arbeiten –, daß ich es an der Zeit finde, es durch Anwendung auf Kinder und Säuglinge zu entbiestern. Wenn man den Aspekt des Geldverdienens beiseiteläßt, ist das, was Arbeit in den gängigen Definitionen auszeichnet: Anstrengung, Überlegung, Zweckgerichtetheit, durchaus im Spiel, wenn Kinder selbständig tätig sind.

Ist Ihr Kind erst im Krabbelalter, werden Sie selbst merken, daß es am Morgen, wenn es Ihren pflegenden Händen entronnen ist, regelrecht auf Arbeit geht. Ich setze allerdings ein Kind voraus, das früh Gelegenheit hatte, Vertrauen in seine Umwelt zu fassen und zugleich ein agiles Entdeckertemperament mitbringt. (Es gibt auch stillere, weniger arbeitsfreudige Babys.) Ein seiner Welt vertrauendes, lebhaftes Krabbelkind marschiert los auf allen Vieren und erobert mit manchmal fast verbissener Zielstrebigkeit Winkel für Winkel, Etage für Etage der Räume, die ihm offenstehen. Lockerheit, Vergnügen, Willkür, die wir dem Spielenden zuordnen, fehlen; vielmehr beobachten wir äußerste Konzentration, körperliche Mühen und Risiken und große Hartnäckigkeit – wie bei einem Holzfäller oder Stromschiffer. Zu sagen, ein Kind erobere sich spielend seine Welt, setzt einen zumindest sehr gedehnten Begriff von Spiel voraus. Ich behaupte, daß ein Kind, wenn es ›die Welt erobert‹, arbeitet, und daß wir, die wir die Vorstellung von Arbeit mit Erwerb und Erwachsensein zu verknüpfen gewohnt sind, nur verlernt haben, das zu sehen.

Nach der Arbeit kommt dann für das Baby das Vergnügen

(wenn seine Erwachsenen ihm dazu verhelfen): Kosen, Scherzen, Lachen, Schmusen, Toben oder interessante Besichtigungen beim Getragen- (oder Gefahren-)werden draußen. Jetzt entspannt sich das Kind merklich, es zappelt, jauchzt oder staunt auch schweigend.

Man könnte einwenden, das Ganze sei ein Streit um Worte und letztlich nicht so wichtig. Es steckt, wie oft bei einem Streit um Worte, aber mehr dahinter. Da wir Erwachsenen Kinder klein, süß und mit Spiel (anstatt mit Arbeit) beschäftigt finden, nehmen wir sie weniger ernst als wir sollten. Eine Folge ist beispielsweise, daß die meisten von uns gar nichts dabei finden, wenn sie ein Kind bei einer Beschäftigung stören oder gar roh unterbrechen. *Es spielt ja nur.* Kein Wunder, daß dann die Erwachsenen einem selbstbewußten Kind als eine Horde brachialer Wichtigtuer erscheinen müssen.

> »Einem Kind, das mit großer Sorgfalt einen Schlammkuchen backt, lächeln wir herablassend zu. Für uns ist der Schlammkuchen belanglos, und die ganze Arbeit, die das Kind darauf verwendet, halten wir für eine Verschwendung (was uns nicht daran hindert, ihm in einer honigsüß-lieblichen Stimme zu versichern, daß es ein *wunderschöner* Schlammkuchen ist.) Doch das Kind weiß das nicht; in seiner Unwissenheit ist es ebenso ernsthaft bei der Sache wie wir, wenn wir etwas Wichtiges erledigen. Wie wohltuend für uns, daß wir glauben, es besser zu wissen.«[9]

Was bedeutet nun die Vorstellung vom ›arbeitenden‹ und sich entspannenden Kind für das Neugeborenenalter? Der ganz junge Säugling ist noch ernster und skeptischer als der ältere – sicher nicht nur in seinem Gesichtsausdruck, sondern auch in seinem ›Innern‹ – die zu erobernde Welt ist ihm noch fremder und der Unterschied zwischen Arbeit und Entspannung liegt noch ferner. Das Neugeborene, möchte ich sagen, *arbeitet* noch ausschließlicher als das ältere Baby: Es ist noch nicht sonderlich zu Scherzen aufgelegt und beguckt selbst die Hand, die es liebkost, mit ernstem Gesicht. Entsprechend seinen mangelnden motorischen Fähigkeiten ›erobert es die Welt‹ vor allem durch die Arbeit seiner Sinnesorgane; es horcht und lauscht, es äugt, glotzt, betrachtet, es fühlt Druck, Bewegungen, Reibungen, Temperaturen, Feuchtes, Nasses, Luft, Festes, Hartes an seiner Haut. Die Verarbeitung der

[9] J. Holt: Zum Teufel mit der Kindheit, Wetzlar 1978, S. 91

Sinnesempfindungen in seinem Gehirn ist nicht unmittelbar sichtbar, vielleicht ablesbar an der Gesammeltheit seiner Miene. Und es arbeitet auch in seinen Reaktionen: Hinwenden, Abwenden, Entspannen, Verkrampfen, Lächeln, Weinen – die nach und nach immer prompter, direkter werden. Eine Spur von – gern getaner – Arbeit steckt auch im Aufnehmen der Nahrung, ist doch bekanntermaßen das Saugen an der Brust eine anstrengende Sache. – Viel Konzentration schließlich verlangt dem Neugeborenen seine anspruchsvollste Leistung ab: das Kennenlernen seiner Umgebung als einer besonderen und das Sich-selbst-Orten in diesem Kosmos, also das Identifizieren von Objekten, das allmähliche Scheiden zwischen Du und Ich, kurz das Werden des Subjekts.

Als Entspannung (= ›reines‹ Spiel) darf beim Neugebornen wohl am ehesten das lustvolle reflektorische Bewegen von Armen und Beinen, das Strampeln, gelten. Natürlich hat auch das Saugen an der Brust seine entspannte Seite, vor allem dann, wenn die Nahrungsaufnahme beendet ist und das ›zweckfreie‹ Nuckeln beginnt. Auch Baden ist für manche junge Säuglinge ein Spiel. Viele lieben Musik, alle leisen Gesang, freundliche Worte, Streicheln, Kosen, sich bewegende bunte Gegenstände. Wenn sie müde sind, mögen sie gewiegt oder geschaukelt werden.

Nahrung für seine Sinnesneugier, also seine Schau-, Hör- und Empfindungsarbeit findet der junge Säugling in ausreichendem Maß, wenn Sie ihn viel mit sich herumtragen und an andere Orte mitnehmen. Schon das Herumgetragenwerden in Ihrer Wohnung bietet ihm eine interessante Vielfalt von Eindrücken. Das mitgenommene Baby bedarf keiner besonderen Arrangements, die seiner Schau- und Hörlust Reize böten; selbst das Standardspielzeug der ersten Monate, das Mobile, selbst die Kette bunter Plastikkugeln überm Kinderwagen sind beim mitgenommenen Kind entbehrlich. – Die Anregungsprogramme des ›Elternbuchs‹, sicher gut gemeint und besser als nichts, scheinen mir problematisch deshalb, weil sie das weggelegte Kind voraussetzen (und damit in der Tendenz verewigen), also eine recht halbherzige Reform des Babyalltags sind:

> »Erzeugen Sie Geräusche aus verschiedenen Richtungen und Entfernungen, wenn Ihr Kind im Bettchen liegt. Bald dreht es auf Anhieb sein Köpfchen nach der richtigen Seite« (S. 126 f.).

Säuglinge, die viel herumkommen und/oder tags draußen ruhen, brauchen solche künstlichen Stimuli nicht, sie erfahren genügend

Geräusche aus verschiedenen Richtungen und Entfernungen, sie erleben eine ›echte‹, nicht eigens für sie arrangierte und gefilterte Mannigfaltigkeit von Eindrücken. Seien Sie skeptisch bei jedem Vorschlag, der Sie zu solchen Spezialveranstaltungen fürs Baby aufrufen will – obwohl solche Veranstaltungen auch sinnvoll und lustig sein können und Sie gewiß nichts verderben, wenn Sie, Geräusche erzeugend, um das Bett Ihres Babys kreisen. Besser ist, das Kind kreist mit Ihnen ganz woanders. Die Teilnahme am ›normalen Leben‹ ist für Sie und das Baby in jeder Hinsicht das ergiebigste Anregungsprogramm – übrigens ist für das ›normale Leben‹ umgekehrt auch die Teilnahme des Babys das beste.

Ich sollte erwähnen, daß manche Neugeborene im Wachzustand hin und wieder *Reizarmut* brauchen: gedämpftes Licht, Ruhe, gleichförmige Bewegung, kurz, uterines Milieu. Das Kind zeigt Ihnen sein Bedürfnis danach durch Greinen und Erschrecken im Getriebe. Sie brauchen es aber dann nicht wegzulegen. Suchen Sie mit ihm zusammen eine stille Umgebung auf.

Noch ein paar kleine Vorschläge fürs Spiel mit einem Neugeborenen: Sie können die Lust am Strampeln des Babys in leichten Bewegungsspielen fortsetzen und verstärken. Eine Massage des Körpers, der Arm-, Bein-, Pomuskulatur und des Rumpfes wird von vielen Neugeborenen mit Genuß aufgenommen. (Es gibt von F. Leboyer ein Buch über Säuglings-Massage mit vielen Photos[10].) Übers Stillen und die Möglichkeiten, die es jenseits des Nährens zum Lustfinden bietet, haben wir gesprochen. Auch ein Schnuller ist für Neugeborene, die ihn gern nehmen, ein Zungen- und Gaumenspielzeug.

Ihr Kind wird Sie durch seine gespannte Miene, sein Zustimmungszappeln von selbst auffordern, viel mit ihm zu sprechen und zu singen. Im 2. oder 3. Monat wird es Ihnen die ersten Antworten geben durch Laute wie ngr, ngru, öhö und ähnliches. Es versteht sich, daß es Sie gar zu gern lächeln und lachen sieht, lange bevor es mitmacht mit eigenem Lächeln und – später – seinem ersten kehligen Jauchzen.

(Durchschnittsalter fürs erste Lächeln: 6 bis 8 Wochen, fürs erste laute Lachen: 4 bis 5 Monate. Bitte beachten Sie: der Durchschnitt ist keine Norm. Es macht nichts, wenn Ihr Baby später lächelt und lallt, und es ist nichts Besonderes, wenn es das früher tut.)

---

[10] Frédérik Leboyer: ›Sanfte Hände‹, Die traditionelle Kunst der indischen Baby-massage, München 1979

Wenn das Baby vier Monate alt geworden ist, kann es zwar noch nicht selbst nach Gegenständen greifen, aber es kann Dinge, die Sie ihm in die Hand drücken, festhalten, begucken und hin- und herschwenken. Gern knüllt und knistert es mit Papier, und es fuchtelt mit den ersten Spielsachen oder anderen Dingen, die Sie ihm überlassen. Es strampelt kräftiger und freut sich immer mehr, wenn Sie seine Muskeln und Gelenke im Bad, bei der Massage und vor und nach dem Wickeln mit Ihren Händen drücken, walken, streicheln, ölen, klopfen, hin- und herbewegen.

Mit fünf bis sechs Monaten geschehen bei den meisten Babys jene großen Entwicklungssprünge, die das Feld für neue Arbeits- und Entspannungsmöglichkeiten freilegen: Die Säuglinge beginnen, das Greifen einzuüben, zunächst mit der ganzen Handfläche, oft noch ungeschickt und fehlsteuernd, dann mit immer mehr Fingeraktivität und größerer Zielsicherheit. Sie erforschen ihre Körper durch Betasten ihrer Hände, Füße, Genitalien, sie lutschen voll Vergnügen an ihren Zehen. Sie beginnen, größere Aktivität zu entfalten, ihre Körperlage und -haltung betreffend: sie versuchen, sich vom Rücken auf den Bauch zu drehen und vom Bauch auf den Rücken; sie vollführen aus der Bauchlage heraus Schwimm-, Schaukel- und Reckbewegungen, strecken die Arme nach begehrten Dingen aus und stützen sich immer geschickter ab, erst auf die Unterarme, dann auf die Hände; aus der Rückenlage heben sie Kopf und Rumpf. Immer genauer wollen sie wissen, was um sie herum vorgeht, wollen dabei sein und vom statischen Daliegen in die Vorwärtsbewegung vorstoßen. Manche Babys bestehen auch schon früh auf der aufrechten Haltung; sie stehen, umfangen von den Händen ihrer Erwachsenen, am liebsten steifbeinig auf Tisch, Stuhl oder Schoß, inspizieren eingehend die nähere Umgebung und streben auf diesen oder jenen verlockenden Gegenstand zu. All diese Übungen, die das Baby täglich von sich aus vollführt, können Sie mit ihm wiederholen und ausbauen, Sie können es um es selbst kullern, die ersten Ansätze zum Robben auf dem Bauch verstärken, es aus der Rückenlage zum Sitzen hochziehen, so oft es das mag, ihm, wenn es auf dem Bauch schaukelt, Spielzeug knapp außer Reichweite legen und es sich danach recken lassen (es ihm zum Lohn dann aber auch zuschieben), seine ersten Sitzversuche durch Ihre stützenden Hände ermutigen, es bei ersten Stehversuchen halten. Es gibt eine große Menge von Möglichkeiten für Sie, Ihrem Kind bei seiner Arbeit am Erlernen der Vorwärtsbewegung, des Hochkommens (zuerst: zum Sitzen) und des Greifens zu assistieren; bitte beachten Sie dabei folgendes:

1. Lassen Sie sich durch das Kind inspirieren. Machen Sie gymnastikartige Bewegungsspiele nur so weit, wie das Kind die darin vorkommenden Bewegungselemente oder wenigstens deutliche Ansätze dazu von sich aus schon vollführt. Machen Sie nie etwas, was dem Kind nicht gefällt. Denken Sie nicht so viel an später (machen Sie nicht so viel ›Entwicklungsförderung‹), sondern an den Augenblick, *der* soll gut schmecken. Eine regelrechte Säuglingsgymnastik mit festem Übungsablauf ist für gesunde Kinder überflüssig. 2. Kinderärzte werden Ihnen raten, den vier bis sechs Monate alten Säugling auch im Wachzustand in die Bauchlage zu betten, weil alle Unternehmungen, die das Baby von dieser Lage aus anstellt, für seine körperliche Entwicklung am förderlichsten seien. Das stimmt auch. Die Bauchlage ist *die* Ausgangsposition fürs Krabbeln, und wenn das Baby erst die Vorbereitung dafür beherrscht: sicheres Abstützen auf beide Hände und Hochdrücken des Pos, dann kann es auch leicht zum Sitzen kommen. Es gibt aber eine Menge Kinder, die auch in diesem Alter die Bauchlage noch sehr ungern einnehmen – ist Ihres so eins, so zwingen Sie es nicht zu dieser Lage. Es lernt alles, was es im zweiten Halbjahr zu lernen hat, auch ohne großes Bauchlagen-Trainingsprogramm, vielleicht ein bißchen später, dafür dann aber gewöhnlich sehr rasch. 3. Wenn Sie mit Ihrem Kind spielen, begeben Sie sich auf sein Niveau. Hocken oder legen Sie sich zu ihm auf den Boden, damit es Ihnen aus gleicher Höhe ins Gesicht sehen und Ihre eigenen Bewegungen aus unverzerrter Perspektive wahrnehmen kann. 4. Denken Sie daran, daß das anregendste und begehrteste Spielzeug für das Kind Ihre beiden Körper sind: seiner und Ihrer. Lassen Sie es nackt sein, damit es seinen Körper ertasten kann, seien Sie ihm nah, damit es sich an Sie halten kann. Überlassen Sie dem Baby zum Tasten und Greifen immer wieder Ihre Finger, Ihre Haare, Ihr Gesicht. (Und wenn es, mit sieben, acht oder neun Monaten, krabbelt und klettert, dann will es vor allem *Sie:* als Kletterbaum, als Berg, als abschüssiges Gelände, als Höhle und als Basis, von der aus es andere interessante Dinge zu erreichen trachtet. Oft ist es dabei übrigens ziemlich derb mit Ihnen.)

Wenn nach der Arbeit das Vergnügen kommt, so freut sich das fünf bis sechs Monate alte Baby, wenn es kräftig beansprucht wird: Es jauchzt, wenn Sie auf seinen Bauch prusten, Ihre Nase in seinen Nacken drücken, es in die Luft werfen, herumwirbeln, Hoppe-hoppe-Reiter mit ihm spielen. Manche mögen auch an den Füßen hochgenommen werden wie zur Schubkarre (die sie aber noch nicht schaffen). Wenn Ihr Kind etwas körperscheu ist, seien

161

Sie nicht zu wild mit ihm. Musik und Gesang hören sie alle gern, manche summen sogar mit. Ein Meilenstein ist auch das erste soziale Spiel: Verstecken. Sie legen ein Tuch über das Gesicht des Babys, fragen verwundert, wo es denn geblieben sei und finden es dann mit einem Ausruf der Überraschung, wenn Sie das Tuch wegziehen. Bald übernimmt das Kind das Wegziehen des Tuchs. Es tauscht auch gern die Rollen mit Ihnen und quietscht seinerseits, wenn Sie hinter dem Tuch wieder in Erscheinung treten.

Groß in Mode kommt zur Zeit das *Babyschwimmen*. Bereits nach Vollendung seines 4. bis 5. Monats können Sie Ihr Kind Schwimmen lehren. Es ist wirklich erstaunlich, wie geschickt die kleinen Krabben im Wasser paddeln und sogar tauchen. Wenn Sie Lust und Zeit haben, mit Ihrem Kind schwimmen zu gehen, so erkundigen Sie sich, ob im Schwimmbad in Ihrer Nähe ein Babykurs angeboten wird. Falls nicht, können Sie auf eigene Faust einen machen, eventuell mit anderen Eltern gleichaltriger Kinder zusammen. Das Schwimmbad, das Sie mit den Babys aufsuchen, muß über ein Kinderbecken mit flachem, warmem Wasser verfügen.

Bitte lassen Sie das Kind schwimmen, weil es Spaß daran hat und nicht, weil Sie jetzt schon an seine Schulnote im Sport denken. Ehrgeizige Eltern mit dem Kopf voller Entwicklungsförderungsideen können einem Kind zur Plage werden. Wenn Sie das Vergnügen anstatt zukünftige Hochleistungen des Kindes im Sinn haben, werden Sie sich und dem Baby die Angelegenheit auch nicht durch Enttäuschungsreaktionen verderben, wenn das Kleine sich mal ungeschickt anstellt oder im Wasser heult statt zu jubeln. Auch bei sehr wasserfreundlichen Babys kommt das immer wieder vor.

Es versteht sich, daß wasserscheue Babys nicht ins Schwimmbecken gezwungen werden dürfen. Je weniger Sie unternehmen, um eine Wasserscheu zu vertreiben, desto besser. Die Scheu gibt sich irgendwann ganz von selbst. Warten Sie so lange. Ihr Kind kann, aber es muß nicht als Säugling schon schwimmen.

Wenn Ihr Neugeborenes das erste Kind ist oder die Geschwister schon viel größer sind, werden Sie sich vielleicht Gedanken darüber machen, ob es nicht bald einen gleichaltrigen Spielkameraden brauche. Ein junger Säugling hat noch kein solches Bedürfnis. Setzen Sie ein sechs Monate altes Kind neben ein gleichaltriges – die beiden werden einander betasten wie Gegenstände, oft wie nicht allzu interessante. Erst gegen Ende des ersten Lebensjahres stellen sich Neugier und Erregung ein, wenn andere Babys oder Kleinkinder auftauchen. Kürzere Begegnungen unter Kindern machen dann viel Spaß. Zu dauerhaften Zuwendungen oder gemeinsamen Spielen unter Gleichaltrigen kommt es aber auch dann noch nicht.

Spiel- und Arbeitszeug

In unseren Leitfäden für Babypflege wird über die Entwicklung des sog. Fixierens, also über die Fähigkeit des Babys, ein Objekt seines Interesses mit den Augen festzuhalten, so berichtet: »Bewegt man eine Rassel langsam vor dem Gesicht des Kindes hin und her, so folgt es dieser mit den Augen . . .«

Die Rassel taucht in allen Leitfäden auf, mal ist sie rot, mal farblich unbestimmt, aber die Rassel ist das Standardobjekt. Auch später, wenn der ältere Säugling greifen lernt, greift er – wie sollte es anders sein – nach Gegenständen aus der Kinderwelt.

»Bietet man dem (5 Monate alten, Ref.) Kind ein attraktives Spielzeug in Augenhöhe innerhalb seiner Reichweite an, verlagert es das Gewicht auf einen Unterarm und greift mit der freigewordenen Hand nach dem Spielzeug.«[11]

Daß sich Säuglinge nach Rasseln umsehen und nach Bauklötzen greifen, scheint so selbstverständlich, daß man versucht ist, zu glauben, das Kind fixiere und greife, *weil* es eine *Rassel* ist, die man ihm bietet. Als hätten Säuglinge eine angeborene Vorliebe für Rasseln oder doch zumindest für »attraktives Spielzeug«.

In Wahrheit sind es die Erwachsenen, die nicht nur die Rassel, sondern auch die Vorliebe des Kindes für sie erfunden haben. *Sie* halten die Rassel und all das andere Spielzeug für attraktiv. Sie setzen das Kind in sein ›eigenes Reich‹, mitten in ein kunterbuntes Interieur – Rasseln, Bauklötze, Teddybären und keine Ende –, und das Kind, das nie aufhören wird, über die Zäune seines Reiches sehnsüchtig in die Welt der Erwachsenen hinüberzuspähen, muß nun wohl oder übel sein Herz an die Dinge hängen, die ihm zugänglich sind.

Es ist wichtig, dies festzuhalten: Wenn wir eine Rassel kaufen für ein Kind, so erfüllen wir damit zunächst ein *eigenes* Bedürfnis, das Bedürfnis, dem Kind etwas zu geben, mit dem es sein eigenes

---

[11] Die ersten 365 Tage im Leben eines Kindes, hrsg. von Th. Hellbrügge u. a., München/Zürich 1977, S. 92

Reich ausstatten kann. Natürlich wollen wir das Kind mit dem Spielzeug erfreuen. Aber wir tun auch dies: Wir schließen es aus unserer Welt aus. Wir agieren im Sinne der Segregation – die ja übrigens für die Getrennten auch ihre lustvolle Seite hat. Sicherlich liebt ein Kind sein eigenes Reich. Es liebt es wirklich, und es liebt es notgedrungen.

Ein Kind will zunächst alles ergreifen. Sowie es aber unterscheiden kann zwischen den künstlichen Gegenständen, die exklusiv für seinen Gebrauch hergestellt und angeschafft wurden, und den geheimnisvoll-funktionalen Objekten der Erwachsenenwelt, werden letztere die größere Anziehungskraft ausüben, die phantastischsten Rasseln können daran nichts ändern. Dies schließt nicht aus, daß ein (älteres) Kind an seinem Spielzeugpark hängt und danach strebt, ihn zu vergrößern – schon um vor anderen Kindern als Fürst eines stolzen Reiches dazustehen. Aber es spürt durchaus, daß nicht nur es selbst in seinem Reich, sondern dieses Reich zwischen ihm und seinen Erwachsenen steht. »Die emphatische Separierung der Kinder aus der sozialen Welt der Erwachsenen gab ihnen zwar eine originäre [...] Subjektivität, aber zugleich wuchs die soziale Distanz zwischen Kindern und Erwachsenen.«[12]

Wenn das Kind erst Dinge festhalten, wenn es zugreifen kann, dann sollte es auch welche erreichen können. Und die müssen so beschaffen sein, daß das Kind, das ja erst noch wild fuchtelt, später dann alles auch mit Zunge und Lippen untersucht, sich an ihnen nicht wehtut. Welche Gegenstände aus der Erwachsenenwelt erfüllen diese Voraussetzung? Zu Messer, Gabel, Schere, Licht ist etliches hinzugekommen, das dem Kind nicht guttut – wir haben hier einen der rationalen Gründe für die Existenz von Spielzeug, die Schaffung eines Kinderreiches. Die Materialität unserer technisierten Welt ist bis runter zur Ebene kleiner, beweglicher Gegenstände nicht für Kinder gemacht, man kann sogar sagen: gegen sie, gegen die durch Kinder repräsentierten Produktivkräfte wie Spontaneität und Phantasie. Es bleibt nichts übrig, als sich die Gegenstände genau anzusehen, an denen das Kind Greifen und Manipulieren üben soll. Ob das Angebot der Spielzeugindustrie so beschaffen ist, daß es die Entwicklung von kindlicher Spontaneität und Phantasie auch nur berücksichtigt, sei dahingestellt, es gibt Gründe, das zu bezweifeln.[13]

[12] Peter Brückner, Zur Sozialpsychologie des Kapitalismus, Frankfurt/M. 1972, S. 81
[13] Vgl. K.-D. Lenzen, Kinderkultur – die sanfte Anpassung, Frankfurt/M. 1978 (Fischer Taschenbuch 3400)

Ich möchte Ihnen vorschlagen, dem Kind möglichst früh Spiel-bzw. ›Arbeits‹*zeug* anzubieten, mit dem auch Sie selbst umgehen, das aus Ihrer Welt stammt. Sie werden bemerken, daß das Kind, unermüdlicher Beobachter der es ist, spätestens im Alter von sechs Monaten nach *den* Gegenständen strebt, die *Sie* in die Hand zu nehmen pflegen (und sein Spielzeug entsprechend weniger beach-tet): Bleistifte, Türklinken, Lichtschalter, Telefonhörer, Bestecke, Brieföffner, Streichhölzer, Stricknadeln, Zigaretten, Brotschnit-ten, Kochlöffel, Teetassen, Biergläser, Handtaschen, Brillen, Ta-geszeitungen, Babypuder, Taschentücher, Lenkräder, Schlüssel-bunde etc. pp. Ein Kind will ›Arbeitsgegenstände‹, es will, schon im zarten Alter von einem halben Jahr, alles machen, was die Erwachsenen machen, und es interessiert sich für Spielzeug nur dann, wenn auch die Erwachsenen sich damit beschäftigen. Es wäre verhängnisvoll, wenn Sie sich weigerten, dem Kind die Requisiten Ihres Alltagslebens – zumindest einige von ihnen – zugänglich zu machen, Sie schlössen es damit allzu nachdrücklich aus Ihrer Welt aus. Erwachsene neigen dazu, viel mehr Gegen-stände vor Säuglingen in Sicherheit zu bringen, als eigentlich nötig wäre. Ihre erste Ausrede ist die Hygiene – schließlich stecken ja Säuglinge alles, was sie in die Hände kriegen, in den Mund. Die zweite Ausrede ist die Sicherheit: Das Kind könne sich verletzen. Die dritte Ausrede ist die Befürchtung, daß Kinder Sachen kaputt-machen und verschleppen. Ausreden sind diese Ängste deshalb, weil sie über ihren rationalen Gehalt hinaus hochgespielt werden und das Bedürfnis der Erwachsenen, die Kinder loszusein, sie abzuschieben, kaschieren sollen. So berechtigt dieses Bedürfnis in gewissem Umfang sicher ist – es wird langfristig besser befriedigt, wenn Sie Ihre Sachen – nicht alle versteht sich, aber doch viele – mit dem Kind teilen. Dann lernt es eher und nachhaltiger, pfleglich mit den Dingen umzugehen (dies allerdings erst jenseits des Kleinkindalters), seine Neugier wird rascher befriedigt, und es stellen sich seltener jene Zerstörungslüste ein, die Kinder befallen, wenn sie endlich mal, in einem unbeaufsichtigten Moment, an verbotene Dinge herankönnen. Kurz: Das mitgenommene und in der Erwachsenenwelt von Anfang an heimisch gewordene Kind kommt nicht so leicht in die Lage, sein Begehren nach dieser Welt zu stauen, und es wird deshalb, auf längere Frist gesehen, viel weniger in ihr ›anrichten‹. Es selbst und Sie werden sich in der gemeinsamen Welt wohler fühlen. Fangen Sie also schon beim Säugling an, und machen Sie ihm die Dinge zugänglich, die er ohnehin, in Ihrer Hand und in seiner Umgebung, täglich sieht.

Zur Hygiene: Es gibt ein altes Sprichwort, demzufolge die dreckigsten Kinder die gesündesten seien. Sicher muß so ein Satz mit Vorsicht zur Richtschnur täglichen Handelns genommen werden – aber in unserer überhygienisierten Welt könnte er durchaus ein wenig aktualisiert werden. Sie wissen ja, daß Kinder den Kontakt mit allen möglichen Keimen und Bakterien brauchen, um Abwehrstoffe zu entwickeln. Geben Sie also dem Baby ein Holzschälchen, einen Eierlöffel, ein Brillenetui, ein Stück Zeitung oder was sonst in seiner Umgebung gerade rumliegt und seine Aufmerksamkeit weckt, *ohne* diese Dinge vorher besonders zu reinigen. Es macht nichts, wenn das Kind Straßenstaub, Sand, das Blatt einer Zimmerpflanze oder dergleichen in den Mund nimmt und vielleicht auch runterschluckt. Es ist keine Tragödie, wenn es ein Stück Zeitungspapier verspeist. Wenn es im Café ein in Seidenpapier eingewickeltes Zuckerstück erwischt und sich das Stück samt Umhüllung einverleibt, so geschieht gar nichts. Es macht auch nichts, wenn es einen Salzstreuer ergattert und an ihm lutscht – vorausgesetzt die Löcher sind nicht gar zu groß und Sie können verhindern, daß es sich das Salz in den Mund streut. Ihr Baby kann auch Metall oder Kerzenwachs mit den Lippen berühren, und es wird vom Nasenstüber eines Hundes oder einer Katze nicht krank. Ich habe hier ein paar Beispiele herausgegriffen, die häufig vorkommen und bei denen sich die Erwachsenen meist zu überflüssigen Interventionen veranlaßt sehen. Viele andere sind denkbar, je nach Ihren und des Babys Lebensumständen. Es ist viel schlimmer für Ihr Kind, wenn ihm immer alles entrissen wird oder es selbst von allem weggerissen wird, als wenn es mal die eine oder andere nicht ganz astreine Sache zum Munde führt. Lassen Sie es seine Erfahrungen machen.

Zur lieben Sicherheit: Es gibt Erwachsene, die an jedem harmlosen Teedosendeckel oder Eierbecher eine versteckte scharfe Kante vermuten und dem Baby fast mechanisch alles aus den Händen nehmen, was nicht TÜV-geprüftes Spielzeug ist, die den Nippes auf der Konsole und den Bart eines Besuchers für giftig halten und sofort einschreiten, wenn das Baby sich daran zu schaffen macht. Den größten Schaden richten solche Erwachsenen bei Krabbelbabys an: Anstatt die Kinder lieber einmal mehr auf den Hintern fallen, dafür aber die Erfahrungen machen zu lassen, nach denen es sie in jeder Muskelfaser dürstet, begrenzen sie das Aktionsfeld des Kindes in der Zeit seines entschiedensten Eroberungsdrangs und seiner herzlichsten Verwegenheit auf wenige Quadratmeter. Aber wir beschränken uns ja hier auf die ersten sechs Monate. Für diese

Zeit gilt: Bevor Sie einem Kind etwas wegnehmen, weil Sie meinen, es könne sich daran verletzen, prüfen Sie, ob diese Gefahr wirklich existiert bzw. ob Sie nicht das Ding dem Kind nach einer kleinen Veränderung, einem kleinen Eingriff, doch überlassen können. Entsprechendes gilt für die Gefahr des Kaputtmachens.

Hier eine Liste von alltäglichen Gebrauchsgegenständen, die Babys oft weggenommen werden, die sie dennoch gefahrlos erforschen könnten (ich rede also nicht erst von den obligaten Kochlöffeln): Kugelschreiber (mit eingeschnappter Mine), Streichholzschachteln (mit abgerissenen Reißflächen, gefüllt mit ein paar Streichhölzern, denen Sie vorher die Köpfe abgebrochen haben), Feuerzeuge (deren Fähigkeit Sie ihm hin und wieder vorführen sollten), Brillen, Telefone (jüngere Säuglinge kriegen solche Gegenstände noch nicht kaputt), Futterale aller Art, Salzstreuer (mit Zucker gefüllt), Korken (es kann ruhig den einen oder anderen Korkkrümel verschlucken), Zeitungen, Papiertaschentücher, Radiergummi, Portemonnaies (es dauert noch eine Weile, bis Babys die aufbekommen), Gefäße aus schwerem Glas wie z. B. leere Honiggläser; zugeschraubte Lippen- und Klebestifte, Armbanduhren (noch ist das Baby nicht imstande, sie zu ruinieren). In jedem Haushalt lassen sich eine Menge Dinge finden, die – oft nach ein paar kleinen Bearbeitungen – sowohl von Ihnen benutzt werden/wurden als auch für das Baby und seinen Forscherdrang von Interesse sind und keinen Schaden stiften.

Nun gibt es aber doch eine Liste von Dingen, die dem Baby *auf keinen Fall* zugänglich gemacht werden dürfen. Dazu gehören Zigaretten, Tabak (tödliches Gift für Säuglinge schon in kleineren Dosen), Gefäße mit heißer Flüssigkeit und brennende Kerzen, scharfe und spitze Instrumente, sehr kleine Dinge wie Hemdknöpfe und dergl. (Gefahr des Verschluckens), Medikamente, Reinigungsmittel und andere Chemikalien. Probleme werfen nur die Gegenstände auf, die das Kind täglich in Ihren Händen sieht, beispielsweise Zigaretten oder Stricknadeln. Terpentin, Aspirin und die Papierschere lassen sich meist so aus dem Gesichtskreis des Babys entfernt halten, daß es gar nicht auf die Idee kommt, sich sonderlich dafür zu interessieren (und müssen später, wenn das Baby kriecht, unbedingt auf den hohen Regalen aufbewahrt oder unter Verschluß gehalten werden). Diejenigen Tabu-Gegenstände jedoch, mit denen das Kind Sie täglich umgehen sieht, seien es Rauchutensilien, Brotmesser oder Kaffeekanne, sollten Sie nicht einfach wortlos aus seiner Reichweite entfernen, sondern Sie sollten sie dem Kind, wenn es große Neugier zeigt, *hinhalten*, es sie berühren lassen (selbst Kippen im Aschenbecher) und ihm dazu in sanftem, bestimmtem Ton erklären, daß diese Dinge ihm schadeten, wenn es sie ergriffe und in den Mund steckte. Dann stellen Sie das Zeug beiseite. Wiederholen Sie diese ›erklärte Versagung‹ nicht nur sieben, sondern siebzig Mal (anstatt bloß: neinnein zu schimpfen), das Kind merkt dann, daß es mit gewissen Dingen eine besondere Bewandtnis hat. Es wird zwar seinen Wunsch, sie dennoch zu erlangen, nicht so bald begraben, aber es wird sich nicht mehr gar so beraubt fühlen, wenn es verzichten muß (es hat Ihre Erklärung, die es als Zuwendung empfindet, als Ersatz) und es wird eher geneigt sein, Ihnen zu glauben, daß Sie es besser wissen.

Natürlich gibt es auch sehr hübsches *Spielzeug*, das dem Kind großen Spaß macht, vor allem, wenn Sie mit ihm gemeinsam – wenigstens eine Weile, zur Anregung – damit umgehen. Dazu gehört so klassischer Kinderzauber wie das Bilderbuch mit Pappseiten, der Ball, die Puppe, das Stoff- und das Schwimmtier, die Spieluhr, das Quietschtier aus Gummi, die Eisenbahn aus Holz, andere Gefährte und hölzerne Tiere mit Schnur zum Hinterherziehen, die Puppe in der Puppe, die Trommel, Bauklötze und Innovationen aus neuerer Zeit wie das Kindertelefon, Steckspiele und allerhand Gerät zum Schrauben, Klingeln und Knöpfchendrücken. Diese Art Spielzeug ist – auch wenn es in manchen Leitfäden anders steht – im ersten Halbjahr noch nicht aktuell. Selbst im zweiten Halbjahr werden viele dieser Dinge vom Säugling noch nicht ihrer Funktion entsprechend genutzt, so daß ihre Anschaffung nur bedingt sinnvoll scheint. Nach meiner Erfahrung spielen Puppen, Plüschtiere und anspruchsvolle Bauklötze auch im zweiten Halbjahr höchstens eine Nebenrolle, während allerdings das Bilderbuch (wenn die Erwachsenen es ›vorlesen‹), der Ball, das Kindertelefon und, gegen Ende des ersten Lebensjahres, das Steckspiel, Klötze zum Turmbauen (das Bauen ist noch Sache der Erwachsenen, das Baby schmeißt um), eine Spieluhr oder anderes musikmachendes Gerät großen Anklang finden. (Ein Tip: sammeln Sie gegen Ende des ersten Lebensjahres leere Plastikdosen mit Schraubdeckeln und werfen Sie gebrauchte Lippenstifte und Parfümfläschchen nicht weg. In der Zeit des großen Fingerfertigkeitstrainings schraubt das Baby mit Begeisterung Dosen, Flaschen und Stifte auf und zu.) Rollende Tiere und Wagen sind erst spannend, wenn das Kind läuft. Wenn es krabbelt, schiebt es gern etwas Rollendes (ein kleines Auto o. ä.) vor sich her.

Spielzeug fürs erste Halbjahr? Die obligate Rassel, ein Gummitier, das quietscht oder blökt, ein paar bunte Plastikklötze, ein Ring mit einem Glöckchen genügen. Unter der Bedingung, versteht sich, daß Sie bereit sind, dem Kind von Ihren Sachen abzugeben.

Fünftes Kapitel

Was man Pflege nennt

Der Hygiene-Isolationswall

Kein Ratgeber zur Säuglingspflege ohne ausführliche Hinweise zur Hygiene.

Nirgends steht, daß die Angst vor Bakterien, Keimen, Anstekkung und Unreinlichkeit in unserer Zivilisation längst selbst eine ansteckende Krankheit geworden ist – übertragen allerdings nicht durch Kleinstlebewesen, sondern durch Erziehung, also durch gewisse obligatorisch weitergegebene Kulturtechniken und kollektiven Wahn. Einen hübschen Kommentar dazu hat Charles M. Schultz in einem seiner ›Peanuts‹-Comics geliefert: Lucy, die Verkörperung der Erwachsenen-Moral, läuft in Panik vor Snoopy, dem Hund davon, der ihr, Freundschaft antragend, mit der Zunge übers Gesicht gefahren ist. »Hilfe! Hilfe! Bakterien . . . Krankheiten . . . Bringt heißes Wasser!« Der Hund, grollend: »Das nächste Mal beiße ich sie ins Bein.«

Dieser Strip ist deshalb so treffend, weil er in die mittlerweile ja gängige Kritik hysterischer Bakterienangst den Aspekt des Opfers von Gefühlen und deren körperlichen Ausdruck einschließt, das diese Angst gewöhnlich fordert. Es reicht nicht, festzustellen, daß Bakterienangst ab einem gewissen Ausmaß dysfunktional bzw. schädlich wird, da menschliches Leben nun einmal inmitten einer differenzierten Bakterien- und Mikrobenfauna stattfindet (der Mensch also »besiedelt« ist, wie es der amerikanische Autor Th. Rosebury[1] ausgedrückt hat) und es durch allzuviel Sterilisierung zu ökologischen Ungleichgewichten und Immunschwäche kommen könnte – es muß bedacht und beklagt werden, daß manche zwischenmenschliche Nähe nicht zustandekommt, weil ein zur zweiten Natur gewordenes Reinlichkeitsbedürfnis Schranken setzt. Dies gilt auch für das einzelne Individuum, für das Ausmaß, in dem es seinem eigenen Körper nah ist.

Die moderne Hygiene spielt eine große Rolle bei der Unterdrük-

---

[1] Der Reinlichkeitstick, Frankfurt 1975

170

kung und Reglementierung von Sexualität; sie hat wahrscheinlich einen Teil des von Empfängnisangst und restriktiven Moralen geräumten Terrains besetzt und verscheucht nun die Lust durch Angst vor den unmittelbaren Produktionen der Körper: ihrer Temperaturen, ihrer Keimfauna, ihrer Feuchtigkeiten und Düfte.

Im eben aufgesprungenen Leben eines Neugeborenen kommt der Hygiene, den Maßnahmen, die die Erwachsenen in ihrem Namen treffen, eine weitreichende Bedeutung zu: Der Schutz, den wir dem zarten Organismus gegen Anfechtungen einer durchseuchten Umwelt und gegen die Zersetzungsprodukte seiner eigenen Ausscheidungen zu geben versuchen, hat sich unter unseren Händen in einen Wall verwandelt, einen unsichtbaren, aber undurchdringlichen, der das Neugeborene auch von dem Stück Welt, mit dem es sich um seines Überlebens willen austauschen will und *muß*, relativ isoliert. Schon wenn ein Erwachsener, bevor er ein schreiendes Baby hochnimmt, läuft und sich die Hände wäscht,[2] ist die Isolation wirksam: Nicht nur wegen der zeitlichen Verzögerung, mit der er das Kind in den Arm nimmt, sondern auch wegen der gewandelten Qualität der Geste des Hochnehmens selbst. Die spontan ausgeführte Geste ist anders als die protrahierte: entschiedener und weicher – so auch der Ton, in dem der Erwachsene beim Hochnehmen Begütigendes spricht. Hat sich zwischen Babyschrei, Impuls zum Hochnehmen und schließlicher Ausführung erst die Waschung geschoben, so muß das Hochnehmen Zeichen von Hast und Druck aufweisen, schließlich kann im Wege des Abfärbens, wie es oft geschieht bei raumzeitlich eng nebeneinanderliegenden, aber in der Qualität sehr unterschiedlichen Handlungen, das Hochnehmen Spuren des Mechanisch-Beiläufigen annehmen, das dem Händewaschen eigen ist.

Schon eine so schlichte Hygienemaßnahme wie das Waschen der Hände vor der Berührung des Kindes hat also u. U. ihr Bedenkliches – was mag da erst angerichtet werden durch drastischere Maßnahmen von der Desinfektion der Kinderpflegegegenstände bis zur Reduzierung von Körperkontakten überhaupt. Nicht nur, daß das Kind durch zu geringes Angebot daran gehindert wird, seine Körperlichkeit in das extrauterine Mikrobenmilieu einzupassen – sein Grundbedürfnis nach warmer Berührung und intensivem Hautkontakt wird mangelhaft, weil in zensierter Form nur befriedigt.

Man mag hoffen, daß die prompte Bereitschaft zur Zärtlichkeit,

---

[2] Wie es heute auch die modernen Leitfäden noch empfehlen.

171

in der Erwachsene, die mit Säuglingen leben, sich normalerweise befinden, Hygienediktate zum Vorteil aller Beteiligten trotz guter (schlechter) Absicht meist einfach überfährt. Der Erwachsene pfeift aufs Händewaschen oder er vergißt es. Er nimmt das Baby hoch. Er drückt es an sich und berührt seinen Haarflaum mit den Lippen – eine Geste, die meist spontan geschieht und nicht nur aus Zärtlichkeit besteht: Die Lippen agieren als dritte Hand und quasistützen den Kopf nach oben. Fast jeder Erwachsene unterdrückt diese schöne und nützliche Bewegung, wenn er ein ›fremdes‹ Neugeborenes auf den Arm nimmt – aus verinnerlichten Hygienerücksichten. Die Folge ist, daß der Kopf des Säuglings zu pendeln beginnt, der Erwachsene fühlt sich unsicher, das Kind weint – man übergibt das Bündel der Mutter und erachtet abermals den Beweis für erbracht, daß nur die Mutter ein so kleines Kind zu beruhigen vermag. In Wahrheit war der Hygiene-Isolationswall am Werk.

Alle Leitfäden für Säuglingspflege, auch die progressiven, schütten diesen Wall mit auf. Die Sprache wird meist besonders rigide, wenn sie auf die Sauberkeit kommt: hier »hat man« zu beachten und die Reinigung »erfolgt«. Was da durchklingt, ist ein Befehlston, ein Anherrschen, das an die Kaserne erinnert. Während sich sonst allgemein die Erkenntnis durchsetzt, daß wir Ende des 20. Jahrhunderts mit Kanalisation, WC und staatlich kontrollierter Wasserversorgung Ausmaß und Form der Körperhygiene schadlos persönlichen Neigungen anpassen können, hat sich in der Säuglingspflege der Rigorismus des 19. Jahrhunderts erhalten, der nur angesichts drohender Seuchen- und Sterblichkeitsgefahr rational war. Was an ihm, dem Rigorismus, als Kontroll- und Herrschaftsinstrument brauchbar war und ist, empfiehlt ihn heute noch, wo er eigentlich nur noch stört, denjenigen, die davon zu profitieren hoffen: Angehörigen von Gesundheitseinrichtungen, konservativen Pädagogen bis hin zu herrschsüchtigen Oberschwestern und Übermüttern.

Was da alles angeraten wird an überflüssigen Manipulationen mit Säuglingen einschließlich täglicher *Augenwaschungen* (»Jedes Auge wird für sich, von außen nach innen zu streichend gewaschen und in gleicher Weise wieder getrocknet.«)[3] grenzt so nahe an Kindesmißhandlung, daß bedächtigen Leitfadenautoren hin und wieder eine Warnung geboten scheint: »Das Mundinnere bedarf keiner besonderen Pflege und sollte daher auch niemals ausgewischt oder ausgewaschen werden.«[3] Was für ein Ausmaß an

3 ›Baby-Lexikon‹, S. 238

Perversion muß schon mißgestaltend auf die Beziehung Erwachsener-Neugeborenes eingewirkt haben, bevor die Reinigung des Mundinneren vom Erwachsenen auch nur in Erwägung gezogen werden kann! Andererseits, wie soll er solches nicht erwägen, wenn er an anderer Stelle liest und glaubt, daß er den Säugling »aus hygienischen Gründen im ersten halben Jahr« nicht auf den Mund küssen darf? Hygienemaßnahmen, ausgeführt am nackten, vibrierenden Körper des Kindes, lassen sich auch als verschobene Liebkosungen lesen. Mit ein bißchen Verdachtspsychologie können wir dies z. B. dem Umstand entnehmen, daß regelmäßig die ja dem erotischen Interesse entgegenkommenden *Hautfalten* besondere Beachtung empfohlen werden:

> »Nachdem Sie sorgfältig kontrolliert haben, ob die Reinigung durch das Bad auch an allen verborgenen Stellen ganz erfolgreich war, . . .«
> »Das Abtrocknen ist besonders wichtig und gründlich vorzunehmen in allen Hautfalten und engen Körperstellen. Man vergißt leicht einmal die Haut zwischen Zehen, Fingerchen und hinter den Ohren.«[4]

Für Leser, die noch dran glauben: Selbstverständlich trocknen die Hautfalten rasch von selbst, insbesondere wenn Sie das Kind eine Weile unbekleidet lassen. Es ist völlig überflüssig, einen Säugling, wie dies immer wieder gefordert wird, zwischen den Zehen ›gründlich‹ abzutrocknen. Es sei denn, er ist alt genug, daß er es spaßig findet.

Der Hygienewall isoliert die Menschen voneinander, aber er isoliert längst nicht mehr die Menschen gegen Lucys Bakterien. Was Infektionen angeht, so ist die Kinderklinik für Ihr Baby der gefährlichste Ort, und wie sich Pilze an Orten der Reinlichkeit ausbreiten (Bäder, Saunen) ist allbekannt. Wir haben Natur/Kultur so zugerichtet, daß der Gebrauch von Chemie und Seife nicht mehr schützt. Was tun? Wer *gerne* lebt, der überlebt auch vieles; tun Sie deshalb, was das Kind und Sie beglückt – das einzige ›um . . . zu‹, das ein Gegen-Leitfaden zulassen darf.

Sicherlich läßt sich auch einiges zur Rettung und Rationalität hygienischer Sorge sagen: Solange wir z. B. das Kind in Windeln wickeln, müssen wir seine Haut zu längerem Kontakt mit seinen Ausscheidungen durch Öl oder Salben rüsten. Jenseits dieser noch zu behandelnden nötigen Verrichtungen dürfte aber der größte

4 ›Mutter und Kind‹, S. 35 und 40

Teil des heute üblichen Hygienedrills bis hin zum Fetisch des »täglichen Reinigungsbades«[5] als überflüssig, wenn nicht gar schädlich abzulehnen sein. Schleimhäute und Körperhaut des Säuglings einschließlich der Kopfhaut verfügen über genügend Selbstreinigungskräfte durch die natürlichen Erneuerungsprozesse der Epidermis und durch einen dünnen Hautfettfilm, vorausgesetzt, die Haut erhält genügend Luftkontakt und wird nicht ständig durch Waschungen und dergleichen irritiert. Das gilt natürlich genauso für die Erwachsenen[6] – dies hier zu erwähnen ist nötig, da die meisten Erwachsenen von ihren erworbenen Waschzwängen her auf den Säugling rückschließen und meinen, er fühle sich nicht wohl, wenn er nicht täglich abgeseift und mit Wattestäbchen in seinen Körperöffnungen traktiert worden sei.

Die Körperöffnungen. Anstatt mit Wattestäbchen wollen und sollen sie von Zeit zu Zeit mit Liebkosungen geschlossen werden. Und vor dem, was diese Öffnungen überraschend von sich geben, müssen die Erwachsenen ihre Angst und ihre Abneigung verlieren. In einem Haus, in dem ein Neugeborenes lebt, darf niemand Angst vor Flecken auf Hemd oder Sessel haben – das wäre eine für das Kind beleidigende Verschiebung von Prioritäten. Auch der Wischlappen sollte nicht ständig in Bewegung sein – für Kind und Erwachsene ist der Anspruch, jede Spur des noch tropfenden neugeborenen Lebens umgehend auszutilgen, eine nicht akzeptierbare Einengung.

Wenn Reinlichkeitsdiktate und Scheu vor Ausscheidungen ein Element der Sexualunterdrückung darstellen, so dürfte umgekehrt sexuelle Praxis eine Situation sein, in der diese Scheu schwindet, ja sogar sich umkehrt in ein Verlangen nach Vermischung der Körpersäfte. So ist es wirklich; und die Tatsache, daß Erwachsene, die einen Säugling trockenlegen, dabei nicht Ekel, sondern meist Vergnügen empfinden, spricht noch einmal für die Direktheit der sexuellen Beziehung zwischen Erwachsenem und Kind. Aber das Vergnügen ist oft seinerseits scheu, es wird im Zaum gehalten durch das Gefühl der *Pflicht*, das allen Verrichtungen eine gewisse Strenge gibt. Es ist meine Pflicht als Mutter, das Kind jetzt trockenzulegen – aber ist es nicht auch mein Vergnügen,

---

[5] ›Baby-Lexikon‹, S. 235
[6] In seinem erwähnten Buch ›Der Reinlichkeitstick‹ richtet Th. Rosebury folgende Empfehlung an diejenigen Sauberkeitsfetischisten, die sich selbst mit Speziallotionen oder gar Desinfektionslösungen zu Leibe rücken: »Auf der Haut tun Seife und Wasser hervorragende Dienste, und – wenn Sie wirklich die Wahrheit wissen wollen – nicht zu viel Seife und nicht zu oft.« (S. 226)

seiner Nacktheit zu begegnen? Ist es nicht vor allem mein Vergnügen?

Das Vergnügen könnte reiner sein, wenn die Angst vor der Unreinheit schwände.

Der Regelkanon

Die Rituale der Säuglingspflege haben den Effekt, daß sie Spontaneität und Sexualität zwischen Erwachsenen und Neugeborenem an der Entfaltung hindern. Diese Verhinderung geschieht in einer bestimmten Weise, in einer bestimmten Form, die zu kennen wichtig ist, wenn man versuchen will, es anders zu machen. Der Regelkanon, die Prozeduren, in denen all das zusammengefaßt ist, was wir Pflege nennen, sollen die Verhaltensweisen der Erwachsenen einander angleichen, sie *standardisieren*, die Experimentierlust austreiben. Gleichförmigkeit, Ordnung und Übersichtlichkeit sollen hergestellt werden, wo produktives Chaos und Reaktionen aus dem Augenblick heraus (= Spontaneität, Sexualität) viel angebrachter wären.

Das Neugeborene konfrontiert die Erwachsenen zunächst mit leiblicher Regellosigkeit. Vieles geschieht zur gleichen Zeit; während das Kind trinkt, entläßt sein Darm Gase und Kot, während es aufstößt, befördert es Teile bereits verschluckter Nahrung wieder zum Mund heraus, während es ins Badewasser getaucht wird, entleert es seine Blase. Es nimmt auf und gibt ab ohne Kontrolle, aus allen Körperöffnungen quillt und spritzt es. Ein Neugeborenes ist ausgesprochen *undicht*, und es ist *regellos* in der Manifestation seiner physiologischen Abläufe. Die Erwachsenen nun, die im allgemeinen bestrebt sind, die Produkte aus den Körperöffnungen so rasch und gründlich wie möglich zu beseitigen, tun dies nach einem bestimmten *Schema*, d. h. sie antworten mit *Mechanisierung* auf die Anarchie des kindlichen Leibverhaltens. Die Rituale, aus denen Säuglingspflege besteht, haben diese besondere, von den Leitfäden, Prospekten, Ratgebern, Lexika nie erwähnte und wohl auch nicht gewußte Funktion: Sie sollen die durchaus mögliche Vielfalt, individuelle Färbung und spontan einfühlende Variation von elterlichen Antworten auf ›Körperöffnung und Produkt‹ beseitigen, sollen unsere Einfälle, Bedürfnisse, Gefühle, Handgriffe *formalisieren*. Sollen auf diese Weise ein Sicheinlassen auf die Situation, eine Situation, in der es um Körperlichkeit schlechthin geht, Vergegenwärtigung eigener Körperlichkeit also auch möglich wäre, unterbinden. Merke: Säuglingspflege, wie sie heute gelernt wird, ist zu einem guten Teil Dressur, Abrichtung, Normierung – *der Erwachsenen!* Wir sind es so sehr gewöhnt, zu denken, daß es der ›hilflose‹ Säugling ist, für den wir die ganze Pflege in Szene setzen, daß wir gar nicht auf die Idee kommen, auch *wir* könnten hier das Objekt gesellschaftlicher Erziehung sein, daß in *uns* Ordnung geschaffen werden soll (und nicht nur im Babyzimmer), daß es die ›Reinheit‹ und Einheit *unseres* Verhaltens ist, die der Regelkanon zur Säuglingspflege listig im Auge hat.

Es ist der sexuelle Anteil in der Beziehung Erwachsene-Neugeborenes, der der Formalisierung in allererster Linie zum Opfer fällt. Ich sagte schon, daß wahrscheinlich sehr viele Erwachsene (Frauen, ›die Mütter‹ sind es ja zumeist), die ein Baby wickeln, Vergnügen dabei empfinden; sie freuen sich darauf, die Genitalien des Babys und seine Ausscheidungen zu sehen, zu riechen, zu berühren, sie kennen zumindest Spuren solcher Freude. Das würde bedeuten, daß der sexuelle Anteil in der Beziehung zum Baby doch nicht ganz totzukriegen ist. »Ist das körperliche Liebe, dieses Durcheinander von Wünschen, Essen, Berühren, Scheißen, ist das Sinnlichkeit?«, fragt Christiane Rochefort in ihrem Buch ›Kinder‹. »Wenn Sie meinen, was weiß man schon darüber, ja vielleicht schon, was denn sonst. Natürlich ist das sinnlich und sogar noch mehr.«[7] Die Erwachsenen, soweit sie sich nach den etablierten Leitfäden richten, wischen mit Lappen und Seife nicht nur den Kinderpo blank, sondern auch ihre Sinnlichkeit. Der Widerstreit von Regelkanon und Sinnlichkeit führt zu Selbsteinschränkungen der Erwachsenen – sie lernen, sich dem Baby pflegend zuzuwenden und zugleich von seiner und ihrer Sinnlichkeit abzuwenden; sie sehen, genau sogar, aber sie sind doch partiell blind.

So was geht nie ganz glatt, das hat seine Kostenseite. Erwachsene werden (oder bleiben) im Umgang mit nackten und ›undichten‹ Babys verspannt, ungeschickt, in ihren Erfahrungsmöglichkeiten blockiert. Und daher ist die Säuglingspflege zu einem Teil auch Psychohygiene für die Erwachsenen: Indem sie das Ritual erlernen und die anempfohlenen Prozeduren strikt ausführen, indem sie ihren Kopf mit den zum Ritual gehörenden Ideologien und wissenschaftlichen Erkenntnissen füllen, erleichtern sie sich den Umgang mit den Körperöffnungen. Der Regelkanon entlastet sie, nachdem er sie beraubt hat. So kommen wir nicht mehr auf die

[7] a. a. O., S. 184

Idee, daß wir angesichts des ›hilflosen‹ Säuglings erst mal selber hilflos sind.

Kurz: Der Säugling hat wenig Probleme mit seinen unmittelbaren Körperproduktionen. Wir haben viele. Illustrieren kann das die allgemeine Verbreitung und ansehnliche Frequentierung von sog. Säuglingspflegekursen, Kursen, in denen (u. a.) das Trockenlegen eines Säuglings gelehrt wird, also die Lösung eines Problems vom Schwierigkeitsgrad etwa des Schlingens einer Doppelschleife oder des Öffnens einer verkorkten Flasche. Es wird in diesen Kursen in Wirklichkeit wohl noch was ganz anderes gelehrt und erlernt: ein Ritual zur Vermeidung von Sexualität; eine Sammlung von Techniken zur Vereinheitlichung des Handelns und Empfindens der Eltern, ein Stück *einförmig-abstrakter Alltag* des ›modernen Lebens‹.

Ich erwähnte in der Einführung, daß bei den heute üblichen geringen Kinderzahlen die Heranwachsenden nur noch selten zu Hause, bei jüngeren Geschwistern, beobachten können, wie ›es‹ gemacht wird, und daß sie also, einmal selbst mit Nachwuchs gesegnet, sich unsicher fühlen mit dem Baby, da auch die Oma seit Auflösung der Großfamilie als Lehrmeisterin ausfällt. Insofern können Kursus, Regelkanon und Prozedurenliste eine positive Seite haben: Unsicherheit, die die Äußerung von Zuneigung blockieren mag, wird durch eine zwar fragwürdige, aber operable Sicherheit ersetzt. Aber liegt unsere Ahnungslosigkeit wirklich nur daran, daß wir in einem Ein- oder Zwei-Kinder-Haushalt aufgewachsen sind? Oder nicht vielmehr daran, daß wir an uns selbst schon erfuhren, wie wenig die Kinderpflege mit Sinnlichkeit zu tun hatte?

Ein Ergebnis der doppelten Erziehungsfunktion unserer Säuglingspflege (Einübung von Kind *und* Erwachsenen in Unterdrückung von Körperlust durch *Formalisierung und Normierung des Verhaltens* in den kleinen Dingen) ist allbekannt, ja ein ›Herzstück‹ unserer Zivilisation: das Bedürfnis, den passiven Kontakt mit den Ausscheidungen anderer Menschen zu vermeiden – bei der Strafe von Ekel und Panik, und die eigenen Ausscheidungen peinlich genau zu kontrollieren. ›Selbstbeherrschung‹ beginnt sozusagen mit der Beherrschung von Blase und Darm. Vielleicht ist es ganz nützlich, wenn wir uns vergegenwärtigen, daß Ekel und Scham gegenüber den Funktionen der Ausscheidung keine ›natürlichen‹ Empfindungen, sondern im Geschichtsprozeß zubereitete Gewohnheiten sind, die theoretisch durchaus eine gewisse Plastizität behalten. Im Mittelalter entledigten sich die Leute ihrer

Exkremente in aller Öffentlichkeit, ohne daß irgend jemand etwas dabei fand.

»Es geschah sehr oft (. . .) in einer Weise, die man heute gerade Kindern nachzusehen bereit wäre. Man erledigte sie (die Bedürfnisse nach Ausscheidung, Ref.) häufig genug, wann und wo sie einen gerade ankamen. Das Maß von Triebverhaltung und -regelung, das die Erwachsenen voneinander erwarteten, war nicht viel größer als das den Kindern auferlegte. Die Distanz zwischen Erwachsenen und Kindern war, gemessen an der heutigen Distanz, gering.«[8]

Diese ›Selbstbeherrschung‹ zieht *alle* Körperausscheidungen und -öffnungen an sich – sogar den Schweiß, den Speichel. Und doch gibt es selbst in unserer Hochkultur eine Situation, in der das Vermeidungsbedürfnis – mit gewissen Einschränkungen – einem gegenteiligen Bedürfnis Platz macht: die sexuelle Praxis.

Wie durch einen Zauber gewandelt, öffnen die Liebenden ihre Sinnesorgane, ihre Körpereingänge, ihre Hautoberfläche dem Regen aus den Schleimhäuten der(s) Geliebten, als wäre jeder Tropfen ein Geschenk. Sexualität ist geradezu gekennzeichnet durch Flüssigkeitsproduktionen und -vermischungen der beteiligten Körper, sie besteht im Tauschen von Nässe. Und was uns zu einem Säugling, der uns seine Nässe anbietet, einfällt, ist, daß wir ihn trockenzulegen haben.

Nun soll ja der Säugling, der gewickelt wird, aus (seinem) Urin und Kot befreit werden, und Urin und Kot spielen, wenn überhaupt, in der Erwachsenensexualität nur eine ganz untergeordnete Rolle. Soll da die ›Vermeidung‹ im Regelkanon der Säuglingspflege wirklich etwas mit Sexualität zu tun haben? Gewiß, Parallelen werden hier schief, aber ein Zusammenhang besteht. Merken wir an, daß die Exkremente des Säuglings noch frei sind von jenem Geruch, der auf die Nasen der Erwachsenen ekelauslösend wirkt. (Dasselbe gilt übrigens meist für ausgespuckte Nahrung.) Es besteht eigentlich kein Grund, die Absonderungen des Säuglings in Phantasie und Wirklichkeit sehr viel anders zu behandeln als das Wasser, das uns beim Händewaschen auf Hemd oder Schürze spritzt. Ich will damit sagen, daß sie der Toleranz des sexuellen Interesses durchaus unterliegen könnten, und daß so der Umgang mit den Ausscheidungen etwas von dem Charakter der situativen Entregelung, des Anarchisch-Spielerischen, der Selbstvergessen-

---

[8] N. Elias, Über den Prozeß der Zivilisation I, S. 192

heit annehmen könnte, den wir aus der sexuellen Praxis kennen.

Damit das Leben mit einem Neugeborenen wieder atmen lernt, müssen wir die Rituale aufknoten, die sich wie dicke Schnüre um dieses Leben geschlungen haben und es zu ersticken drohen. Wir müssen eine Entformalisierung unseres Verhaltens bewußt anstreben. Damit uns die Wickel-, Wisch- und Reinlichkeitsrituale zumindest dubios erscheinen und wir imstande sind, von ihnen abzulassen oder wenigstens sie locker und variantenreich zu handhaben, müssen wir in uns alle Bereitschaften fördern, das Berührtwerden durch Körperflüssigkeit des Kindes zu tolerieren oder gar angenehm zu finden.

Wir müssen unsere Beziehung zu den ›Körperöffnungen‹ und ihren Produkten von der Haltung der Panik, des Schreckens, der Strenge befreien, weil diese innere Haltung Schatten auf Seele und Entwicklung des Neugeborenen wirft – ehe es noch versteht, wie ihm geschieht, erwirbt es schon frühe, archaische Ängste in bezug auf seine eigene zarte Körperlichkeit.

Das Kleinkind wird erst noch zu lernen haben, daß und wie es seine natürlichen Bedürfnisse zügeln muß (›Sauberkeitserziehung‹), ein Neugeborenes – auch ein älterer Säugling – ist in dieser Hinsicht *nicht lernfähig*. In der Lebensgeschichte eines Menschen gibt es also eine kleine freie Strecke, frei von Bedürfnisregulationen, frei aus dem *natürlichen* Grund, daß *alle* Voraussetzungen zur Verinnerlichung von Bedürfnisregulationen fehlen – das ist die Säuglingszeit. Ein Säugling pinkelt, wenn ihm danach ist, und er drückt – angestrengt keuchend, mit rotem Gesicht – am liebsten »auf dem Schoß einer geliebten Person«. Sein Kot ist für ihn ein Geschenk, das er uns macht. Die Erwachsenen können sich auf diese kleine freie Strecke zu dem Kind begeben, ein verschüttetes Feld von Sexualität für sich freilegen, indem sie ihr geheimes Vergnügen an den Ausscheidungen des Neugeborenen sich eingestehen und es dem Kind mitteilen. Oder indem sie dieses Vergnügen wenigstens, wenn es nicht mal im geheimen da sein sollte, durch die Bereitschaft ersetzen, Reinlichkeitsrituale kritisch anzusehen.

Aber ich will nicht zuviel erwarten. Es würde mir genügen, wenn alle die Leser, die immer noch ›Pfui‹ sagen, wenn ihr Baby drückt oder ihnen auf die Schulter spuckt, ab sofort damit aufhören.

Ausscheidungen, Wundsein

»Stoffwindeln bringen Geruch ins Haus. Deshalb gehört in den Windeleimer ein Desinfektionsmittel, das alle Bakterien und Krankheitserreger schnell und zuverlässig vernichtet.«[9]

In solchen Tönen versuchen Ihnen die meisten Leitfäden weiszumachen, Ihr Baby produziere mit seinen Ausscheidungen Gifte. Lesen Sie sich das Zitat noch einmal durch – merken Sie, wie ungereimt es ist? Zunächst ist nur von *Geruch* die Rede, eine vielleicht unangenehme, aber jedenfalls harmlose Belästigung. Aber »deshalb« sollen Sie doch ein Desinfektionsmittel verwenden, das »Bakterien« und – wo kommen die mit einmal her? – »*Krankheitserreger*« vernichtet. Lassen Sie sich bloß von solcher Art Hysterie nicht beeindrucken. Krank machen können einen wirklich die Leitfäden (und die Werbung) mit ihren Appellen zu Vernichtungsfeldzügen gegen die Spuren unserer Lebendigkeit und schließlich die Feldzüge selbst – buchstäblich! Nicht wenige ›Desinfektionsmittel‹ sind gesundheitsschädlich.

Lassen Sie sich gesagt sein, daß frischer Urin und frischer Kot überhaupt nichts Schädliches enthalten. Selbstverständlich sind sie voller ›Bakterien‹, aber das sind auch die menschlichen Schleimhäute, unsere inneren Organe, die Luft, die uns umhüllt: Das menschliche Leben ist nun mal ein Leben inmitten zahlloser Kleinstlebewesen. Wer dies nicht akzeptieren will und ständig mit sogenannten Desinfektionsmitteln um sich spritzt, kann die Keimfauna in und um sich aus dem Gleichgewicht bringen und sich krank machen.

Die Angst vor Bakterien in menschlichen Ausscheidungen mag aus der Zeit (bzw. aus Verhältnissen) stammen, in der viele Menschen auf engem Raum zusammenlebten, eine Kanalisation aber nicht existierte und der Kontakt mit Ausscheidungen *Kranker* dann tatsächlich höchst infizierend wirkte. Aber hier und heute ist diese Angst absurd. – Auch der Hinweis auf den »Geruch« im obenstehenden Zitat ist irreführend. Kot und Urin eines (an der Brust ernährten) Neugeborenen stinken nicht. Der Kot riecht süßsäuerlich und eigentlich ganz angenehm, der Urin ist so gut wie geruchlos. Auch nach längerem Liegenlassen verströmen die gebrauchten Windeln keinen Gestank, sondern höchstens ein etwas muffiges Aroma. (Die Ausscheidungen des Babys beginnen erst unangenehm zu riechen, wenn das Kind gemischte Kost

[9] ›Ärztlicher Ratgeber‹, S. 53

bekommt. Flaschenkinder allerdings produzieren von Anfang an einen milde übelriechenden Kot.) Der Hautkontakt mit den Ausscheidungen eines gesunden Säuglings ist weder für den Säugling selbst noch für die Erwachsenen in irgendeiner Weise ›krankheitserregend‹. Das gilt auch für (versehentlich schon mal vorkommendes) Verschlucken von Urin oder Kot.

Ich sage Ihnen das, um eventuellen übertriebenen Ekel vor den Ausscheidungen vermindern zu helfen – und um Sie davon abzuhalten, die Windeln Ihres Babys zu desinfizieren. Ich sage Ihnen das nicht, um Sie aufzufordern, das Baby seltener zu wickeln. Wickeln Sie es ruhig häufig, wickeln Sie es, so oft Sie und das Baby wollen. Aber vergessen Sie darüber nicht, es so oft wie möglich nackt strampeln, (auch schlafen) zu lassen. Wenn es Darm oder Blase entleert, während es nackt ist, so wechseln Sie einfach seine Unterlage.

Längere Einwirkung von Kot und Urin auf die Haut *kann* irritierend wirken. Deshalb ist auch das Nacktstrampeln so günstig, es schließt diese Gefahr aus. Andrerseits ist, entgegen einer hartnäckig wiederholten Behauptung mancher Leitfäden, Wundsein – d.h. gerötete Haut und Pickeln am Po und an den Genitalien – *oft nicht* eine Folge von zu langem Liegen in vollen und nassen Windeln (von, in der Sprache der konservativen Ratgeber, ›Unsauberkeit‹). Bevor Sie also beginnen, Ihr wundes Baby ein ums andre Mal zu wickeln, überlegen Sie, ob Sie die Ursache des Wundseins tatsächlich entdeckt haben.

Als Ursachen kommen außerdem in Frage:

- Waschmittelrückstände oder Rückstände aus Zusätzen zum Spülwasser in den Windeln oder Handtüchern;
- Der Genuß von viel Orangen(saft) oder anderem sauren Obst. Beim Brustkind sollte die stillende Frau ihren Speisezettel auf Zitrusfrüchte hin überprüfen. Die Fruchtsäure führt bei manchen empfindlichen Kindern zu Hautreizungen;
- Eine Behandlung mit Antibiotika. Dieses Medikament greift die Darmflora an, dies wieder kann zu einer Pilzinfektion der Haut führen. Die Symptome sind denen des Wundseins sehr ähnlich: Hautrötungen, Pickel. Solche Pilzinfektionen können auch ohne Antibiotika-Behandlung auftreten. Pilzbefall der Haut – insbesondere der Genitalgegend – ist eine moderne Massenseuche.
- Schließlich kann Wundsein alle möglichen Infektionen, insbesondere Magen-Darmerkrankungen mit Durchfall, begleiten.

Das beste Mittel gegen Wundsein ist *Luft*. Wenn es sich einrichten läßt: mit *indirekter* Sonnenbestrahlung, also bei Sonnenwetter im Schatten. Cremen Sie die wunden Stellen mit Zinksalbe oder Zinköl (in der Apotheke erhältlich) ein. Lassen Sie das Kind dann möglichst lange ungewickelt. Falls das nicht möglich ist, wickeln Sie *ohne Gummihöschen* mit Mullwindel, so kommt doch noch etwas Luftaustausch zustande. Gehen Sie sparsam mit Wasser um, lassen Sie Seife unbedingt ganz weg. Poreinigungen mit *Öl* sind am schonendsten.

Zur Vorbeugung gegen Wundsein sollten Sie dasselbe tun wie zur Behandlung, also: viel Luft an den Po und die Vulva bzw. Penis und Hoden. Wenn Sie wickeln, nehmen Sie statt der Zinksalbe Penatencreme (oder etwas Ähnliches), und auf das Gummihöschen brauchen Sie nicht zu verzichten.

Wickeln als Liebkosung

Die Empfehlungen unserer Leitfäden zum Wickeln setzen das weggelegte und nach der Uhr gefütterte Kind voraus, sind also für Sie, wenn Sie sich entschlossen haben, das Neugeborene viel am Körper zu tragen, oder es sonst, im Tragebett, auf dem Schoß oder einfach auf einer Decke am Boden, stets bei sich zu haben und es nach Bedarf zu füttern, nur bedingt brauchbar.

Man hätte auf das Wickeln überhaupt nicht das Maß an Aufmerksamkeit zu verwenden brauchen, das uns der hergebrachte Regelkanon der Säuglingspflege gleichwohl abverlangt, wenn man das Kind nicht stundenlang allein in einer Bettstatt schmachten ließe. Da soll es dann natürlich tunlichst trocken liegen, die Erwachsenen können jedenfalls zwischendurch schwerlich spontan kontrollieren, wie es um die Feuchtigkeit steht, sie müssen also sozusagen präventiv wickeln. Nur beim weggelegten Kind ist es ferner (begrenzt) sinnvoll, sich von der Wickeltechnik einen Einfluß auf die Stellung der Hüftgelenke zu versprechen. Wenn Sie Ihr Baby viel am Körper tragen, wird die Position seiner Hüften und Beine stärker durch Ihre Bewegungen beeinflußt als durch die Breite des zwischen seinen Beinen hindurchlaufenden Windelstegs. – Abermals ist das weggelegte Kind gemeint, wenn Leitfäden darüber diskutieren, ob *vor* oder *nach* der Mahlzeit gewickelt werden solle. Zunächst ist ja nicht klar, warum Wickeln in bezug auf das *Wann* überhaupt mit Mahlzeiten gekoppelt werden sollte. Setzen wir aber den weggelegten Säugling voraus, der normalerweise ja auch nach der Uhr gefüttert wird, so wird klar, daß das Wickeln als Form des Kontakts, des Umgehens mit dem Kind in dem Zeitraum untergebracht werden muß, in dem auch die Nahrungsaufnahme stattfindet. Renggli schrieb über das Füttern nach der Uhr: »Zwischen den Zeilen dieser Behandlungstechnik aber steht das Gebot, daß die Mutter nur zu den Essenszeiten zu ihrem Kind gehen darf.«[10] Da muß das Wickeln auch noch rasch miterledigt werden. Die Frage ist dann nur, ob vor oder nach dem Füttern.

Nun haben wir ja beim Neugeborenen die besondere Situation, daß es auch untertags noch viel schläft und an manchen Tagen oder an manchen Abschnitten des Tages nur munter wird, wenn es Hunger hat. Da man es zum Wickeln nicht wecken sollte, ist es vernünftig, auch die Windeln in diesen Munterkeitsphasen zu wechseln. Aber bitte *niemals vor den Mahlzeiten*, wenn das Kind vor Hunger erregt ist und absolut intolerant gegen Gezupfe an Gliedmaßen und Bekleidung. Natürlich schreit es dann während des Wickelvorgangs, Sie werden nervös und verheddern sich oder aber Sie machen eine Routinesache aus dem Wickeln, d. h. Sie absolvieren es technisch-kühl, zack-zack, nur damit Sie und das Kind es hinter sich haben. Und Sie kommen nicht mehr darauf, daß Wickeln für beide ein Spiel sein könnte.

Auch Leitfäden empfehlen, als *eine* Möglichkeit, das Wickeln *nach* dem Füttern – allerdings mit der Begründung, daß viele Kinder während des Trinkens in die Windeln machen. Das Hungerschreien eines Geschöpfs, das einfach noch nicht warten *kann*, ist auch bei den progressiven Leitfäden kein Argument fürs Nachher-Wickeln.[11]

Das nicht weggelegte, das *mitgenommene* Neugeborene sollte gewickelt werden, wenn es arg naß oder die Windeln voll sind. Ob es naß ist, können Sie durch Berührung feststellen, ob die Windeln voll sind, wissen Sie beim mitgenommenen Kind ohnehin, da seine Drücktätigkeit meist gut hör- und sichtbar ist. Überstürzen Sie nichts mit dem Wickeln, ein Kind mit normaler, nicht übermäßig zum Wundsein neigender Haut hält den Kontakt mit seinen Ausscheidungen ganz gut für eine Weile aus. Solange es nicht kalt wird, stören es nasse und volle Windeln *nicht*. Wecken Sie also ein nasses Kind nicht aus dem Schlaf, sorgen Sie nur für genügend Wärme.

Zur Wickeltechnik: Sie ist so kinderleicht, daß Sie des Wickelns

[10] Vgl. S. 42
[11] Entsprechendes gilt fürs Baden, vgl. S. 192

wegen keinen Kursus besuchen müssen. Ein modernes Küchengerät zu bedienen, ist gemeinhin weitaus komplizierter, und doch schaffen es die meisten Benutzer, indem sie einfach die beigelegten Gebrauchsanweisungen befolgen. Mit dem Wickeln können Sie es, wenn Sie Fertigwindeln (= Wegwerfwindeln) verwenden, genauso halten. Falls Sie auf der Verwendung von Stoffwindeln (= Mullwindeln) bestehen sollten, zeigt Ihnen die Hebamme oder Säuglingsschwester, wie man damit wickelt (auch Männern, Sie sollten darum bitten). Seien Sie versichert, daß Sie spätestens nach dem dritten Versuch ausreichend Geschicklichkeit besitzen werden. Sie können sich natürlich genausogut aus den meist sehr detailliert gehaltenen, mit Illustrationen versehenen Wickelanweisungen der herkömmlichen Leitfäden informieren. Vom Besuch eines Pflegekurses möchte ich geradezu abraten, da in diesen Kursen das Schwergewicht auf die *Technik* (des Wickelns, Badens etc.) gelegt wird, was den Zugang zum Wesentlichen an diesen Prozeduren, die Konzentration auf die *Körperlust* mit dem Baby, eher erschwert. – Fürchten Sie nicht, daß Sie Ihrem Baby schaden, wenn Sie es nicht perfekt wickeln können. Eine lose oder verrutschende Windel schadet überhaupt nichts – immer vorausgesetzt, Sie legen Ihr Baby nicht (ständig) weg. Die *Wickeltechnik* richtet sich nach den Hilfsmitteln, die Sie verwenden. Im allgemeinen benutzt man in unseren Breiten zum Wickeln eine *Windel*, die die Nässe aufnimmt und eine *Gummiumhüllung*, die das Vordringen der Nässe durch die Windel hindurch in die Strampelhose bzw. in Laken oder Bettdecke verhindern soll (und damit das Auskühlen des Babys). In der kalten Jahreszeit sollte man noch einen Slip aus Frottee oder Baumwolle drüberziehen.

Die Windel kann aus Stoff (Mull) sein und die Gummiumhüllung die Form eines Slips (mit Gummizug in den Beinausschnitten) haben. Das wäre die traditionelle Wickelmethode. Statt des Gummihöschens können Sie auch sog. T-Folien verwenden. Sie sind aus einem dünnen, gummiartigen Material und halten die Nässe recht gut zurück. Sie heißen T-Folien, weil sie wie zwei symmetrisch mit dem Sockel aneinandergelegte T aussehen, wie ein Schnittmuster für ein Bikini-Höschen. Sie schlingen und knoten diese Folien um die Windel herum, so erreichen Sie einen der Figur Ihres Babys angepaßten perfekten Sitz. Die Folien sind waschbar, allerdings nicht beliebig oft. (Sie werden schließlich hart und brüchig.)

Wenn Sie mit *Stoffwindeln* wickeln, brauchen Sie einen größeren Posten davon, und Sie haben viel Wascharbeit. Es heißt, daß

Mullwindeln besonders hautfreundlich seien und daß man sie deshalb in den ersten zarten Lebensmonaten des Kindes unbedingt verwenden sollte. Ich habe keine Überlegenheit der Mullwindel feststellen können. Machen Sie es, wie Sie meinen, bedenken Sie aber, daß Sie bei Stoffwindeln das Problem mit den Waschmittelrückständen haben.

Ich rate Ihnen zu *Wegwerf* (= Zellstoff)*windeln*. Sie sind natürlich teurer, aber sie ersparen Ihnen Arbeit und Zeit. Ihre Qualität – auch in bezug auf Hautfreundlichkeit – ist wirklich prima. Sie kombinieren die Wegwerfwindeln am besten mit T-Folien.

Die teuerste, aber auch einfachste und in jeder Hinsicht beste Wickelart ist meines Erachtens die Verwendung der sogenannten *Höschenwindel*. Sie befolgen einfach die Gebrauchsanweisung auf dem Karton oder der Tüte, d. h. Sie schlingen das Ding um Bauch und Po Ihres Babys und kleben es zu. Nicht mehr als drei Handgriffe sind dazu nötig. Da Sie keine komplizierte Nestelei haben, gewinnen Sie Ruhe und Zeit zum Spielen.

Auch die Höschenwindel ist eine Form der Wegwerfwindel, nur daß bei dieser Ausführung auch die Gummiumhüllung, die mit der Zellstoffwindel fest verbunden ist, nach einmaligem Gebrauch weggeworfen wird. Obwohl die Werbung damit prahlt, muß man zugeben, daß diese Windelpackung wirklich vorzüglich dicht hält. Zugleich wird die Feuchtigkeit gut in die inneren Schichten des Zellstoffteils (der eigentlichen Windel) abgesogen, so daß der Po des Babys nicht allzusehr in Urin schwimmt. Bei Babys mit gesunder Haut kommt Wundsein nicht häufiger vor als bei anderen Windelarten auch. – Auf Reisen sind diese Dinger praktisch unentbehrlich.

In letzter Zeit ist viel von einer *Breitwickelmethode* die Rede, die angeblich Hüftgelenkdysplasien verhindern hilft. Ob das stimmt, kann ich nicht beurteilen, ich bezweifle es gleichwohl. Beim ›Breitwickeln‹ macht die (Mull-)Windel keinen Umweg mehr über die Hüfte des Kindes, sondern sie wird zu einem Steg gefaltet und so zwischen den Beinen des Kindes hindurchgelegt. Halt bekommt sie durch die Gummihose oder Folie und eventuell durch einen über Hose/Folie noch zu streifenden Frottee- oder Baumwollslip. Die Zellstoffwindeln zum Wegwerfen sind ebenfalls nach diesem Prinzip geschnitten, sie sehen praktisch aus wie Frauenbinden (und werden auch so angelegt). Höschenwindeln (zum Wegwerfen) vermeiden ebenfalls Druck auf die Hüften und spreizen die Beine durch ein breites Mittelstück. – Der

Effekt soll sein, daß das Kind mehr ›Strampelfreiheit‹ ohne eine stramme Umhüllung außen an Hüften und Oberschenkeln hat.

Durch die Breitwickelmethode ist ja nun ein letzter winziger Rest des mittelalterlichen festen Einbindens abgeschafft, das Kind spürt praktisch nirgends mehr einen dauernden sanften Druck durch bestimmte Art der Bekleidung bzw. des Wickelns. Uns, den Erwachsenen, ist jede drückende Kleidung unangenehm, der Säugling aber empfindet einen gewissen – natürlich nicht zu starken – stetigen und gut verteilten Druck durch Bänder, Tücher, Windeln als wohltuend (Ersatz für Körperkontakt, vgl. S. 55). Das ist der Grund für meine Skepsis gegen die Breitwickelmethode oder besser gegen ihre angeblichen Effekte: Der erwartete segensreiche Einfluß auf die Position der Hüftgelenke (und damit auf die Stellung der Beine) mag eine Rationalisierung mehr sein, mit der die lange Entwicklung zur totalen Ignorierung des Anschmiegebedürfnisses von Säuglingen (zur Not: an Kleidung) wieder ein Schrittchen voran gekommen ist.

Sie können, wenn Sie nicht traditionell mit Stoffwindeln wickeln wollen, gar nicht anders als ›breit‹ wickeln, weil die von der Industrie angebotenen Produkte alle nach dieser ›Methode‹ konstruiert sind. Das macht aber gar nichts, wenn Sie Ihr Baby viel am Körper tragen und halten, denn dann ist die Art, in der es gewickelt ist, nicht wichtig.

Zur Wickeltechnik gehört auch die Behandlung von Po und Genitalregion des Babys: Die müssen gereinigt und dann zum Schutz vor längerem Liegen in der Windel irgendwie behandelt werden. Die klassische Vorgehensweise schließt Waschen, Abtrocknen, Cremen und Pudern ein. Es gibt hier verschiedene Variationen und Präferenzen, der eine schwört hierauf, die andere darauf. Es ist letztlich egal, wie Sie's machen. Raten kann ich nur dazu, möglichst wenig zu tun. Traktieren Sie Po, Penis oder Vulva des Kindes möglichst selten mit Wasser und nie mit Seife, das reizt Haut und Schleimhäute. Reinigungen mit Öl sind schonender. Wenn das Kind eine widerstandsfähige Haut hat, brauchen Sie nach der Reinigung mit Öl gar nichts weiter zu machen, denn der Ölfilm rüstet die Haut ganz gut für die nächste Begegnung mit den Ausscheidungen. Sie können zusätzlich Penatencreme (oder Ähnliches) in die Leistenfalten, auf die Spitzen der Pobacken und um den After herum dick auftragen – damit schieben Sie eine Schutzschicht zwischen Ausscheidung und Haut. Mit Puder erreichen Sie dasselbe. Beides zu verwenden ist unnötig.

Eine weitere in Ratgebern gern behandelte Frage betrifft das *Wo* des Wickelns. Neben Notlösungen wie Wickelaufsatz auf der Badewanne (immer schön in der Nähe von Wasser und Seife! Machen Sie das nicht, es ist viel zu unbequem, und Sie werden es vermeiden, beim Wickeln zu spielen und zu kosen) wird die mit allen Schikanen aufgetakelte *Wickelkommode* oder abklappbare *Wickelfläche* empfohlen.

»Eine gute Wickelkommode hat im übrigen außerdem auch elastische Sicherheitsgurte, ein aufmontiertes Zentimetermaß, eine hygienische Plastikunterlage und auch eine Sicherheitsbefestigung, die unbeabsichtigtes Wegklappen verhindert. Auf alle diese Dinge sollten Sie beim Kauf achten. Hat das ausgewählte Stück alles, dann sind Sie sicher, eine sinnvolle Anschaffung gemacht zu haben.«[12]

Sinnvoll in welchem Zusammenhang um Himmels willen? Fremdheit und Distanz zwischen Erwachsenen und Kind wird kaum irgendwo eindrucksvoller demonstriert als bei der Beschreibung dieser Super-›Baby-Bar‹. Was die Erwachsenen – auch beim Wickeln – mit ihren Körpern machen sollten und meist wohl auch spontan machen: das Kind vorm Fallen schützen, verhindern, daß es durch Wackeln der Unterlage erschrickt u. a., wird hier an die Technologie eines Möbels delegiert, von dem man nach der Beschreibung annehmen muß, daß mindestens Wildkaninchen auf ihm seziert werden sollen. – Ich möchte Ihnen raten, sich zu überlegen, ob Sie sich nicht die Anschaffung eines speziellen Wickelmöbels sparen können. Sie machen sich dadurch nur immobil. Gut ist es, wenn Sie sich und das Kind daran gewöhnen, daß es überall gewickelt wird: auf dem Sofa, im Bett, auf dem Boden, im Gras, im Auto. Es reicht, wenn Sie ein Handtuch unterlegen; wenn Sie perfekt sein wollen, schieben Sie noch eine Plastikunterlage drunter. Für dieses mobile Wickeln ist es günstig, wenn Sie nicht allzu viele Utensilien benötigen, wenn Sie also mit Klopapier und Öl (gegebenenfalls Creme) auskommen. Allerdings setzt solches Wickeln an Ort und Stelle voraus, daß Sie einigermaßen bei Kräften sind und Ihnen Bücken nichts ausmacht. Wenn Sie Belastungen leicht im Rücken spüren, brauchen Sie einen Wickelplatz in Tischhöhe, vor dem Sie bequem stehend wickeln können. Jede Art Tisch von normaler Höhe ist dazu geeignet, selbstverständlich auch Kommoden, die durch ihre Schubladen zusätzlich

[12] ›Ärztlicher Ratgeber‹, S. 55

Vorteile bringen. Es gibt bestimmt keinen Haushalt, in dem sich nicht ein fürs Wickeln geeignetes Möbelstück fände bzw. bestimmt keine Familie oder Gruppe, die sich nicht ein solches Möbelstück für eine begrenzte Zeit ausleihen könnte. Extras wie Gurte oder Brüstungen, die die Fläche begrenzen, sind überflüssig. Es ist selbstverständlich, daß Sie einen Säugling auf einem hohen Möbel nie allein lassen können. Das einzige, worauf Sie achten sollten, ist, daß die Wickelfläche groß genug ist.

Was ist nun wirklich *wichtig* beim Wickeln? Zweierlei: einmal, daß Sie es möglichst oft überflüssig machen, indem Sie das Kind nackt sein lassen, zum anderen, daß Sie sich und dem Kind, wenn Sie wickeln, Zeit gönnen dabei.

Babys sind gern nackt. Und sie sind es auf eine unverschämte Weise. Meist ziehen sie ihre krummen Beine auf die Brust und präsentieren uns ihre für den kleinen unentwickelten Körper überproportional gut gebildeten Genitalien. Erwachsene beeilen sich mit dem Wickeln, einmal weil sie sich vor den Ausscheidungen fürchten, zum anderen weil sie mit dem Anblick von Nacktheit so ihre Schwierigkeiten haben. Sie behaupten dann, sie müßten verhindern, daß das Kind sich erkältet. In Wahrheit ist diese Gefahr aber nicht besonders groß. Ob das nackte Kind warm genug ist, können Sie leicht feststellen, indem Sie seine Haut berühren, was Sie übrigens ausgiebig tun sollten, auch wenn Sie gar nichts weiter feststellen wollen. Das nackte oder leicht eingehüllte Kind in Ihrem Arm, neben Ihnen im Bett, auf der Wiese oder wo immer, kann Ihre Berührung mit seinem wachen Hautsinn viel besser fühlen und es gibt auch Ihnen so von seinen Reizen am freiesten.

Das beste ist, Sie laufen in den ersten Monaten in Hemden oder Kitteln und Hosen herum, an die Sie keine großen Ansprüche stellen, so daß das Kind Ihnen auf den Schoß machen und auf den Kragen spucken kann, ohne daß Sie gleich wischen oder gar jammern müssen.

Wenn Sie das Baby wickeln, so genießen Sie das Nacktsein mit ihm und liebkosen Sie all die gerundeten und berührungsempfindlichen Partien, deren Los es ist, die längste Zeit in dunklen feuchten Windelpaketen verborgen zu ruhen. Das Neugeborene reagiert noch nicht spezifisch, außer daß es sich – manchmal sichtlich – entspannt und aussieht, als ob es lausche. Warten Sie aber nur ein paar Wochen und Monate, und schon reckt und streckt es seinen Körper mit Lust Ihnen entgegen, wenn Sie es auswickeln. Es jauchzt, wenn Sie es dann liebkosen, es nimmt, befriedigt, das Eingewickeltwerden hin, und Sie haben aus einer

Notwendigkeit ein Rendezvous gemacht.

Lassen Sie sich Zeit beim Wickeln. Versuchen Sie keinesfalls, die tüchtigen Säuglingsschwestern zu kopieren, die die Neugeborenen abfertigen, als stünde einer mit der Stoppuhr hinter ihnen. In den Kliniken ist die Zeit, wie in allen großen modernen Institutionen, chronisch knapp. Für Säuglinge ist das ein schlechtes Gedeihklima. *Verschwenden* Sie Zeit mit dem Neugeborenen, gerade bei einer scheinbar so strikt funktionalen Tätigkeit wie Wickeln. Nur in den Ausläufern einer solchen Verschwendung kommen Zärtlichkeiten und Phantasie auf.

Sie sagen, Sie haben keine Zeit? Dann lassen Sie mich Ihnen antworten, daß bei einem Neugeborenen die Verschwendung von Zeit bei Verrichtungen, die seine zentralen Lebensfunktionen betreffen – Nähren, Wickeln, Schlafenlegen –, die diesem Umgang eigentümliche Form von Ökonomie, also *Zeitersparnis* ist. Das Kind, das zufrieden ist, weil es Zuwendung und Zärtlichkeit erhalten hat, die nur infolge entschiedener *Zeitnahme* voll zu ihm herüberdringen, erspart mit größter Wahrscheinlichkeit seinen Erwachsenen die durch Mangelerfahrungen und Konflikte ausgelösten Störungen (der Nahrungsaufnahme, der Verdauung, des Schlafs) und so manche Stunde Geschrei und anstrengende Wartung während der Nacht.

Die Kinderhaut und die Elemente: Textil, Wasser, Luft, Sonne

»Die vielzitierte appetitliche Babyhaut«, schreibt der ›Ärztliche Ratgeber‹ auf S. 55, »ist letztlich das Ergebnis einer intensiven Pflege.« Dieser Satz ist nachweislich falsch. Je weniger pflegerische Handlungen im Sinne unserer Ratgeber (also waschen, cremen etc.) Sie mit der Haut von Säuglingen vornehmen, desto besser ist es für die Haut.

Kinderhaut ist in der Tat von Natur aus schön und rein: gut durchblutet, mit einem Mattschimmer, oft von feiner Tönung. Jede Art Kosmetik ist für diese Haut überflüssig.

Die Haut des Neugeborenen – ich meine jetzt den Säugling in seinen ersten zwei, drei Lebenswochen – ist allerdings ein besonderes Kapitel. Die meisten Neugeborenen zeigen in den ersten Tagen nach ihrer Geburt eine auffallende Tönung der Haut: manchmal ein starkes Rot, oft eine fast teigige Blässe, beides ist harmlos. Eine kräftige Gelbtönung oder eine bläuliche Färbung müssen Sie dem Kinderarzt oder der Hebamme mitteilen, falls diese nicht von sich aus darauf achten. All die verschiedenen Färbungen, ob normal oder besorgniserregend, spiegeln Zustände des Bluts und der Durchblutung, die in den ersten Lebenstagen von Menschen meistens labil sind.

Aber auch andere physiologische Prozesse, die in den ersten Tagen (und Wochen) anheben oder auslaufen, lassen sich an der Haut ablesen. So können mütterliche Hormone im Blut des Kindes, die vor und während der Geburt produziert worden sind, als Bläschen und verstopfte Poren im Gesicht des Neugeborenen erscheinen. Solche Hormonübertragung passiert auch durchs Stillen. Die Schwierigkeiten, die viele Neugeborene mit ihrem Wärme- und Wasserhaushalt, auch ihrer Hauttemperatur und -feuchtigkeit haben, führt manchmal zu Rötungen oder Trockenstellen. Schließlich verlaufen die ersten Erneuerungen der Hautoberfläche noch stockend: Die abgestorbenen Hautzellen bleiben auf den erneuerten Partien liegen, es entstehen Schuppen. Das Neugeborene muß sich mit seiner Körperlichkeit an die atmosphärischen Bedingungen außerhalb des Mutterleibs eben erst anpassen, und diese Anpassung fällt ihm nicht immer leicht. Spuren seiner Schwierigkeiten teilt es durch die Beschaffenheit seiner Haut mit, in manchen Fällen finden Sie sie bis zum Ende des dritten Monats. Erst danach, gegen Ende der eigentlichen Neugeborenenzeit, entwickelt sich die stabile »vielzitierte appetitliche Babyhaut«, an der sich durch Pflegerei weder zum Guten noch zum Schlechten viel ändern läßt.

Für die Haut des Neugeborenen, die – im kosmetischen Sinn – noch nicht so rein ist wie die des älteren Säuglings, gilt dasselbe. Mit »Pflege« kommen Sie den Niederschlägen physiologischer Wechselfälle auf der Hautoberfläche nicht bei: Genau wie die Hautprobleme von Pubertierenden sind auch die von Neugeborenen kaum beeinflußbar. Anders als bei Pubertierenden ist bei Neugeborenen eine Beeinflussung aber auch nicht nötig, denn die Erscheinungen sind geringfügig, gehen bald vorbei und stören die Kinder selbst nicht (ich nehme Fälle von Hauterkrankungen oder Symptomen auf der Haut als Folge organischer Erkrankungen oder Infektionen hier natürlich aus). Wie auch beim Wundsein gilt, daß Luft guttut, Wasser sparsam und Seife gar nicht verwendet werden sollte.

Die Regeln zur Babypflege kreisen ja um die Berührung der Kinderhaut durch die Elemente Wasser, Luft, Sonne, und statt ›Erde‹ nehmen wir hier das, was die Kinderhaut die meiste Zeit unmittelbar berührt: den Stoff der Bekleidung. Zu jedem Element sollen, als Abschluß meiner Bemerkungen über das, was man Pflege nennt, ein paar Hinweise folgen.

Das zentrale Pflege-Element ist in unseren Leitfäden natürlich das *Wasser*; Wasser als Mittel zum Zweck der Reinigung. Selten werden andere Aspekte genannt. Bevor das Badewasser im Bewußtsein der zivilisierten Menschen zum Reinigungsmittel degradiert wurde, hat es ja eine ganz andere Bedeutung gehabt: Medium, das es uns gestattet, unsere Haut, die Grenze unseres Körpers, ganz und auf einmal zu fühlen, wenn wir in es eingetaucht sind. Medium, das uns ein Stück von der Schwerkraft ablöst und uns das Gefühl von Leichtsein gibt, weil es uns trägt, uns zugleich das Gefühl von Schwersein gibt durch den Widerstand, den es unseren Bewegungen entgegensetzt. Verschiedene Temperaturen des Bades wirken außerdem beschleunigend oder dämpfend auf unseren Kreislauf. Solche überraschenden veränderten Körperempfindungen lieben und suchen wir als Erwachsene auch heute im Bad. Aber wer macht sich die Mühe, sie Neugeborenen zu verschaffen bzw. Eltern dazu aufzufordern?

Leboyer hat es getan mit seinem Vorschlag und seiner Praxis, die Neugeborenen nach der Trennung von der Nabelschnur in körperwarmes Wasser einzutauchen. Nach der großen Anstrengung des Kampfes durch den vaginalen Tunnel und dem Erschrecken über die Luft, die die Lungen, über das Licht, das die Augen, über den Schall, der die Ohren bedrängt und über das unbekannte Feste, Kühle, das die Haut sticht und drückt,[13] täte eine kurze Rückkehr ins vorgeburtliche Element wohl. Das Neugeborene – auf schönen Photos in Leboyers Buch[14] zu sehen – entspannt sich, vertraut im Schoß des gewohnten Elements sich dem neuen, der Luft, leichter an und öffnet in einem Akt erster weltlicher Neugier die Augen.

Selbstverständlich hat diese Art Bad nichts mit Reinigung zu tun. Sie hat mit allem anderen zu tun, wozu Bäder die menschliche und tierische Kreatur immer schon verlockt haben. Dieses ›andere‹ – lauter überraschend veränderte Körperempfindungen – sollten Sie Ihrem Neugeborenen nicht vorenthalten: Baden Sie es deshalb, wann immer Ihnen und ihm danach zumute ist. Vergessen Sie die auf die Funktionalität der Reinigung ausgehenden Regeln der Leitfäden wie etwa drei bis fünf Minuten Dauer, spezieller

---

[13] Erschrecken, das auch die ›sanfte Geburt‹ nur *mildern* kann.
[14] s. S. 74

Haltegriff, Verwendung von Seife, spezielle Reihenfolge beim Abseifen der Gliedmaßen, gleichbleibende Tageszeit etc. Das braucht Sie alles nicht zu interessieren. Es gibt nur einen einzigen Punkt, in dem Sie strikt sein sollten: die Temperierung des Wassers zwischen 35 und 37 Grad. Es gibt auf der anderen Seite einen ›Grundsatz‹, über den Sie sich möglichst beherzt hinwegsetzen sollten: daß man nur *vor* der Mahlzeit baden solle.[15] Vor der Mahlzeit sind die meisten Säuglinge unruhig, und auch solche, die Wasser lieben, haben dann kein Interesse an Badeprozeduren. Nach der Nahrungsaufnahme wieder ist Baden eine zu große Anstrengung. Baden Sie also zwischen den Mahlzeiten. Baden Sie immer mit einem gesättigten Kind. Es dürfte kein Problem sein, die Zeit unmittelbar nach dem Trinken zu meiden.

Ein weiterer überlebter Grundsatz scheint zu sein, daß Neugeborene wegen der offenen Nabelwunde nicht gebadet werden dürften. Wie Leboyers Praxis des Bades gleich nach der Geburt zeigt, ist es offenbar mit der Gefahr des frühen Badens nicht so weit her. Selbst in manchen Kliniken werden die Kinder neuerdings gleich am ersten Lebenstag gebadet. Mir hat eine Säuglingsschwester erzählt, daß sofortiges Baden das Heilen der Nabelwunde fördert.

Falls Sie eine Badewanne haben, machen Sie sich und dem Kind die Freude, mit ihm gemeinsam zu baden. So hat das Kind zusätzlich zum Erlebnis des Wassers den Kontakt mit Ihrer Haut, und Sie haben viel mehr und bessere Möglichkeiten, das Kleine im Wasser zu bewegen. Falls Sie über kein Bad verfügen, müssen Sie auf eine Schüssel (Kinderwanne ist nicht nötig) ausweichen. Setzen Sie sich dann zu dem Kind auf den Boden oder stellen Sie die Schüssel in Griffhöhe, damit Sie das Kind während seines Bades gut im Arm halten können, ohne jenen entsetzlichen Zwangsjackengriff anzuwenden, zu dem Leitfäden Sie unisono verpflichten wollen:

»Zum Einbringen des Kindes in die Wanne wird es mit dem Rücken und Nacken auf den linken Unterarm gelegt, wobei die linke Hand die linke Achselhöhle und Schulter faßt. Die Beine des Kindes werden mit der linken Hand umgriffen, wobei Mittel- und Zeigefinger zwischen den Fußknöcheln liegen. (. . .)
Zum richtigen Abwaschen des Rückens in der Wanne muß das Kind anders gefaßt werden: Dabei greift die haltende linke

---

[15] »Grundsätzlich gilt die Regel: vor dem Essen baden!« (›Ärztlicher Ratgeber‹, S. 55)

Hand so unter den Achselhöhlen hindurch, daß das Kind nun mit Brustkorb auf dem Unterarm der Mutter ruht. Der Daumen umfaßt die rechte Schulter des Kindes, und der Daumenballen stützt zugleich das Köpfchen des Kindes.« (›Baby-Lexikon‹, S. 237/8)

Wenn Sie tatsächlich anfangen, dieses Kunststück akkurat ausführen zu wollen, können Sie ja gar nicht anders als das Kind ansehen als einen komplizierten technischen Mechanismus, anstatt als einen neugierigen Körper, den Sie (oder mit dem Sie sich) einem überraschenden Element anvertrauen.

Obwohl Neugeborene aus dem Wasser kommen, entwickeln manche von ihnen, wenn sie erst Landtiere geworden sind, starkes Mißtrauen gegen Wasser. Die Ursachen scheinen nicht leicht klärbar. Ich kenne wasserscheue Säuglinge, die mit ziemlicher Sicherheit keine unangenehmen Erfahrungen beim Bade gemacht haben, die dennoch, kaum daß ihr großer Zeh die Oberfläche des Wassers teilt, in Panik geraten. Solche Kinder sollten niemals zum Bad gezwungen werden. Und zwar nicht, ›um . . . zu‹, nicht, damit sie später keine Schwimmbadmuffel werden, sondern weil es *jetzt* eine Quälerei für sie wäre.

Sie werden vielleicht verwundert fragen, wie Sie denn dann für Sauberkeit sorgen sollen, und ich antworte Ihnen: gar nicht (bzw. selten und bescheiden). Das Baby sorgt in beinah ausreichendem Umfang selbst für seine ›Sauberkeit‹. Es ist aus hygienischen Gründen, also um der Gesundheit willen, überhaupt nicht nötig, ein Neugeborenes zu baden. Ein wasserscheues Kind sollte deshalb gar nicht, ein wasserfreundliches rein aus Gründen des Spaßes gebadet werden. Staub, Schmutz, ›Bakterien‹ haben wenig Chancen, die Haut eines jungen Säuglings zu bedecken, und wenn sie es tun, so entfernt das Kind sie selbsttätig durch sein Schwitzen, sein Hautfett, seine Hauterneuerung. Betrachten Sie Milchreste nicht als ›Schmutz‹, die Einwirkung von Milch (auch geronnener) tut der Haut eher wohl. Milch ist ein schon im Altertum verwendetes Hautkosmetikum. – Lassen Sie insbesondere die Schleimhäute (Körperöffnungen, Sinnesorgane) des Kindes in Ruhe, denn auch die reinigen sich am besten selbst. Ein gesundes Baby braucht weder in den Ohren, in der Nase, den Augenwinkeln, den Genitalien oder sonstwo mit Wattestäbchen ausgestochert zu werden, weil diese Körperöffnungen durch ihre Ausstattung und ihre Tätigkeiten (Härchen, Produktion von Fett oder Flüssigkeiten) eingedrungene Teilchen oder überflüssigen Schleim etc.

selbst wieder ausstoßen. Das häufige Niesen von Säuglingen (keine Angst, Ihr Baby hat nicht notwendig Schnupfen, wenn es viel niest) ist z. B. deren gut wirksame Methode, die Nase freizuhalten. Solange Ihr Baby also nicht infolge von Störungen (Schnupfen, Bindehautentzündung, Wundsein o. ä.) besondere Hilfe braucht, machen Sie gar nichts mit den Körperöffnungen. Die Haut erfrischen Sie beim wasserscheuen Baby hin und wieder durch streichelndes Abwaschen mit warmem Wasser.

Eine gute Möglichkeit, dem wasserscheuen Baby seine Angst vor dem überraschenden Element zu nehmen und ihm womöglich doch Freude daran zu verschaffen, ist das gemeinsame Bad von Kind und Erwachsenen. Das scheue Kind hat dann Ihren Körper als Zuflucht und kann, an ihn geschmiegt, das fremde Element lange betrachten und berühren, bevor es allmählich bereit ist, mit ihm zu spielen.

Die *Luft* ist ein Element, das in der Praxis viel zu selten an den Babykörper gelassen wird. Daß Angst der Erwachsenen vor den Ausscheidungen des Kindes und dem Anblick von Nacktheit dabei eine Rolle spielen, haben wir schon erörtert, auch daß die oft genannte Befürchtung, das Baby könnte sich erkälten, eher eine Rationalisierung ist. Plötzliche Abkühlungen, die längere Zeit unentdeckt bleiben (kommt vor beim weggelegten, bloßgestrampelten Kind) können einen Schnupfen begünstigen, nicht jedoch das Nacktsein des Säuglings im warmen Zimmer oder an einem warmen Tag draußen. Da das Kind Nacktsein genießt und Luft immer noch das beste Kosmetikum ist, sollten Sie das Kind diesem Element aussetzen, so oft Sie können.

Den Schlaf an frischer Luft (des angezogenen Kindes!) empfehlen alle Leitfäden mit Recht. Die meisten Babys schlafen tagsüber ein längeres zusammenhängendes Stück – sehen Sie zu, daß Ihres diesen Schlaf draußen halten kann. Ein Balkon zum Hof, ein Garten, eine Terrasse sind ideal. Sie können das Kind praktisch bei jedem Wetter rausstellen. Der Kinderwagen ist dafür die geeignete Lagerstatt, denn bei Kälte, Regen und Schnee können Sie das Verdeck hochklappen, und Sie haben, anders als bei Bett oder Korb, wetterfeste Seitenwände.

Bei scharfem Frost, Sturm und Hagel müssen Sie natürlich aufs Rausstellen verzichten. Ein Pfarrer, der mehrere Kinder hatte und auf frische Luft schwor, nannte mir 4 Grad Frost als die gerade noch zumutbare Temperatur.

Ein geöffnetes Fenster nachts (auch im Winter, auch bei mildem

Frost) wird für groß und klein empfohlen, denn kühle Luft, sagt man, vertieft die Atmung und den Schlaf.

In den gemäßigten Klimazonen Europas begegnen Säuglinge der *Sonne* (dem Element Feuer) so selten, daß sie in den ersten beiden Lebensjahren dauernd ein Medikament einnehmen müssen, um die Folgen dieses Mangels abzuwenden: Ich spreche vom Vitamin D, das zur Rachitisprophylaxe gegeben wird. Dieses für die Kalkverarbeitung (Knochenbildung) wesentliche Vitamin wird im menschlichen Körper nur durch Sonnenbestrahlung der Haut aktiviert. Da (nord)europäische Babys kaum je die Sonne sehen (und die Sonne sie nicht), behilft man sich zur Vorbeugung gegen die gefürchtete Knochenerweichung mit künstlichen Vitamin-D-Gaben.

Es mag sein, daß hierzulande die Sonne zu selten scheint, um in den Körpern aller Babys ausreichend Vitamin D für ihr rasches Skelettwachstum zu aktivieren. Es mag auch sein, daß (längere) Sonnenbestrahlung eine starke Belastung für den kindlichen Organismus darstellt. Ich habe gleichwohl den Verdacht, daß der mangelhafte Kontakt der Säuglinge mit dem Element Feuer mitverursacht ist durch unsere Neigung, die Neugeborenen von unserem Alltagsleben, vom Licht des Tages auszuschließen, sie (oft genug ihre Erwachsenen, meist ihre Mütter, mit ihnen) zu behandeln, als benötigten sie eine Art soziales und klimatisches Treibhaus. Ich denke daran, daß in Südeuropa und gar in Gegenden mit tropischem Klima Säuglinge auf Straßen, Wegen, Plätzen zu sehen sind und daß sie der Sonne offenbar ganz gut standhalten. Künstliches Vitamin D benötigen sie dort nicht.

Wenn Sie ein Sommerkind haben und die Sonne im Jahr seiner Geburt tatsächlich *scheint,* so gehen Sie, wenn Sie Lust haben, viel mit dem Kind ins Freie. Der Aufenthalt im Schatten ist günstig, denn hier atmet und fühlt das Kind die von der Sonne erwärmte Luft und erhält die sehr viel weniger brennende und anstrengende, aber dennoch auch im Sinne der Vitamin-D-Aktivierung wirksame *indirekte* UV-Bestrahlung. *Direkter* Sonnenbestrahlung sollten sich Personen, die nicht daran gewöhnt sind, mit Maßen aussetzen. Für Neugeborene ist das Maß recht streng: Es beginnt mit einer Minute, Sie können langsam steigern (laut ›Elternbuch‹ auf nicht mehr als 30 Minuten täglich). Schützen Sie den Kinderkopf durch Hut, Tuch oder Schirm.

Die häufige feuchte Kühle in unseren Gegenden zwingt die

Erwachsenen, ihre Neugeborenen von Kopf bis Fuß zu bekleiden, sie in *Textilien* einzuhüllen. Warum es die teils an Anstaltskluft, teils an Puppenmode erinnernde, bei uns übliche Säuglingsbekleidung sein muß – ich weiß es nicht. Denkbar wären sehr viel phantasievollere, buntere, praktischere Sachen. Falls Sie nicht selbst schneidern, sind Sie indessen auf die überteuerten Angebote der Industrie angewiesen. Sie sollten versuchen, das meiste ›second hand‹ zu erwerben oder von Eltern aus Ihrem Bekanntenkreis zu übernehmen, deren Kinder herausgewachsen sind.

Zu beachten brauchen Sie nur eins: daß Sie Produkte aus Naturfaser bekommen, in der Regel Baumwolle. Sie können dann sicher sein, daß Hemden und Hosen Feuchtigkeit aufnehmen und verdunsten lassen, also der Haut erlauben, zu ›atmen‹. Wenn Sie Sachen benutzen, die zu groß sind, haben Sie und das Baby es beim Anziehen leichter, und Sie brauchen nicht so rasch Neues zu besorgen. Das Neugeborene ist durchaus gut aufgehoben in Hemden und Jacken, die ihm bis zum Alter von sechs Monaten, und in Strampelhosen, die ihm noch mit vier bis fünf Monaten passen.

Dem Baby ist es nicht ganz egal, ob es in Rosa, Hellblau oder Flaschengrün gekleidet wird – man kann davon ausgehen, daß es sich für Farbreize interessiert, spätestens mit sechs bis acht Wochen betrachtet es ausgiebig seine nächste Umgebung; beim weggelegten bzw. nächtigenden Kind besteht diese ja zum großen Teil aus Jacke, Bettdecke oder Strampelsack. Gemusterte Wäsche gibt Ihrem Kind Stoff für sein Studium.

Für die Erwachsenen sind Farbe, Zuschnitt, Muster der Wäsche ebenfalls nicht ganz egal. Ein Baby, das aus einem Spitzenrahmen in Weiß und Pink hervorschaut, *wirkt* anders auf die Erwachsenen und diese *verhalten* sich dann anders zu ihm als zu einem, das einen dunkelbraunen Nicky oder einen karierten Poncho anhat. Kleiden Sie das Baby nach Ihrem Gutdünken, überprüfen Sie aber Ihren Geschmack, ob er Sie nicht dazu verführt, die Erscheinung Ihres Kindes zu verniedlichen.[16] Die körperlichen Reize eines Säuglings sind untrennbar von der Rohheit, mit der es seine körperlichen Begierden fühlt und äußert – es ist ein Bündel Zartheit, Empfindsamkeit und rücksichtsloser Sinnlichkeit, also

---

[16] In J. Holts Buch ›Zum Teufel mit der Kindheit‹ gibt es ein Kapitel ›Über die Niedlichkeit von Kindern‹. Darin heißt es zu Beginn: »Dies läßt sich auch so sagen, daß wir versuchen sollten, uns abzugewöhnen, Kinder für niedlich zu halten. Damit meine ich u. a., daß wir versuchen sollten, uns mehr bewußt zu sein, auf was in einem Kind wir eigentlich reagieren, und zu erkennen, welche unserer Reaktionen auf das Kind authentisch, respektvoll und lebensbejahend und welche davon herablassend und sentimental sind.« (S. 84)

alles andere als ›einfach niedlich‹. Versuchen Sie, Ihr Baby sozusagen ästhetisch ernst zu nehmen. Besonders wenn es ein Mädchen ist, weil bei einem Mädchen die Verniedlichungsbedürfnisse noch eher mit den Erwachsenen durchgehen. – Jede Art von Bekleidung, die nur im fleckenlosen Zustand attraktiv wirkt, von Ihnen also gegen das Spucken und Kleckern des Kindes in Schutz genommen werden will, ist gänzlich ungeeignet!

Die sogenannte Erstausstattung: Was Sie alles nicht brauchen

Der folgende Abschnitt hätte irgendwo sonst in diesem ›Gegen-Leitfaden‹ stehen können; er hat mit Pflege nicht mehr oder weniger zu tun als z. B. mit Wachen und Schlafen. Ich ordne ihn hier ein, weil Textilien in ihm eine gewisse Rolle spielen, er also ganz gut an unser letztes Stichwort anschließt. Eine Liste über sämtliche Posten der sog. Erstausstattung finden Sie in den meisten Leitfäden. Im großen und ganzen sind es dieselben Sachen, die Ihnen zur Anschaffung und zum Gebrauch und damit dem Kind als Umwelt anempfohlen werden.

Da der Gebrauch von Dingen fürs Kind immer zugleich Umgang mit dem Kind ist, ist es auch nicht gleichgültig, welche Dinge Sie gebrauchen. Mit der ›Erstausstattung‹ erwerben Sie nicht nur einen Haufen Sachen, sondern zugleich ein *Programm* des Umgangs mit dem Neugeborenen. Die meisten ›Erstausstattungsposten‹ setzen voraus, daß die Erwachsenen das Kind von ihren Körpern trennen, es weglegen und durch den Vollzug bestimmter fixer Prozeduren ›pflegen‹, ›versorgen‹ und überwachen. Wenn Sie also die aufgezählten Möbel, Wäschestücke und anderen Utensilien kritiklos erwerben, so werden Sie mit dem Kind entlang der Möglichkeiten dieser Gegenstände umgehen und sich das Herausfinden von Alternativen, von Umgehensweisen, die Anden-Körper-Nehmen voraussetzen, von Reaktionen auf Besonderheiten in den Äußerungen gerade dieses Kindes, erschweren. Überlegen Sie deshalb, bevor Sie die ganze konventionelle Liste einkaufend abhaken, ob Sie nicht vieles weglassen sollten und dafür Dinge, die Sie selbst in Gebrauch haben, Bett, Tisch, Wäsche etc., mit dem Kind teilen können. Sie sparen dadurch Geld und Platz, und, was das Wichtigste ist, Sie schaffen Bedingungen für ein Zusammenleben mit dem Kind und erschweren sich den Aufbau einer künstlichen Babywelt.

Abgesehen von der Bekleidung wird in den Leitfäden an Säuglingswäsche folgendes zur Anschaffung empfohlen: sog. Moltontücher in verschiedenen Größen, Flanelleinschlagtücher, Babybadetücher, gummierte Betteinlagen, Bettücher, Deckenbezüge, Kissenbezüge, Speitücher. Sie können auf diesen ganzen Babywäschepark verzichten. Ich schlage Ihnen statt dessen vor, einen größeren Posten *Frotteehandtücher* in verschiedenen Größen und Farben entweder neu anzuschaffen oder aus Ihrem Fundus für das Baby abzuzweigen. Sie können die Handtücher verwenden: zum ›Einschlagen‹ des Kindes, zum Abtrocknen, als Bettlaken, als ›Kissen‹ (d. h. als Laken für das Kopfende von Korb oder Wiege), als Polsterung des festen Wickelplatzes (zusammengelegtes Badetuch), als (häufiger gewechselte) Auf- bzw. Unterlage beim Wickeln, als Bettuch (über das dann noch eine warme Decke kommt) in Wiege, Kinderwagen, Tragetasche etc., oder wo immer sonst Sie Ihrem Baby was unterlegen oder es in etwas einhüllen. Gästehandtücher (oder Waschlappen) sind als Spuck- und Wischtücher geeignet. Aufs beste erfüllen Handtücher alle Aufgaben von Molton- und Flanelltüchern, Babylaken und Speitüchern, und sie haben den Vorteil, daß sie für Sie und andere und für das Kind weit über die Säuglingszeit hinaus von Nutzen sind.

Gummierte Moltontücher oder andere Gummieinlagen für Lagerstätte und Wickelplatz des Kindes sollten Sie durch eines der prominentesten Produkte der Wegwerfgesellschaft ersetzen: die Plastiktüte (man nehme eine unbedruckte, es kommt sonst zu Verfärbungen der Matratze).

Daß Sie – unter bestimmten Bedingungen – eine *besondere Bettstelle* für das Kind, sei es Wiege, Korb, Stubenwagen, Kinderbett, auch einen Kinderwagen, *nicht brauchen*, haben wir im Kapitel ›Schlafen und Wachen‹ (S.149) erörtert.

Was Sie brauchen, hängt allerdings nicht nur davon ab, was Sie mit dem Kind machen wollen, sondern auch davon, wie Ihre Lebensverhältnisse sind, davon, was Sie mit dem Kind machen können. Sind Sie in der glücklichen Lage, sich mit mehreren Erwachsenen ganz auf das Kind einzustellen und ihm als Ort, an dem es seine ersten Lebensmonate verbringt, Ihren Körper anzubieten, so brauchen Sie weder Bett, Wiege, Kinderwagen etc. noch Matratze, ›Babysteppbett‹ oder gar Betthimmel. Sie brauchen einen kleinen Platz in Ihrem Bett, einen großen Platz auf Ihrem Schoß, in Ihrem Arm, ein paar Handtücher, ein Tragetuch (oder -sitz), eventuell eine Tragetasche und natürlich Windeln und Bekleidung. Sonst nichts.

In der Praxis werden Zwischenlösungen am häufigsten vorkommen. Kombinieren Sie aus den vorgeschlagenen Alternativen eine Ihren Lebensverhältnissen und Wünschen angemessene Form. Die Hauptsache ist, Sie vergessen nicht, daß auch das beste Bett, die hübscheste Wiege für das Kind zumindest während seiner Wachzeiten immer nur ein Ersatz sein kann für den Erwachsenenkörper, dessen Wärme, Geruch, Bewegung es eigentlich sucht. Wenn das ›Elternbuch‹ schreibt: ›Im Bett soll Ihr Kind sich richtig wohlfühlen‹ (S. 69), so mag das als frommer Wunsch akzeptabel sein, aber als Programm fürs Weglegen ist es illusionär.

Noch mal kurz zusammengefaßt: Wenn Sie nicht mit dem Kind zusammenschlafen können oder wollen und es nicht auf der Erde betten mögen, müssen Sie sich eine Kinderbettstatt besorgen. Sind stets genügend Erwachsene oder größere Kinder da und bereit, das Neugeborene in ihren Armen in Schlaf zu wiegen, so ist es am einfachsten und billigsten, wenn Sie gleich ein großes Kinderbett (bis 4,5 Jahre) nehmen. Eine passende Matratze müssen Sie natürlich dazu anschaffen. Wenn Sie sich zusätzlich eine Wiege oder einen Korb auf Rädern leisten können, so brauchen Sie das Bedürfnis des (vor allem müden) Kindes nach rhythmischer Bewegung nicht ausschließlich auf Ihrem Schoß zu befriedigen. Der Kinderwagen leistet (fast) denselben Dienst. Für Wiege und Korb können Sie statt einer speziellen Matratze eine zusammengelegte Decke o. ä. nehmen. Auch eine Zudecke wird sich in ihrem Haushalt finden lassen (Erwachsenenkissen, Stück eines alten Pelzmantels, Reiseplaid etc.). Ausdrücklich empfehlen möchte ich Tragesitz oder -tuch und eine Babytragetasche.

Zur konventionellen Erstausstattung gehört schließlich noch die ganze Infrastruktur der Flaschenfütterung: Die Flaschen und Sauger selbst und alle möglichen Geräte, um sie zu reinigen und zu sterilisieren und die Nahrung zuzubereiten. Wenn Sie stillen, brauchen Sie das alles nicht. Für Teegaben genügt eine kleine (120 g) Flasche. Die brauchen Sie nicht zu sterilisieren, sondern nur auszuspülen. Falls Sie (als Mutter) gelegentlich abpumpen wollen oder müssen, benötigen Sie zusätzliche Flaschen (zur Reinigung vgl. den Abschnitt ›Die Flaschen‹, S. 121).

Falls Sie mit der Flasche füttern werden, bleibt Ihnen nichts anderes übrig, als sich in bezug auf Zubereitung der Nahrung und Reinigung der Flaschen nach den Empfehlungen der Hersteller zu richten und die entsprechenden Sachen anzuschaffen.

Bliebe als letzter Punkt noch die ›Pflege‹, das Thema dieses Kapitels. Leitfäden empfehlen dafür natürlich die Bereitstellung ganzer Batterien von Cremes, Lotions, Badezusätzen, Tupfern, Schälchen etc., als heiratete das Neugeborene geradewegs in einen Kosmetiksalon ein. Ich kann mich hier kurz fassen, denn alles Wesentliche ist im vorstehenden Abschnitt gesagt. Je weniger Sie machen, desto besser ist es: für die Haut des Kindes, für Ihren Geldbeutel, für Ihre und des Kindes Mobilität und für die Konzentration auf das Herz der Pflege, den Körperkontakt.

Eine eigens für diesen Zweck konstruierte Wickelkommode brauchen Sie nicht. Sie kommen auch ohne speziellen Windeleimer mit bunten Bildchen drauf aus. Irgendein für die Aufnahme gebrauchter Windeln geeignetes Gefäß werden Sie schon übrig haben. Für die Reinigungen beim Wickeln genügen Öl und (weiches) Klopapier. Creme oder Puder – machen Sie das nach Gusto. Eine Babynagelschere (mit abgerundeten Ecken) sollten Sie sich allerdings zulegen. Sie müssen auch dem Neugeborenen ca. einmal wöchentlich die Nägel schneiden, weil es sich sonst bei seinen kräftigen, aber unwillkürlichen und unkoordinierten Zappelgesten das Gesicht zerkratzt. Beim älteren Baby müssen die Nägel (auch die Fußnägel) gekürzt werden, weil sie sonst brechen oder splittern und sich allerhand unter ihnen und in ihnen verfängt. – Eine Babybürste ist bei europäischen Babys, die meist mit nur bescheidenem Schopf geboren werden, in den ersten sechs Monaten nicht nötig. – Reinigungslotions, Badezusätze, Kindershampoos verwenden Sie besser nicht, in den ersten Monaten genügt klares Wasser. Desinfektionsmittel sind bei gesunden Kindern tabu.

Eine Waage brauchen Sie auch nicht. Wenn das Baby normal trinkt, ist häufiges, womöglich regelmäßiges Wiegen überflüssig; für das Kind ist es immer eine Zumutung.

Die Babybadewanne schließlich ist ein besonders gutes Beispiel dafür, wie sehr *wir* von den Dingen programmiert werden, die wir doch meinen, uns *die Dinge dienstbar* zu machen. Gegenstände führen uns zu einem bestimmten Verhalten – durch ihre Funktion und durch den Ausschluß von Alternativen, den ihre gewohnheitsmäßige Benutzung mit sich bringt. Steht da erst so ein Möbel wie eine Babywanne herum, so kommen die Erwachsenen nicht so leicht auf die Idee, sich mit dem Kind zusammen in die große Wanne zu setzen. Und wieder ist eine Möglichkeit intensiver Körperberührung verschenkt.

Wenn Sie ein Bad mit Erwachsenenwanne haben, dann lassen Sie die Babywanne weg. (Eine einfache Plastikschüssel reicht in jedem Fall.)

Ich möchte meine Notizen zu den Babysachen nicht abschließen, ohne ein Wort zur Ästhetik dieser Artikel in ihrer herkömmlichen Ausführung zu sagen. Halten wir uns wieder an unsere Leitfäden. Das ›Elternbuch‹ z. B. zählt unter ›Anschaffungen fürs Baby‹ auf: Höschen, Hemdchen, Jäckchen, Körbchen, Bettchen, Klötzchen; ›Das Baby‹ spricht z. B. von einem Wollschälchen (gemeint ist ein Schal) – fast alle Quellen nennen das Gefäß, aus dem ein künstlich ernährtes Baby trinkt, das ›Fläschchen‹. Wir sind so sehr an die Verkleinerungsform gewöhnt, daß wir darüber hinweglesen, ohne uns zu stoßen. Ein Säugling hat nun mal Händchen und Füßchen, wir geben ihm sein Fläschchen oder Breichen und warten dann mit ihm aufs Bäuerchen.

Ist ein Kind wirklich so -chen? In cm gemessen ist es natürlich klein, und seine Kleinheit macht einen Teil seines Charmes aus. Aber als Ereignis, als Triebwesen, als ein Stück Zukunft ist es groß. Groß ist seine Stimme, der Ausdruck seiner Begierden, die Beredtheit seiner Mimik und Gebärden. Groß ist die Veränderung, die es im Leben seiner Erwachsenen bewirkt, die Aufmerksamkeit, die ihm zuteil wird, sind die Konflikte, die es schafft. Wehren wir uns nicht durch die Tendenz zur Verniedlichung unbewußt gegen die Dimensionen, in denen ein Kind in unser Leben eingreift, in unser Leben, gerade wie es in einer nicht für Kinder gemachten Welt gelebt wird? Die vielen -chens sind, so vermute ich, nicht nur Zärtlichkeit, dazu sind sie zu dicht und zu wahllos über die doch der Unabweisbarkeit und Ernsthaftigkeit von puren Triebbedürfnissen so nah benachbarte Gegenstandswelt des Neugeborenen verteilt. Es liegt auch Glauben an Wortzauber in den -chens: Wäre und bliebe doch »Babys kleine Welt« (ein Werbespruch) beschaulich, niedlich, handhabbar.

> »Lange Zeit hindurch galt die Kindheit [. . .] als Kulturschutzpark, als Idyll, als selige Insel – namentlich in der Erinnerung der Erwachsenen von allem Störenden, Kränkenden, Trivialen gereinigt, durchaus lieblich, asexuell, angefüllt mit Spiel, Geborgenheit, Phantasie.«[17]

Sie ist aber auch das Gegenteil: Für das Kind ist die Welt riesig, wild, interessant und unheimlich, und den Erwachsenen rückt der Säugling gewöhnlich so nah zu Leibe, daß er nicht mehr klein erscheint. Er besetzt ein großes Stück der Erwachsenenwelt. Das Leben mit ihm, die gemeinsame ›Welt‹ von Erwachsenen und Kind

---

[17] Brückner, a. a. O., S. 40

ist für beide oft chaotisch, fremd und heftig, beide erleben alltäglich große körperliche Anstrengung, körperliche Lust und starke Emotion. Nichts davon ist treffend beschrieben durch das Diminutiv und die putzigen Motive auf Kindergebrauchsgegenständen.

Sechstes Kapitel

Krisen und Probleme

Bemerkungen zur Krise der Geburt

Das Leben mit dem Neugeborenen beginnt bei der Geburt. Ich verzichte hier allerdings auf ein ausführliches Kapitel über die Geburt und verweise Sie an die neuere Spezialliteratur zu diesem Thema; es gibt seit kurzem einige schöne Publikationen. Am eindrucksvollsten und ›neuesten‹ in dem Sinn, daß gewohnte Einstellungen und Praktiken radikal in Frage gestellt und – vorerst theoretisch – über den Haufen geworfen werden, finde ich F. Leboyers ›Der sanfte Weg ins Leben‹. Sie sollten es unbedingt lesen.[1]

Ich preise Leboyers Buch trotz seines ins Gewicht fallenden Nachteils: der Vernachlässigung der Gebärenden. Für Leboyer ist die Mutter nur ein ›Gegner‹, ein Schock mehr, vor dem das Neugeborene während und nach seiner Ankunft auf dieser Welt in Schutz genommen werden muß. Sonst weiß er über die Frau nicht viel zu sagen. Der ›echte‹, einfühlende Partner, der sich ganz auf die Bedürfnisse des Neugeborenen einstellt, ist bei Leboyer der Geburtshelfer.

Ich glaube nicht, daß eine Analyse, Beschreibung, Darstellung der Geburt letztlich stimmig sein kann ohne die Berücksichtigung des Schicksals beider, der Gebärenden und des zu Gebärenden, des Neugeborenen. Daß Leboyer diese Berücksichtigung nicht aufbringt und, wenn er auf die Mutter zu sprechen kommt, recht einseitig wird, mag der Grund sein für die etwas künstliche, phantastische, esoterische Wirkung seines Textes. Ungeachtet dessen sind die Schlußfolgerungen, zu denen er gelangt, die Ideen und Vorschläge für eine neue Praxis, die er entwickelt, ausgezeichnet und hoffentlich bald immer öfter maßgebend für den Alltag in

[1] Außerdem empfehle ich: B. Vogt-Hägerbäumer, Schwangerschaft ist eine Erfahrung, die die Frau, den Mann und die Gesellschaft angeht, Hamburg 1977; E.-M. Stark, geboren werden und gebären, München 1976 und G. Wilberg, Zeit für uns, München 1979 u. Frankfurt 1981 (FTB 3307). Außerdem, mit Einschränkung, Kinder kriegen ist keine Krankheit v. R. Lang, Berlin o. J. (ich finde das Buch über manche Strecken zu mystifizierend, aber viele der Berichte über alternative Geburten sind lesenswert) und M. Odent, Die sanfte Geburt. Die Leboyer-Methode in der Praxis, München 1979.

Entbindungskliniken. Versuchen Sie, wo immer möglich, Ihre Entbindung nach den Leboyerschen Ideen zu gestalten, es gibt schon – wenige – Kliniken, die sowas versuchen. Falls eine Hausgeburt für Sie in Frage kommt, bereiten Sie mit der Hebamme alles für eine ›Leboyer-Entbindung‹ vor. Wie Sie dann Ihre Rolle als Gebärende ausgestalten, liegt nicht zuletzt in Ihrer Hand, Sie können Leboyer praktisch korrigieren.

Wahrscheinlich werden Sie aber – wie heute noch fast alle Frauen – in die Klinik gehen. Geburten vollziehen sich dort in der Regel eher technisch-gewalttätig; die massive Kritik an den ›Gebärfabriken‹, die in den letzten Jahren laut geworden ist, hat indessen einiges in Bewegung gebracht. Es kann aber sein, daß die für Sie in Frage kommende Entbindungsklinik sich Reformen verschlossen zeigt. Ich möchte Sie für diesen Fall auffordern, folgendes Minimalprogramm durchzukämpfen:

Nachdem Sie sich zur Entbindung angemeldet haben, bitten Sie den Arzt und/oder die Hebamme um einen *Gesprächstermin*. Sie haben ein Recht darauf. Besprechen Sie dann mit den Geburtshelfern folgende Punkte (nehmen Sie sich einen Zettel mit und erscheinen Sie, falls Sie eine autoritätsängstliche Person sind, in Begleitung, dann werden Sie sich stärker fühlen und sich nicht so leicht von Ihrem Standpunkt abbringen lassen):

1. Kann der *Vater* des Kindes oder eine andere Person Ihres Vertrauens der Geburt beiwohnen?

Kliniken, die sich der Anwesenheit des Vaters widersetzen, sind heute im Grunde ein Anachronismus, auch wenn ihre Zahl leider noch beträchtlich ist. Je nachdem, wie Ihre Alternativen aussehen, sollten Sie sich demonstrativ aus einer Klinik wieder *abmelden*, wenn man erwartet, daß Sie allein zur Entbindung kommen.

2. Werden routinemäßig *Betäubungsmittel* verabreicht?

Wenn ja, behalten Sie sich das Recht vor, *selbst zu bestimmen*, ob Sie ein Mittel nehmen wollen oder nicht. Schmerzbetäubende Medikamente versenken Sie in Passivität und sind immer von Nachteil für das Kind. Auch die Pudendus-Blockade ist nicht einfach harmlos. – Lassen Sie sich keinesfalls ›Beruhigungsmittel‹ andrehen. Eine Geburt ist keine Zeit der Ruhe.

3. Wird routinemäßig der *Herzton-Wehenschreiber* angesetzt?

Wenn ja, bitten Sie darum, daß man ihn bei Ihnen nur zu kurzen Proben *zwischendurch* verwendet. Das Gerät behindert Ihre Körperbewegungen. Das ›Hörrohr‹ der Hebamme ist übrigens bei einer normal verlaufenden Geburt ausreichend.

4. Wird routinemäßig ein *Dammschnitt* gemacht?

Wenn ja, schlagen Sie vor, daß der Arzt *abwartet*, ob Sie und die Hebamme es nicht auch so schaffen. Wenn Sie sich auf die Geburt vorbereitet und das Pressen geübt haben und wenn Sie mit der Hebamme gut zusammenarbeiten, kann der Schnitt durchaus überflüssig sein, selbst wenn Sie ein zweites (oder drittes) Kind bekommen und bei dem (den) ersten geschnitten wurden.

5. Äußern Sie den Wunsch, daß man Ihnen das Neugeborene – ohne es sofort abzunabeln – auf den Bauch legt und daß Sie es gleich stillen können.

Bei Punkt 2 bis 4 *muß* der Arzt Ihnen entgegenkommen, denn hier haben Sie zu entscheiden. Bei Punkt 1 und 5 kann es sein, daß Sie zurückstecken müssen. Falls Sie die Klinik nicht wechseln können, bleibt Ihnen dann nichts anderes übrig.

Vielleicht haben Sie noch ganz andere Probleme und Ideen. Dann verlängern Sie die Liste. – Die Lektüre des Buches von M. Wilberg, ›Zeit für uns‹, wäre eine ausgezeichnete Vorbereitung für die Begegnung mit dem Krankenhaus. Die meisten häufiger vorkommenden Praktiken, Eingriffe, Medikamentenangaben etc. sind dort beschrieben und analysiert – nach ihrer hilfreichen Seite ebenso wie nach ihrer bedenklichen. Sie lernen aus diesem Buch nicht nur Kritik an der (Geburts-)Medizin, sondern auch das Hin- und Ernstnehmen medizinischer Eingriffe, wenn sie angebracht sind.

Aber lassen Sie uns jetzt die Uhr nochmal zurückdrehen. Sie werden sich wahrscheinlich aktiv auf die Geburt vorbereiten wollen; Ihr Arzt wird Ihnen dann einen Schwangerschaftsgymnastikkurs empfehlen. Solche Kurse haben zur Zeit eine gute Konjunktur, Sie finden also aller Wahrscheinlichkeit nach auch in einem kleineren Ort ein Institut, das Schwangerschaftsgymnastik und Atemübungen nach G. D. Read (oder Lamaze, eine verwandte Methode) anbietet. Sie sollten in der Tat einen solchen Kursus besuchen oder nach einem Buch selbst erarbeiten,[2] eventuell mit Ihrem Mann oder Freund zusammen. Wie zu jeder Zeit ist auch während der Schwangerschaft Gymnastik eine gute Methode, den Körper zu lockern und zu durchlüften. Aber erwarten Sie keine Wunder. Damit Atem- und Bewegungstechniken einen so elementaren und gewaltsamen Prozeß wie eine Geburt wirklich erleichtern, müßten die Übungen durch jahrelanges Training weitgehend automatisiert sein. Ein zwölfstündiger Kursus ab dem sechsten Monat (soviel tragen die Krankenkassen) ist zu kurz, die erworbenen Fertigkeiten sind in aller Regel zu oberflächlich, als

---

[2] Hierfür ist nützlich: Ingrid Mitchell, wir bekommen ein baby, Reinbek 1971

daß sie, wenn erst der Wehenrhythmus vom Körper der Frau Besitz ergriffen hat, das Verhalten ausschlaggebend steuern könnten. Aber auch geringere Fähigkeiten, mit Atmung und Spiel der Muskulatur bewußt umzugehen, helfen vielen Frauen, die Schmerzen auszuhalten oder gar anzunehmen. Durch die bewußte Atmung können Sie sozusagen mit Ihren Schmerzen reden, Sie kriegen, wenn Sie es einigermaßen richtig machen, viel Sauerstoff ins Blut und sind besser davor geschützt, Wehenschmerzen und Übelkeit durch Angst und Verkrampfung zu steigern.

Natürlich gibt es Ausnahmen, Frauen, die die Übungen nach kurzer Einweisung gut ausführen und ihre Niederkunft wie nach dem Lehrbuch selbst dirigieren. Wieder andere Frauen haben nur geringe Schmerzen und machen spontan, ob mit oder ohne Übungen, alles ›richtig‹. Für die meisten Frauen aber gilt wohl, daß sie während einer Geburt nicht mehr Herr ihrer selbst sind, daß sie von dem qualvoll wühlenden Gedränge in ihrem Leib einfach überwältigt werden, jedenfalls während der kritischen Zeiten, etwa während des Übergangs von der Eröffnungs- zur Austreibungsphase. Für das Absolvieren von Übungen bleibt da höchstens ein Rest von Willen und Konzentration.

Ich erwähne dies, weil mich eine die Read-Euphorie und die Begeisterung der Frauenbewegung für die natürliche Geburt begleitende Tendenz zur *Verharmlosung des Geburtsschmerzes* stört. Was ich damit meine, wird an diesem Beispiel deutlich: Die Autorin eines Kursleitfadens zur Schwangerschaftsgymnastik lehnt es ab, von ›Wehe‹ zu sprechen – sie schlägt als Ersatz das Wort: Kontraktion vor –, weil im Wort Wehe unauslöschlich der Schmerz mitklinge, den es ihrer Überzeugung nach nicht zu geben braucht.

Ich finde das alte Wort Wehe schöner als ›Kontraktion‹ – und auch treffender. Denn daß Wehen wehtun, ist nicht wegzureden und auch nicht wegzuüben. Und ich frage mich, warum alle Welt so große Anstrengungen unternimmt, um die Schmerzen aus der Geburt – aber auch sonst aus menschlichen Zuständen – auszutilgen, Anstrengungen, die teils überflüssig, weil aussichtslos, teils ihrer Nebenwirkungen wegen schädlich sind? Geht es denn wirklich darum, eine Geburt – sei es durch Betäubungsmittel, sei es durch Exerzitien – gänzlich schmerzlos zu machen, geht es nicht eher darum, die *Herabsetzung des Schmerzes zu einer Störung oder einer Schande* wieder aufzuheben?

Natürlich bin auch ich für eine möglichst schmerzarme Geburt. Alles, was dem Kind und der Frau nicht in anderer Weise schadet, sollte dafür getan werden. Richtig ist auch die zunehmende Abwendung vieler Frauen und mancher Ärzte von der medikamentösen Schmerzbetäubung hin zur Linderung des Schmerzes durch ›natürliche‹ Methoden wie Atmung, Entkrampfung, psychophysische Vorbereitung und Lockerung. Aber das Problem hört für mich hier nicht auf. Ich frage mich: Warum sind wir alle so weitgehend unfähig, Schmerzen zu ertragen, warum fliehen wir den Schmerz als eine Zumutung oder Demütigung, warum ersticken wir ihn so hastig durch irgendein Mittel, warum betrachten wir ihn als etwas, das ausgemerzt werden muß wie Ungeziefer oder ›Bakterien‹? Ist gar nichts am Schmerz, das einer Erfahrung wert wäre? Hängt unsere mangelnde Bereitschaft, ihm zu begegnen, vielleicht mit der bedrohten Fähigkeit der ›modernen‹ Menschen zum Mitleiden zusammen? Und mit unser aller gebrochenem Vermögen zum Erleben von Lust? Frauen und die progressive öffentliche Meinung propagieren – auf den Spuren von Read – die ›natürliche‹ und harmonische Geburt. *Read* kämpfte gegen religiöse Vorurteile und war zweifellos ein mutiger Pionier auf seinem Gebiet; heute kämpfen *wir* gegen den seelenlosen Klinikbetrieb und den allzu raschen Griff zum Medikament, auch das ist nötig. Was wir aber zu vergessen scheinen, ist, daß die Natur nicht harmonisch ist. Sie ist gewalttätig und blutig, auch da, wo sie das menschliche Leben beginnen läßt. Es ist also die Frage, ob sie in irgendeiner Weise Instanz sein sollte bei der Gestaltung des menschlichen Lebens. Und wenn wir uns auf Natur berufen, dann müssen wir auch wissen, wem wir uns da ausliefern. Eine ›natürliche Geburt‹ ist kein Deckchensticken. Also was ist sie?

Sie ist ein gewaltsamer Loslösungsprozeß, der für die Sich-Trennenden oder besser: für die von der Natur zu Trennenden gleichermaßen schmerzhaft und schmerzlich, willkommen und groß ist. Vielleicht gibt es im menschlichen Leben kein anderes Ereignis, in dem sich Gegensätze des psychophysischen Erlebens so roh und gleich stark ineinanderkeilen: Nicht-Wollen und Wollen, Angst und freudvolle Erwartung, Schmerz und Begeisterung. Alles, was während einer Geburt geschieht, was die beiden Hauptbeteiligten erleben, ist zunächst mal bezogen auf den Körper der/des je anderen, es ist Interaktion von Körpern, die sich voneinander losreißen, sich dabei empfindlich verletzen und zugleich konstituieren, einander wehtun und wohl zugleich. Am Ende dieses Akts ist der Kinderkörper überhaupt *erst* ein Körper für sich, und der Mutterkörper ist *wieder* einer für sich. Für die Frauen – vielleicht auch für die Kinder – liegt im Ende der parasitären Zwei-Einheit eine an Seligkeit grenzende Erleichterung. Es ist fast so, als sei nicht nur das Kind, sondern auch die Frau – als ihr alleiniger Körper – neu geboren worden. Das Glück der Frau über ihr Wiedergeborensein mischt sich mit der Freude über die Neugeburt des Kindes. Und wie das Kind seine geglückte Flucht aus der eng und erstickend gewordenen Uterushöhle erleben mag – das ist bei Leboyer gut geschildert. Trotz seines Entsetzens über die Zumutungen der äußeren Welt (Licht, Schall etc.) fühlt das Kind womöglich auch eine beseligende Erleichterung über das Gelingen seines gefahrvollen Ausbruchs.

Die Geburt ist ein Loslösungsprozeß von Körpern, ein Konstituierungsprozeß von Körpern, und dann – kaum daß sie beendet ist – beginnt das Kennenlernen von Körpern. Und Seelen, sicherlich. Das, was oft als Mutterglück der ersten Stunde geschildert wird, ist wie gesagt zu Anteilen eine ganz animalische Erleichterung über das Vorbeisein der Schmerzen und des Herberge-Sein-Müssens für einen anderen Körper; darein mischt sich dann die Begrüßungsfreude: Da zappelt und greint ein Neues! Auch diese Freude ist nicht ganz ungebrochen: Sie sehen das Kleine, berühren es, und es entzückt Sie. Sie fühlen aber auch Scheu, Sie flüstern: Wer bist du, ich kenn dich nicht, darf ich dich berühren? Daß viele Frauen in den ersten Lebensminuten des Neugeborenen ›ungeschickt‹ mit ihm sind, wie Leboyer moniert, hat vielleicht seinen Grund in einer wie ich meine verständlichen Neigung zur Distanz bei so viel Nähe.

Eine Geburt ist eine *Krise*, ein *ambivalentes Erleben* bei Frau und Kind. Sie ist das nicht nur wegen der Schmerzen und Schrecken, sondern auch wegen des bei Frau und Kind immer latent wirksamen *Widerstands* gegen die Trennung, die doch von beiden ersehnt und schließlich von der Natur erzwungen wird. Ich weise hin auf diese Ambivalenz, weil die Neigung, alles, was mit der Geburt zusammenhängt, in eine potentielle Harmonie aufzulösen (wenn es nur gelingt, die verdammten Schmerzen auszuschalten), Illusionen zu wecken droht, die nicht nur das Geburtserlebnis, sondern auch das spätere Zusammenleben mit dem Neugeborenen verschatten können. Das vergleichsweise Positive bei Leboyer ist, daß er nicht harmonisiert, nicht beschönigt. Er ahnt eine Gegnerschaft zwischen Kind und Frau, doch er nutzt sein Erspüren der Ambivalenz bei der Gebärenden nur aus, um den Geburtshelfer effektvoll in Szene zu setzen. Ich finde dieses Manko aber immer noch besser als das glättende Gerede vom Mutterglück, das dann Tränen und Depressionen im Wochenbett kurzerhand durch ›Hormone‹ wegerklären muß.

Vielleicht wäre es am ehrlichsten zu konstatieren, daß unsere Gesellschaft und jedes einzelne ihrer Glieder so gut wie unfähig geworden ist, Elementarereignisse wie Geburt und Tod, Schmerz und Orgasmus zu erleben, ohne ein Verleugnungs- und Vermeidungsritual in Gang zu setzen, das diesen Ereignissen die Spitze abbricht und sie zu verwaltbaren Marginalien herabwürdigt, die in der allgemeinen, mit Ernst und Wichtigtuerei inszenierten Langeweile nicht weiter auffallen.

Ich weiß nicht, um welchen Preis diese Eingemeindung unserer großen Abschieds- und Willkommensszenen in die Unerheblichkeit gelungen ist, aber sie ist gelungen. Es ist schwer, diese Tatsache zu schlucken und mit einem solchen Brocken auf dem Magen Reformvorschläge für eine menschlichere Geburt zu unterbreiten. Ich denke mir, daß eine Gruppe von Leuten, die es sich zum Ziel gesetzt hätte, eine alternative Geburtspraxis zu entwikkeln, damit beginnen müßte, über den körperlichen Schmerz zu sprechen, über die Trennung von Körpern und über die Sexualität, die mit beidem zu tun hat.

Habe ich Ihnen jetzt Angst gemacht? Das ist vielleicht nicht so schlimm, denn nicht alle unsre Ängste sind zum Untergang bestimmt, wie die Psychoanalyse sagt. Vor der *Geburt* allerdings wollte ich Ihnen *keine Angst* machen – durch die werden Sie so oder so hindurchgehen, und wenn Sie *wissen*, daß sie eine Krise, ein Geschehnis mit Ambivalenzen ist, werden Sie weniger Schwierigkeiten haben. Angst, die vielleicht in produktive Skepsis umgewandelt werden kann, ist vielmehr geboten vor unser aller Neigung, die Kanten unsrer Schicksale abzuschleifen, schnellfertige Lösungen zu akzeptieren und die Existenz von widersprüchlichen Gefühlen, Einstellungen und körperlichen Sensationen zu leugnen. Es ist unmöglich, keine spontane Abwehr zu empfinden gegen einen fremden Körper, der, indem er fremder, anderer Körper überhaupt erst (oder wieder) *wird*, dem eigenen schmerzhafte Deformationen zufügt. Indem Mutter- und Kindeskörper sich voneinander trennen, wehren sie sich gegeneinander, kämpfen sie miteinander. Diese ›Gegnerschaft‹ ist viel offenbarer, sichtbarer und spontaner, als die immer wieder von Müttern verlangte Freude auf das Kind *während* der Geburt. Entziehen Sie sich den Liebesdiktaten, und machen Sie sich auf einen Zweikampf gefaßt. Die Geburtshelfer werden schon dafür sorgen, daß die zartere Partei zu ihrem Recht kommt. – Und die Liebe? Wie es ihre Art ist, erscheint sie, wenn sie dort erscheint, besonders unbeirrbar an einer Front.

Die ersten Tage mit dem Neugeborenen

Da zur Zeit noch etwa 95% aller Frauen in Kliniken entbinden, müssen wir, die Zahlen legen uns das nahe, davon ausgehen, daß Sie die ersten Tage mit dem Neugeborenen in einer Klinik verbringen. Diese Tatsache schränkt unsere Möglichkeit, über den Ablauf dieser Tage produktiv zu spekulieren, stark ein; denn wenn Sie auf der Entbindungsstation liegen, wird Ihr Tageslauf, ob Sie wollen oder nicht, von der Krankenhausroutine bestimmt, Sie und das Neugeborene müssen funktionieren, ganz egal, was für höchst individuelle Ansprüche und Wünsche Sie haben.

Die Kritik an dem Betrieb in Entbindungskliniken ist mittlerweile so eingehend und treffend formuliert worden, daß ich hier nur bereits Gesagtes wiederholen könnte.[3] Ich beschränke mich deshalb auf ein paar Überlegungen zu Aspekten einer eben sich herstellenden Mutter-Kind-Beziehung, die ich bisher (so) noch nicht oder nur andeutungsweise behandelt gefunden habe.

Daß das Kind nun da ist, das erleben Sie, so steht es in den Leitfäden, als etwas ganz und gar Unglaubliches, als etwas natürlich höchst Beglückendes – eben als Wunder. Sie können sich nicht satt sehen an dem Würmchen, bestaunen es rund um sein grämliches Ponem – und weinen vor Freude. Da gibt es aber auch die andere Seite: Das Kind ist für Sie etwas ganz Selbstverständliches, es war schon lange da, wenn auch nicht sichtbar, es hatte sich angekündigt, und daß es nun erschienen ist, das wurde auch Zeit. Was wir aus der Literatur kennen, von der Schilderung der ›grand amour‹, daß die Liebenden geahnt, gespürt, ja gewußt haben: hier und mit dem, mit der passiert's! und sich dann einander wie selbstverständlich, wie immer schon, fast ein bißchen wie gewohnt widmen – das erleben Sie vielleicht jetzt auch.

Erschrecken Sie nicht, wenn Sie Ihr Herz befragen (ob als Mutter oder als teilnehmender Vater) nach einem großen Gefühl und feststellen, daß es eher nüchtern antwortet. Nach Ereignissen, in denen die Körper so sehr im Mittelpunkt stehen und so sehr in Anspruch genommen werden wie bei einer Geburt, ist manchmal das Herz wie leergesogen – als gingen seine Gefühlspotentiale als zusätzliches Blut in die Adern. Vielleicht hat bei starker körperlicher Aktivität das Gefühl die Tendenz, so sehr mit der körperlichen Energie zu verschmelzen, daß es nur noch schwer als

---

3 siehe die Bücher von B. Vogt-Hägerbäumer, E.-M. Stark, G. Wilberg, R. Lang und F. Leboyer. Ferner: ›Schwangerschaft und Geburt‹, Journal Nr. 7 der ›Frauenoffensive‹, Juni 1977, München und ›Psychologie heute‹, Heft 6, Juni 1977

eigenständiges merkbar ist, entsentimentalisiert wird und wie umhüllt mit einer Tarnfarbe als Körperfunktion weiterexistiert. Wenn Sie Ihr Kind nähren und umhertragen, so ist das schon Liebe – Sie brauchen nicht noch zusätzlich nach Gefühlen zu fahnden.[4] Insofern ist es irreführend, wenn Leitfäden z. B. daraufhinweisen, daß Stillen die Mutter-Kind-Beziehung günstig beeinflusse. Das klingt so, als begänne erst jenseits des Stillens – oder anderer vergleichbarer Handlungen mit dem Kind – die eigentliche Beziehung. Um bei diesem Beispiel zu bleiben: Stillen *ist* (ein wichtiges Stück der) Mutter-Kind-Beziehung; wenn man annimmt, es fördere etwas anderes, als es selbst ist, so ist man leicht versucht, sich dieses ›andere‹ als eine Art spiritueller Instanz, als reines, vorab existierendes Gefühl vorzustellen. Daher die Enttäuschung mancher Mütter, wenn sich nach der Entbindung die großen Gefühle nicht auffinden lassen. Die Beziehung von Erwachsenen zu einem Neugeborenen ist körperlicher, praktischer Natur – ich würde sagen: es ist eine sexuelle Beziehung –, als solche schließt sie Gefühle ein, setzt sie aber nicht voraus. Was immer Leitfadenautoren unter einer Mutter-Kind-Beziehung verstehen, solange sie davon ausgehen, daß Stillen diese Beziehung ›beeinflußt‹, also in einem funktionellen Verhältnis zu ihr steht, haben sie weder von dieser Beziehung noch vom Stillen etwas begriffen.

In den ersten Tagen nach einer Geburt, auch noch in den folgenden Wochen bis hin zum Ende des 3./4. Monats, dominiert, meine ich, die Körperbeziehung zum Kind alle anderen möglichen Ebenen von Beziehung. Das bedeutet, daß die Beziehung der Erwachsenen zum Kind gestört, getrübt, geschwächt wird, wenn sich die Körpernähe nicht oder zu selten herstellen läßt. Erwachsene können – so meine These – ein Neugeborenes nicht aus rein gefühlsbedingten, intellektuellen oder sonstigen Gründen lieben: Dazu ist die für solche Bindungen nötige Kommunikationsbasis zwischen beiden zu schmal. Sie können es – und das tun sie meist spontan – körperlich lieben, es begehren als jemand, den sie an sich drücken und in einem Winkel ihres Körpers verstecken möchten. Das Känguruh mit seinem Jungen in der Bauchtasche ist ein ideales Sinnbild für die Art von Liebe, die Säugetiere ihrem Nachwuchs spontan entgegenbringen. Eine Mobilisierung der Gefühle geschieht als Funktion des zuvörderst wirksamen sexuellen Bedürfnisses, ein Neugeborenes am eigenen Körper zu bergen – um es zu schützen, aber auch, um von ihm berührt zu sein. Der

---

[4] Gefühle werden Sie später, je unwiderruflicher die körperliche Loslösung vollzogen ist, desto deutlicher als eigenständige wahrnehmen.

kleine zusammengerollte Leib, der sich schutzsuchend in den Erwachsenenkörper einschmiegt, wirkt auf diesen Körper wie eine einzige Liebkosung.

Um es noch einmal zu sagen: Dieses Gefühl des Begehrens – selbst manche Wissenschaftler würden meine These bestätigen – können spontan auch *Männer* fühlen, und nicht etwa ausnahmsweise; sie verfügen genauso wie die Frauen über eine ›Brutpflege-Anlage‹, d. h. eine spontane Reaktionsbereitschaft auf die von Babys ausgehenden optischen und anderen Reize. Es ist kulturelle Überformung und Deformierung und schließlich Ideologie, daß die meisten Männer meinen, sie hätten mit Babys nichts im Sinn und Frauen sollten möglichst nichts (oder wenig) anderes im Sinn haben. Freilich: Wie sollen Männer diese Anlage entfalten, wenn sie schon aus dem Geburtszimmer ausgesperrt bleiben?

Aber lassen wir mal das Problem der Vaterschaft beiseite – auch Frauen wird es ja schwer gemacht, sich ihr ›Begehren‹ einzugestehen und ihm zu folgen. Für das Neugeborene, das die Körperverschränkung nicht nur für sein Wohlbehagen, sondern für seine Entwicklung braucht, ist das eine bedrohliche Situation. Da nun gewisse biologisch bestimmte Notwendigkeiten – das Kleine kann sich ja noch nicht selbst fortbewegen – die Erwachsenen zwingen, Säuglinge aufzunehmen und zu tragen, da ja auch die ›Pflege‹ stattzufinden hat, kommt eine Körperbeziehung so gut wie immer zustande, auch dann, wenn die Erwachsenen das spontane Begehren verdrängt haben, auch dann, wenn die Mutter nicht stillt. Für die Entwicklung des Neugeborenen stellt sich so wenigstens eine Minimalbasis her. Ich halte indessen das Bedürfnis der Erwachsenen, ihre Kindlein in Armbeugen, zwischen Bauchfalten oder auf den Schenkeln zu bergen – immer mehr Männer werden sich heute dieses Bedürfnisses bewußt –, für stark genug, um in der schlichten Ermunterung, das Bedürfnis zu bejahen und zu befriedigen, einen Sinn zu sehen. Das ›rooming-in‹ wäre also unter Krankenhausbedingungen *die* Lösung, um Mutter und Kind – und möglichst oft auch den Vater – nah beieinander sein zu lassen. Ich glaube aber nicht, daß es das letzte Wort in einer Reform der Geburtspraxis ist.[5] Denn es schließt *eine* wesentliche Möglichkeit

---

[5] Es wurde übrigens in einem anderen Zusammenhang ›erfunden‹: Amerikanische Eltern setzten sich dafür ein, ihre in ein *Krankenhaus* eingewiesenen Kinder ganztägig begleiten zu können, mit ihnen ein Zimmer zu teilen. Dieser Typus von ›rooming-in‹ ist zur Vermeidung von Hospitalismus-Schäden bei Kleinkindern unbedingt angezeigt und sollte auch bei uns in breiterem Maße durchgesetzt werden. Schwerkranke Kinder, allemal Säuglinge, dürften niemals über Tage oder gar Wochen von ihren Erwachsenen getrennt werden.

aus, die nur bei Hausgeburten zu realisieren ist: die Möglichkeit, ein *soziales Ereignis* aus der Geburt und den ersten Lebenswochen des Neugeborenen zu machen (wie es, das entnimmt man ihren Berichten, viele Mütter aus der Frauenbewegung heute schon versuchen). Das heißt nicht, daß das Geburtszimmer voller neugieriger Leute sein muß (was es aber heißen *kann*) – sondern daß die, die es angeht oder die gern möchten, daß es sie angeht, während und vor allem nach der Geburt kommen, um zu begrüßen – und um zu *helfen*. Diese, ich möchte fast sagen primitive Solidarität mit der Mutter ist in unserer Kultur fast gänzlich ausgestorben – höchstens kommt die Großmutter für eine Weile, aber im Grunde hat das soziale Gewissen die Fürsorge für die Wöchnerin an die Klinik delegiert. Daß die Kliniken mittlerweile nach 5 bis 7 Tagen wieder entlassen, erscheint wegen der Kostendämpfung, aber auch wegen der für die Mutter und vor allem fürs Kind ungünstigen Atmosphäre in der Klinik als durchaus erwünscht, die Erholungsansprüche der Frau bleiben jedoch unerfüllt. (Sie werden übrigens auch nicht erfüllt, wenn die Frau in der Klinik liegt. Wenn es eins auf den Stationen eines Krankenhauses nicht gibt, dann ist es Ruhe.) In der Tierwelt, aber auch in menschlichen Kulturen auf Stufen, die wir ›niedrig‹ zu nennen gewohnt sind, gibt es eine ganze Vielfalt von Gebräuchen, Gepflogenheiten und Riten, durch die Mütter in den ersten Wochen nach einer Geburt in den Genuß von Schonung und Hege kommen. Unser Fortschritt hat mit solchen Rückständigkeiten aufgeräumt. Heute erwartet man von einer Mutter, daß sie spätestens nach 10 Tagen wieder auf der Höhe ist. Sie muß zwar (noch) nicht arbeiten gehen – und das auch weniger um ihrer selbst, als um des Kindes willen –, aber den Haushalts- und Familienladen soll sie möglichst sofort wieder schmeißen. Leider gibt es Frauen, die das auch *wollen*. Weil sie in ihren Haushalt verliebt sind und auf jeden anderen, der ihn anfaßt, mit unverhohlener Eifersucht reagieren. Aber abgesehen von diesem problematischen Typus gibt es bestimmt eine Mehrheit von Frauen, die an der Idee Gefallen fänden, ihre Wöchnerinnenzeit in der Gesellschaft eines oder mehrerer angenehmer Menschen aus dem Freundes-, vielleicht auch Verwandtenkreis zu verbringen und von jeder mit Mühe verbundenen häuslichen Tätigkeit befreit zu sein.

Manche Frauen sind übrigens nach einer Entbindung zu erschöpft, um die mit ›rooming-in‹ verbundene ›Arbeit‹ zu bewältigen, und der Anspruch, es zu müssen, lastet dann womöglich als ein Druck auf ihnen. Zu Hause könnte die ›Gemeinschaft‹ – die engere soziale Nachbarschaft der Frau – einspringen. Ich male mir Verhältnisse aus, in denen entweder der Vater oder ein anderer Erwachsener oder auch ein größeres Kind das Neugeborene nachts, vielleicht auch untertags, an seiner Seite schlafen läßt und es der Mutter zum Stillen und Liebkosen bringt, wenn es eine(n) von beiden danach verlangt. In denen jeder Lastcharakter beim Umgang mit dem neugeborenen Kind durch die Verteilung der Härten (z. B. nächtliches Aufstehen) auf mehrere schwindet. In denen das Kind nicht mehr exklusiv, für Dritte unberührbar, hinter Schleiern harrt und die Mutter am Rande ihrer Kräfte um es herumtaumelt. Sondern in denen beide, Mutter und Kind, sich in der Geborgenheit neugierig-freundlicher Pflege ausruhen können. Sicher erwürbe ein so gestaltetes soziales Leben mit dem Neugeborenen einen höheren Grad an Intensität und Selbstverständlichkeit, wenn es den Beteiligten gegönnt wäre, schon die Geburt zusammen zu erleben. In dieser Chance liegt meiner Meinung nach das wichtigste Argument für die Hausgeburt. Auch die ambulante Klinikgeburt wäre eine Perspektive, wenn es sich einrichten ließe, daß die Personen, die bereit sind, später das soziale Nest für das Neugeborene zu bilden, an ihr teilnehmen könnten.

Zum Schluß ein paar Hinweise zu praktischen Problemen, die sich den meisten Frauen nach der Geburt in Entbindungskliniken stellen:

1. Wie ich schon an anderer Stelle in diesem Buch gesagt habe: Es ist wichtig, daß Sie *gleich nach der Geburt die Brust geben*. Falls Sie eine Geburt nach Leboyer-Ideen erleben können, wird man Ihnen das Kind, wenn es ans (gedämpfte) Licht gekommen ist, auf den Bauch legen und es nicht sofort abnabeln. Nach dem Erinnerungsbad sollten Sie es anlegen, vielleicht schon vorher. Ist die Nachgeburt noch nicht gekommen, kann ihre Lösung durch das Stillen gefördert werden.

2. Dringen Sie, wenn Sie keinen ›rooming-in‹-Platz bekommen haben, darauf, daß Sie das Kind so lange stillen können wie Sie beide wollen. Wenn man Ihnen Schwierigkeiten macht, versuchen Sie, sofern Sie sich körperlich gut genug fühlen, eine vorzeitige Entlassung zu erreichen. Daß man Ihnen das Kind außerhalb der dafür vorgesehenen Zeiten (auch nachts) bringt, werden Sie auf einer normalen Station nicht erreichen. Es ist daher sinnlos, es zu fordern.[6] Wenn Sie und das Kind sehr unter der zeitlichen

---

[6] Natürlich nur, solange Sie im Bett liegen, also in der schwächeren Position sind. Falls Sie wirklich etwas *tun* wollen: Schließen Sie sich einer Bürgerinitiative an oder

Reglementierung leiden – es gibt auch Frau-Kind-Paare, die sich ganz gut einfügen –, bleibt nur die vorzeitige Entlassung. Bei akzeptablem Gesundheitszustand der Frau steht dem nichts im Wege, außer den von Routine geprägten Vorstellungen des Krankenhauspersonals.

In beiden Punkten, frühes Anlegen und langes Stillen – auch hier wiederhole ich mich jetzt –, erreichen Sie wahrscheinlich Ihr Ziel, wenn Sie enige Wochen vor der Entbindung mit Hebamme oder Arzt länger darüber sprechen.

3. Die vielzitierte *Wochenbettdepression* – Neigung zu Melancholie und Weinen am dritten Tag – wäre als eine ausbruchsartige psychische Verarbeitungsform der bei der Geburt erlebten widersprüchlichen Impulse, der Ambivalenzen, zu deuten. Eine einfühlende soziale Umwelt würde diese Depressionen – die in ähnlicher Weise und aus ähnlichem Anlaß auch Schauspieler nach erfolgreichen Premieren und Sportler nach großen Siegen erleben – wohl gar nicht so sonderbar finden. Erklärungen aus der Frauenbewegung, wonach die Wochenbettdepression ein Niederschlag der üblen Behandlung von Frauen während Schwangerschaft und Geburt sei, sind mit Sicherheit falsch, und die Version, wonach die Tränen eine direkte Funktion der hormonalen Veränderung nach dem Milcheinschuß seien, dürfen wir als Doktorenmärchen von uns weisen.

Daß die Leitfäden den Frauen nahelegen, die Depressionen nicht ernst zu nehmen, sondern sie im Wissen um ihre Harmlosigkeit einfach vorbeigehen zu lassen, als handele es sich um einen fremden, induzierten Ausnahmezustand wie bei der Reaktion auf eine Psychodroge, ist ein Beleg mehr für die hohen Grade an Entfremdung, die die Externalisierung und Technisierung der Geburt nicht nur von unseren Körpern, sondern auch von unseren Emotionen bewirkt hat.

4. Wenn Sie Zeit und Gelegenheit haben, informieren Sie sich vor der Geburt über die Eigenarten der *physiologischen Neugeborenen-Gelbsucht* und ihrer pathogenen Formen. Wenn man miterlebt hat, wie Mütter in Verzweiflung geraten, weil ihnen ihr 2 Tage altes Kind plötzlich mit dem Vermerk ›Bilirubinwert erhöht‹ entrissen und auf die Krankenstation verfrachtet wird, dann wundert man sich, daß über diese verbreitete und mittlerweile gut therapierbare Störung nicht besser Aufklärung betrieben wird.

gründen Sie eine, die die Verhältnisse in den Gebärfabriken zugunsten menschenfreundlicher Entbindungspraxis verändern will. *Dann* sind Zeit und Ort für solche Forderungen da.

Die Ursachen der physiologischen Neugeborenen-Gelbsucht sind, woweit ich weiß, noch nicht völlig geklärt. (Die Gelbsucht (= Ikterus) entsteht durch Blutzerfallsprozesse nach der Geburt. *Alle* Neugeborenen kriegen diese harmlose ›physiologische‹ Gelbsucht, ein nicht geringer Teil aber wird zu früh, zu heftig und/oder zu lange davon befallen. Jetzt ist der Ikterus pathologisch geworden, das Kind muß behandelt werden. Wenn nicht, drohen im Falle einer Heilung spätere Hirnschäden. Bei schweren Fällen, die selten sind, nimmt man einen Blutaustausch vor. Bei den leichten und mittleren Fällen des pathologischen Ikterus wird durch Ultraviolett-Bestrahlung ein guter Erfolg erzielt. Diese leichten und mittleren Fälle sind recht häufig. Eine Hebamme nannte mir die Zahl von 20 %, und ich erfuhr, daß auf einer Entbindungsstation mit 12 Plätzen stets eines, oft auch beide Bestrahlungsbetten besetzt waren (was etwa 16 % entspräche). Die Chance, daß Ihr Kind einen behandlungsbedürftigen Ikterus bekommt, ist also gar nicht so klein. Sie sollten wissen, daß diese häufigen leichten Fälle sicher heilbar und nicht weiter tragisch sind.

Sie können ihr Kind auch stillen, wenn es eine UV-Therapie bekommt, bestehen Sie darauf, es gibt keine technischen Hindernisse. – Die beste Vorbeugung gegen pathologische Neugeborenen-Gelbsucht ist das Nähren mit Vollmilch, also ganz frühes Stillen.

Das Problem mit dem Erziehungsurlaub

In den ersten Wochen nach der Geburt braucht die Mutter Erholung – die Schutzfrist von acht Wochen (bezahlte Freistellung), die Sie als Arbeitnehmerin genießen, ist für Sie notwendig. Sie erhalten außerdem einen finanziellen Bonus, wenn Sie pflichtversichert oder bei einer Ersatzkasse versichert sind (das Mutterschaftsgeld zahlen die Krankenkassen aus). Seit dem 1. Juli 1986 haben wir nun noch das *Bundeserziehungsgeldgesetz*; dessen jüngste Änderung von 1992 garantiert allen Eltern einen »Erziehungsurlaub« von längstens drei Jahren und ein »Erziehungsgeld« von DM 600,– für 24 Monate. Bedingung: ein Elternteil betreut das Kind selbst und arbeitet nicht über 19 Wochenstunden. Es besteht bedingter Kündigungsschutz. Das Erziehungsgeld wird nicht auf die Sozialhilfe angerechnet. Anders als im »Mutterschaftsgesetz«, das zuvor galt, sind auch nichterwerbstätige Mütter sowie (wahlweise) Väter berechtigt, Erziehungsgeld zu beziehen. Das hört sich gut an, nicht wahr?

In der Tat sind Ruhe und Muße für Erwachsene und Kind in den ersten Lebensmonaten des Babys von unschätzbarem Wert. Und daß Eltern die Gelegenheit gegeben wird, sich ohne allzu große Sorge um ihren Arbeitsplatz und mit einer finanziellen Beihilfe nun ganz dem Säugling zu widmen, ist erfreulich. Und doch ist das Gesetz, betrachtet man es aus dem Gesichtswinkel der Frauen, die aus den alten Rollen herausstreben – und man kann heute keine Gesetze zu Mutterschaftsfragen machen, ohne die Probleme aus diesem Gesichtswinkel anzusehen – voller Lükken und Tücken.

Ein Fortschritt ist es auf jeden Fall, daß nun endlich auch Väter gleichsam amtlich für fähig erachtet werden, ein Kind zu versorgen, und entsprechend Urlaub und geldliche Leistung in Anspruch nehmen können. Allerdings zeigt die Praxis, daß Männer nur zu einem minimalen Anteil (ca. 1,2 %) von diesem neuen Recht Gebrauch machen. Warum das so ist und wie es zu ändern wäre – dazu unten mehr.

Zur lange ersehnten »Vereinbarkeit von Beruf und Familie« trägt das Bundeserziehungsgeldgesetz sehr viel weniger bei, als seine Architekten einst vorgaben. Für Hausfrauen sind die DM 600,– ein zusätzliches Handgeld, das sie gern mitnehmen. Für pausierende erwerbstätige Mütter (oder Väter) aber ist das Erziehungsgeld viel zu niedrig: Es ersetzt kein Einkommen. Daß das Gesetz »die Erziehungsleistung der Mütter und Väter anerkenne«, wie das Bundesfamilienministerium rühmt, ist leider nur in einem ironischen Sinne wahr: Mit einem derart geringen Monatsentgelt wird Erziehung in der Hierarchie der Dienstleistungen auf die allerunterste Stufe verwiesen. Auch daß der nur bedingte Kündigungsschutz es Arbeitgebern vor allem in Kleinbetrieben leicht macht, gewordene Mütter zu entlassen, spricht nicht für das neue Gesetz.

Wie es weitergehen soll, wenn der Urlaub vorbei ist und die junge Mutter an den Arbeitsplatz zurückkehren will (und darf) – darüber steht nichts in dem neuen Gesetz. Es fehlen »flankierende« Einrichtungen wie (ausreichend) Kindergärten, Tagesmütter, Schülerläden usw., die den Anspruch des Gesetzes, Arbeitswelt und Familienpflichten ein Stück weiter zu verschränken, erst einlösen könnten. Vorläufig müssen berufstätige Eltern selber sehen, wo ihr Kind bleibt, wenn der Elternurlaub abgelaufen ist und sie eben nicht weiterhin »zu Hause bleiben« wollen oder können. Die Verlängerung des Erziehungsurlaubs auf drei Jahre vereinfacht die Suche nach einem geeigneten Betreuungsplatz für Ihr

Kind etwas, obwohl auch Kindergartenplätze gerade in Ballungsgebieten dünn gesät sind. Möchten Sie jedoch zu einem früheren Zeitpunkt an ihren Arbeitsplatz zurückkehren, so sind die Ratschläge, die der »Aktionskreis Neue Erziehung« in Berlin 1986 in einem seiner »Elternbriefe« gab, noch immer hilfreich: »Sie können Ihrem Kind den Übergang erleichtern, indem Sie sich häufiger mit anderen Müttern und Vätern und deren Babys treffen und Ihr Kind ermuntern, Kontakte aufzunehmen. Vielleicht gelingt es Ihnen auch, so rechtzeitig eine Betreuungsmöglichkeit für Ihr Kind zu finden, daß Sie während Ihres Erziehungsurlaubs noch eine Weile mit ihm zusammen dort sein können. Ihr Kind wird dann besser mit der neuen Umgebung vertraut, und Sie selbst können sich überzeugen, daß es während Ihrer Abwesenheit gut aufgehoben ist.«

Noch einmal zurück zu der geringen Anzahl von Vätern, die den Elternurlaub nutzen. Ein Grund liegt auf der Hand: Da in der Mehrzahl aller »Doppelverdienerhaushalte« die Männer den höheren Lohn nach Hause tragen, käme ihr Dienst an der Wiege besonders teuer. Die vergrößerte Familie muß sich sowieso einschränken, da just zu der Zeit, wo die Ausgaben steigen, ein Gehalt entfällt. Es gibt nur einen Weg, dieses Problem zu lösen und zugleich die große Ungerechtigkeit zu beseitigen, die darin liegt, daß Eltern, die Erzieher des »Rentennachwuchses«, so viel schlechter gestellt sind als kinderlose Paare: das ist die (staatliche) Gehaltsersatzzahlung für Elternurlauber, seien es Mütter oder Väter. In Schweden gibt es eine solche Regelung, in der DDR hat es eine ähnliche gegeben. Auch die Bundesrepublik sollte sich irgendwann an diese einzig gerechte Lösung herantrauen.

Die Entwicklung des Säuglings und ein Rest von Angst

Sie sind jetzt zu Hause mit Ihrem Kind, und Sie spüren vielleicht, daß der Aufenthalt in der Klinik einen – wenn auch unter vielen Verzichten und Unannehmlichkeiten verborgenen – Vorteil besaß: Es waren Fachleute da, die sich um den Entwicklungsstand und die Gesundheit des Neugeborenen kümmerten. Zwar werden auch Sie, ein wenig belustigt über sich selbst, insgeheim geprüft haben, ob auch ›alles dran‹ ist, aber im wesentlichen werden Sie sich auf das Urteil der Mediziner verlassen haben. Der Arzt, der bei der Entbindung hilft, prüft anhand gewisser Indikatoren gleich nach der Geburt, ob alles in Ordnung ist, der Kinderarzt begutachtet das Neugeborene in seinen ersten Lebenstagen, und den Schwestern fällt auf, wenn ein Kind sich anders verhält, als sie es aufgrund ihrer Erfahrung erwarten. Sicherlich ließe sich eine gute Gesundheitsfürsorge auch mit Hausgeburten oder ambulanten Klinikgeburten vereinbaren, und sicher kommt es leider auch vor, daß Anomalien bei Neugeborenen in Kliniken übersehen werden, aber im großen und ganzen kann man die sogenannte Überwachung des Entwicklungs- und Gesundheitsstandes eines Neugeborenen, das in der Klinik zur Welt gekommen ist, auf der – an Posten nicht gerade reichen – Plusseite der Bilanz heutiger Zustände in Geburtskliniken buchen.

Wenn Sie wieder zu Hause sind, sehen Sie Ihr Neugeborenes anders an. Ihr Blick bekommt etwas *Prüfendes*: Das, was bisher Ärzte und Schwestern Ihnen abgenommen haben, müssen Sie jetzt mitleisten. Die Wochen vergehen, das Kind nimmt zu, es zappelt, schaut, spuckt, schläft, und Sie herzen es nicht nur, Sie beobachten es auch. Sie wissen, daß es sich in den ersten Wochen und Monaten rapide entwickelt und daß ein Stillstand oder ein Ausfall gewisser Entwicklungsleistungen ein Alarmzeichen sein kann. Die oft besprochene Angst schwangerer Frauen vor einem mißgebildeten Kind setzt sich bei vielen Erwachsenen im ersten halben Jahr nach der Geburt – wenn auch in gewandelter und abgeschwächter Form – fort. In diesen ersten Monaten hockt das Baby noch so rätselhaft tief in seiner Eierschale, daß es für Laien nicht leicht ist, zu sagen, ob es sich ›normal‹ entwickelt oder nicht. Bei allem Glück, das uns Erwachsenen das Leben mit einem Neugeborenen spenden kann, gerade *wegen* der Andersartigkeit der Welt, in der das Kleine lebt, bleibt uns doch ein Rest von Angst: Was mit Augen zu sehen ist, das können wir jetzt sehen, und wir stellen mit Freude fest, daß das Baby alle Gliedmaßen und Sinnesorgane besitzt. Aber *verfügt* es auch über sie? Hineinschauen können Sie nicht in das Neugeborene, und ob es wirklich ganz gesund ist, das erweist erst seine Entwicklung, am offenkundigsten die des ersten Lebensjahres.

Was nun tun gegen den Rest von Angst?

Als erstes eine Zahl: 85 % aller Lebendgeborenen (einschließlich sogenannter Risiko-Kinder) sind gesund und normal, die Wahrscheinlichkeit spricht also dafür, daß Ihre Ängste unbegründet sind und irgendwann einfach verschwinden werden.

Zum zweiten: Das beste Mittel gegen Angst, ob begründet oder nicht, ist *Aufklärung*. Sehen Sie also zu, daß Sie, wenn Sie sehr ängstlich sind und unter diesen Ängsten leiden, umfangreiche und präzise Informationen sammeln. Je mehr Sie *wissen* über die körperliche Beschaffenheit von Neugeborenen und über die Entwicklung von jungen Säuglingen, desto besser werden Sie mit diffusen Befürchtungen fertig, desto gezielter können Sie Angst und Sorge in *Aktion* verwandeln, wenn Befürchtungen sich einmal als berechtigt herausgestellt haben sollten.

Das *Wie* der Informationsbeschaffung ist keineswegs gleichgültig. *Bücher* sind zunächst mal meist nützlich. Über die Entwicklung eines Säuglings gibt es seit 1976 ein populäres Taschenbuch mit dem Titel: ›Die ersten 365 Tage im Leben eines Kindes‹, hrsg. von Th. Hellbrügge u. a.; das Buch entstand nach einer TV-Serie gleichen Namens. Sie finden ferner in den meisten Leitfäden einen sogenannten *Entwicklungskalender*, der Ihnen mitteilt, was ein gesundes Kind im Alter von soundsoviel Wochen und Monaten ›kann‹ bzw. können soll. Auch ich lege Ihnen am Schluß dieses Teilkapitels einen kleinen Entwicklungskalender vor – lesen Sie ihn durch und schauen Sie bei Bedarf mal nach, aber fassen Sie ihn nicht zu wörtlich auf. Lassen Sie Ihr Kind den Kalender korrigieren, gestehen Sie ihm große Freiheit bei seiner individuellen, den eigenen Lebensumständen und der eigenen Konstitution folgenden Entwicklung zu. Die Crux aller standardisierten Entwicklungstabellen liegt darin, daß sie nur errechnete Durchschnittswerte angeben können und den manchmal auch von Fachleuten unterschätzten Spielraum, den das Individuum sich für seine Entwicklung herausnimmt, nicht mit repräsentieren. Gewisse Abweichungen vom Durchschnitt sind also die Regel und beim einzelnen Baby manchmal so stark, daß Eltern und Ärzte, den Blick auf den Entwicklungskalender geheftet, schon Spezialuntersuchungen und Therapien erwägen, obwohl das Kind vollkommen gesund ist und sich nur besonders viel oder wenig Zeit läßt, um einen bestimmten Entwicklungsschritt zu tun. Ich habe selbst – als Betroffene und als Teilnehmende – eine so große Anzahl von Aufregung auslösenden Abweichungen in der frühen Entwicklung erlebt, die sich hinterher schlicht als eine individuelle Krümmung auf dem Weg der Gesundheit und Normalität herausstellten, daß ich nur davor warnen kann, ein Kind allzu gewissenhaft am Maßstab der Normentwicklung (= Entwicklungskalender) zu messen.

Die Informationsbeschaffung allein aus Büchern (und aus dem Fernsehen) hat eine Kehrseite: Sie kann Sorgen züchten, wo gar keine nötig wären, z. B. weil der Leser einen Text mißversteht oder falsch auslegt. Das Problem mit Büchern ist, daß man sie nicht fragen kann. Ergänzend zur Lektüre wäre ein Kursus über Säuglingsmedizin angebracht (z. B. in der Volkshochschule), wo Sie den Dozenten fragen und von eigenen Erlebnissen und Befürchtungen berichten können. Noch besser ist eine Eltern-Kinder-Gruppe, die kontinuierlich Erfahrungen austauscht und mit viel Zeit und Genauigkeit über die Entwicklung der Kinder, über Bücher und Ärzte redet und beratschlagt. Ich hatte schon in der Klinik den Eindruck, daß es günstig wäre, einen Gesprächstermin für alle Mütter, die schon aufstehen können (am besten unter Beteiligung auch der Väter), einzurichten und Probleme von Entwicklungsstand und Gesundheit der Neugeborenen gemeinsam mit einem der Ärzte und/oder einer Hebamme zu besprechen, Probleme, die die meisten gerade entbundenen Mütter wälzen und die nur deshalb manchmal so drückend werden, weil die Frauen damit allein stehen. (Wenn die Frau dem Arzt bei der Visite gegenübersitzt, ergibt sich ja selten ein ausführliches Gespräch.) Sowie ein Informationsaustausch *unter Betroffenen* zustande kommt, bei dem der/die einzelne Rat geben und empfangen und Anteilnahme spüren kann, weichen die Ängste, werden zumindest beherrschbar.

Ein drittes zur Minderung von Angst wäre jetzt vorzuschlagen: Nehmen Sie die durch Gesetz ermöglichten *Vorsorgeuntersuchungen auf Krankenschein* für das Baby wahr. Diese Untersuchungen sollen durch Früherkennung möglicher Störungen Voraussetzung für eine Frühtherapie schaffen, die besonders viel Erfolg verspricht. Die ersten beiden Untersuchungen finden noch in der Klinik statt (falls Sie zu Hause geboren haben, bringen Sie das Kind im Alter von etwa einer Woche zur Untersuchung). Die dritte Untersuchung sollte zwischen der 4. und 6. Lebenswoche vorgenommen werden, die vierte, wenn das Kind etwa ein viertel, die fünfte, wenn es ein halbes Jahr alt ist. (Es folgen dann noch drei weitere Vorsorgeuntersuchungen: zwischen dem 10. und dem 12. Lebensmonat, gegen Ende des 2. Jahres und mit 3½ bis 4 Jahren.) Die Ärzte verschaffen sich bei diesen Untersuchungen ein Bild vom Allgemeinzustand des Kindes, sie lassen sich von Ihnen erzählen, wie Sie das Kind ernähren, sie prüfen Gliedmaßen, Gelenke, Muskeltonus, Sinnesorgane, Leistungen wie Kopfheben und dergleichen; sie gucken in den Hals, horchen die Brust ab, und sie führen einige Tests durch, während deren sie das Baby zu reflektorischen Reaktionen veranlassen. Anhand des Erscheinens oder Verschwindens von bestimmten Reflexen kann der Arzt sich ein Bild von der Hirnfunktion und -reife machen.

Aufgrund meiner eigenen Erfahrung möchte ich Ihnen raten, sich zu überlegen, ob Sie die Vorsorgeuntersuchungen nicht statt in einer privaten Arztpraxis auf Mütterberatungsstellen oder Gesundheitsämtern durchführen lassen sollten. Die öffentlich angestellten Ärzte und Ärztinnen nehmen sich häufig mehr Zeit bei den Untersuchungen als die niedergelassenen Praktiker mit überquellenden Wartezimmern. Falls Sie jedoch zu den Glücklichen zählen, die einen guten Draht zu einem freundlichen Kinderarzt (oder -ärztin) haben, sollten Sie dem dann auch das Neugeborene anvertrauen.

Wenn Sie sechs Wochen, drei Monate und noch einmal ein halbes Jahr nach der Geburt des Kindes vom Arzt quasi eine Bestätigung erhalten haben, daß mit dem Baby alles in Ordnung ist, wird sich der ›Rest von Angst‹, falls Sie ihn nicht schon vorher besiegt haben, nun ganz von selbst verlieren. Es ist trotzdem nicht überflüssig, daß Sie selbst die Eigenarten und – gegebenenfalls – schwachen Stellen in der Konstitution Ihres Kindes – ich möchte nicht sagen: im Auge, sondern – im Gefühl behalten. Kein Experte kann die Kenntnis ersetzen, die Leute voneinander haben, die zusammenleben.

Es folgen jetzt ein paar Stichworte zur Entwicklung des Babys im ersten halben Jahr, die Sie bitte nur als grobe Orientierung, keinesfalls als ›Muß‹ oder Norm verstehen möchten.

1. *Das Neugeborene* kann (und will) sofort *saugen*. Das ist gar nicht so einfach, denn es muß seine Saugtätigkeit koordinieren mit Schlucken und Nasenatmung. Das macht es *automatisch* richtig. Auf eine Berührung seiner Wangen oder Lippen reagiert es mit einer suchenden Bewegung des Munds wie ein Fischlein, das nach einem Köder schnappt. – Es guckt mit großen Augen, aber scheinbar ziellos, was es wirklich sieht, ist umstritten. Reaktionen auf plötzlichen Lichteinfall zeigt es unzweideutig durch Schreck oder Erregung. – Wenn man ein Neugeborenes auf den Bauch bettet, legt es den Kopf zur Seite ab. Manche besonders reife Neugeborene können den Kopf auch schon kurz anheben. – Das Neugeborene schreit, wenn es sich um Körpernähe beraubt fühlt, wenn es hungrig oder durstig ist, wenn es erschrickt und, natürlich, bei unangenehmen Reizen wie Schmerz oder Kälte. Je schriller und kraftloser sein Schreien, desto näher liegt der Verdacht, daß ihm etwas Ernstes fehlt.

Das Neugeborene strampelt mit Armen und Beinen, rasch und krampfhaft, wenn es hungrig, mit kleinen, runden Bewegungen, wenn es satt ist. Landet ein Finger mal in seinem Mund, so ist das ein Zufall – das Kind bewegt sich noch auf rein *reflektorische* Weise. Weitere reflektorische Tätigkeiten sind das prompte *Zugreifen*, wenn seine Handfläche berührt wird und eine *Schreckreaktion* (= Moro-Reflex) bei Verlust des festen Halts (auch bei lautem Krach u.ä.): Das Kind breitet die Arme aus und schließt sie wieder, als wollte es etwas umklammern. Manchmal weint es dabei. Diese Reflexe hatten einen praktischen Sinn in jenen Vorzeiten, als Säuglinge noch Traglinge waren und ihre Eltern mit Fell bewachsen, sie sollten sichern helfen, daß das Baby sich am Körper (-Fell) seiner Erwachsenen festhielt. Heute sind sie für die Ärzte von diagnostischem Wert: Wenn sie nach einigen Monaten nicht verschwunden sind, kann es sein, daß das Zentralnervensystem nicht normal reift.

2. Während der *ersten drei Monate* wächst kontinuierlich die Fähigkeit des Babys, seinen *Kopf selbst zu halten*, wenn es getragen oder aus der Rückenlage zum Sitzen hochgezogen wird, den Kopf hochzuheben, wenn es auf dem Bauch liegt und ihn in der Mitte zu halten, wenn es in der Rückenlage zu seinen Erwachsenen aufblickt. Im vierten Monat können Sie allmählich darauf verzichten, den Kopf zu stützen, wenn Sie das Kind umhertragen, nach ein, zwei weiteren Monaten dann auch beim Hochnehmen und Niederlegen.

Wenn Ihr Kind mit drei Monaten noch *keine* Bereitschaft zeigt, den Kopf in der Bauchlage (für etwa eine Minute) oben zu halten und sich dabei auf Arme und Fäuste zu stützen, sollten Sie dem Arzt das mitteilen.

3. Die *Fäuste* öffnen sich – erst vorsichtig und nur halb – im zweiten Monat, und nach dem *vierten Monat* sind sie zu häufig locker geöffneten *Händen* geworden. Der Greifreflex muß schwinden, damit die Hände *gezielt* greifen lernen. Im vierten Monat beginnen sie damit. Sie betasten sich erst gegenseitig und lassen sich dann von Lippen, Kiefer, Zunge betasten. Die Hände halten Gegenstände fest, die ihnen in Finger und Handfläche gedrückt werden, und führen sie, noch suchend, zum Mund. Im *fünften Monat* streckt das Baby die Hände nach begehrten Dingen aus und betastet sie, erst im *sechsten* erlernt es das *Zugreifen*. Es greift vorerst mit der ganzen Hand (also noch nicht mit den Fingern allein) und steckt jede Beute sofort in den Mund. Dieses Leben von der Hand in den Mund wird das Baby über sein erstes Lebensjahr hinaus fortsetzen – allerdings dann mit merklich nachlassender Intensität.

4. Die *Füße und Beine* machen außer Strampeln im *ersten*

viertel Jahr nicht viel. Wenn man ein Neugeborenes (bis zum Alter von ca. 6 Wochen) auf die Füße stellt, so stemmt es sich gegen die Unterlage und streckt manchmal auch die Wirbelsäule mit, eine automatische Reaktion, die sich im zweiten Monat verliert. Das Baby läßt seine stets gekrümmten Beine in den folgenden Monaten einfach baumeln und zieht gar die Knie hoch, wenn man versucht, es hinzustellen. Es gibt aber auch Kinder, die mit vier Monaten schon ihr eigenes Gewicht tragen und stehen wollen. – Zwischen dem *fünften* und dem *siebten* Monat *entdeckt das Baby* in der Rückenlage *seine Füße* als bewegte Wesen und als Dinger mit Zitzen zum Saugen und Knabbern: Es schaut ihren Bewegungen zu, ergreift sie, führt sie zum Mund und saugt ausgiebig an ihnen. Sie können bei diesem Spiel gut beobachten, ob sich die beiden Körperhälften des Kindes *gleichmäßig* entwickeln: ob beide Hände und Füße gleich aktiv und ob die Bewegungen im großen und ganzen symmetrisch sind.

5. Im *vierten, fünften Monat schaukeln* die meisten Säuglinge gern *auf dem Bauch*: Sie heben die Arme wie Flügel zur Seite hoch, heben die Beine ab, strecken sie durch, und los geht es, auf und ab, mit viel Schwung. Zwischendurch stützen sie sich dann wieder auf die Arme und schauen sich um; im *fünften, sechsten* Monat übernehmen die *Hände* ganz allein die Stützfunktion (das ist die Vorbereitung fürs Hochkommen zum Sitzen und fürs Krabbeln). Die Kinder lassen sich gern zum Sitzen hochziehen und halten dabei den Kopf oben. – Im *sechsten* Monat gelingt oft das durch vielerlei Windungen und Schwungholen schon länger vorbereitete Drehen vom Rücken auf den Bauch (und vom Bauch auf den Rücken). Reck- und Streckbewegungen in der Bauchlage auf Spielzeug oder Leute zu werden gezielter und kräftiger. Die Kinder heben auch in der Rückenlage (kurz) den Kopf, um zu sehen, was so los ist. Wenn sie was zum Festhalten finden, ziehen sie sich daran zum Sitzen hoch oder schwingen sich herum in die Bauchlage.

Falls Ihr Kind Ihnen sehr ›statisch‹ vorkommt und auch mit acht Monaten noch keine Versuche macht, sich um sich selbst zu rollen, sich hochzuziehen und mit den Händen abzustützen, dann bringen Sie es zum Arzt.

6. Ab dem *zweiten Monat lauscht* das Baby *merklich* auf prägnante Klänge, vor allem Ihre Stimme, Ihre Erzählungen und Lieder; es richtet seinen Blick immer direkter und ausdauernder auf Ihr Gesicht. Im *dritten* Monat *folgt* es sich *bewegenden Gegenständen mit den Augen*, und es *wendet den Kopf nach*

ungewohnten *Geräuschen.* Es gibt jetzt die ersten gurrenden Laute von sich: ngr, grru, ögö, auch ähä oder eujeu. Im folgenden Monat kommen rrr's, fff's und bbb's hinzu. Viele Kinder brabbeln jetzt schon ganz hübsch vor sich hin und sprechen dann mit 6 Monaten sogenannte Silbenketten wie bababa oder dädädä. Phasen der Schweigsamkeit zwischendurch, auch wochenlange, sind normal.

Im zweiten Monat erwacht das Gesicht des Kindes zum ersten Lächeln, mit vier, fünf Monaten jauchzt, lacht und prustet das Baby, wenn Sie es kosen. – Ein Säugling von einem halben Jahr unterscheidet vertraute von fremden Gesichtern und guckt sich Unbekannte, auch lächelnde, kritisch an.

Das Kind ist krank

Mehr als vieles andere enthält die Krankheit des Kindes für uns, die Erwachsenen, eine *Kränkung:* Als würde uns von (blinder) Natur bescheinigt, daß wir nicht allmächtig sind. Wir sind es nicht. Ein Stück Natur schränkt uns ein: Wenn das Baby fiebert und erbricht, sind *wir* – unfrei. Oft auch faktisch: Pflege macht Arbeit und kostet Schlaf, und der *Arzt* – den man fast immer, und sei es für eine Beratung, benötigt – nimmt uns ein Stück Verfügungsgewalt über das Kind.

Wieder einmal müssen wir einsehen, daß wir an Grenzen stoßen, wenn wir dem Neugeborenen Leid ersparen wollen.

So: Das ist der dramatische Aspekt, den Krankheiten des Kindes für uns immer haben; einmal eingesehen und akzeptiert, verliert er bald seinen Schrecken. Merke: Das Kind ist krank, *aber es hat ja Sie.* Nichts ist der Situation abträglicher, als wenn Sie – womöglich mit Schuldgefühlen, geängstigt und gekränkt – gleich selbst noch elend werden und übergeschäftig dazu. Ich kann das ›Merke‹ auch ein wenig kritischer formulieren: Das *Kind* ist krank, nicht *Sie.*

Das wäre die erste und wichtigste Regel für den Krankheitsfall: Je stärker das Kind auf Ihre rasche und entschiedene Intervention und auf Ihren Beistand angewiesen ist, desto wichtiger ist es, daß Sie sich von seiner Hilflosigkeit nicht anstecken lassen, nicht Ihrem Erschrecken über seine Erkrankung den Vorrang geben vor Ihrem Impuls, zu überlegen, was zu tun sei und das dann auch zu tun.

Aber was?

Vielleicht hatten Sie erwartet, in diesem Abschnitt eine Liste mit Leiden zu finden, die einen Säugling im ersten halben Jahr befallen können, mit Aufzählung der Symptome, Vorbeugungs- und Therapiemaßnahmen im einzelnen. Ich möchte Sie bitten, sich diese Art Information im Bedarfsfall woanders zu holen. In jedem herkömmlichen Leitfaden, bei jedem Kinderarzt, auf jeder Mütterberatungsstelle erhalten Sie solche Listen, schriftlich oder mündlich. Sie haben übrigens wenig davon, wenn Sie wissen, was so alles passieren kann; theoretisch ist das eine ganze Menge. Praktisch wird Ihr Kind, *wenn* es erkrankt, seine ganz persönliche Symptomatik an den Tag legen – und Sie müssen sich darauf einstellen; kein Leitfaden, auch kein ›Gegenleitfaden‹ kann voraussehen, was für Sie und das Kind dann zu tun sein wird.

Sie brauchen – meistens – *ärztlichen Rat.* Hier müssen wir uns freilich vorher schon überlegen, was uns erwartet, wenn wir uns in die Welt der Weißkittel wagen. Wenn der Arzt nicht sehr weise ist, wird er das Leiden des Kindes in ein ›Krankheitsbild‹ verwandeln, für das hinfort nur noch er – und gegebenenfalls, bei ernsterer Erkrankung, anderes Pflege- und Klinikpersonal – zuständig ist. Der Arzt oder das Klinikpersonal, die behandeln dann auch bloß die ›Krankheit‹: Nehmen *Sie* also die Therapie für das *Kind* in die Hand. Sie sollten das Kind dem Krankenhauspersonal niemals anvertrauen, wie Sie es – beispielsweise – der Großmutter in die Arme legen würden. Wenn Ihr Kind an einer Störung oder einem Gebrechen leidet, das ernst ist und dessen Behebung länger dauert, gibt es für Sie nur eins: Lassen Sie nicht zu, daß das Kind in einer Klinik verschwindet, ohne daß Sie es mindestens tagsüber selbst betreuen können. Die Schäden, die einem Säugling wegen früher Trennung von seinen Erwachsenen und Kasernierung in einer Klinik drohen, können weit ernster sein als die, um deren Behebung es bei der Einweisung ging. Es gibt Kinderkliniken (es sollte bald nur noch solche geben), in denen ganztägige Anwesenheit der Eltern oder anderer dem Kind nahestehender Personen nicht nur möglich, sondern erwünscht ist, in denen Mütter Säuglinge tagsüber stillen und wickeln etc. –

Sie sollten aber auch die ›Herrschaft der Experten‹ über die *Krankheit* nicht voll akzeptieren. Versuchen Sie, sich auf dem Gebiet, in das die Krankheit Ihres Kindes fällt, sachkundig zu machen (vorausgesetzt ist hier eine Krankheit, die länger dauert, mit der Sie also leben müssen). Sammeln Sie Informationen und stellen Sie Fragen. Wenn Sie unverdrossen forschen, werden Sie sich schließlich ganz gut auskennen, Sie werden verschriebene

Maßnahmen besser beurteilen und vielleicht eigene Ideen zur Therapie beisteuern können. Obwohl Laieneifer eine problematische Seite hat und Eltern, die immer alles besser wissen, ihrem Kind auch schaden können, obwohl also mein Rat an Sie ein gewisses Risiko einschließt, möchte ich an ihm festhalten und eine potentielle Korrektur gleich mit einbauen: Vermeiden Sie es, in Konkurrenz zum Arzt zu treten. Legen Sie das Schwergewicht bei Ihren Studien auf die durchaus komplizierte Biologie des Alltags. Lernen Sie es, Ihr Kind aus einer gewissen Distanz heraus zu beobachten – eine Form der Teilnahme, die nur an der Oberfläche wie das Gegenteil wirkt. *Sie* leben mit dem Kind zusammen, und wenn Sie imstande sind, aus Ihren Beobachtungen diagnostisch weiterführendes Material zu filtern, dann werden Sie zu einer unersetzlichen Kraft im Besserungs- und Heilungsprozeß. Ein bescheideneres Ziel wäre, daß Sie genug Sachkunde erwerben, um mit Ärzten und Schwestern überhaupt *reden*, in Kontakt mit ihnen treten zu können. Das eine Problem ist ja, daß unser Gesundheitswesen in Sprache und Praxis so weit weg von den Betroffenen, den Patienten, gestaltet und organisiert, das medizinische Laienwissen andrerseits so karg ist, daß ein Dialog zwischen Arzt und Patient (den sicherlich beide wollen) so gut wie nie zustande kommt – zum Schaden beider. Das andere Problem ist, daß in unserer Gesellschaft viel zu viel Vertrauen in Fachleute gesetzt wird, anstatt daß die Betroffenen den Mut haben, sich eigene Gedanken zu machen. Kurzum: Damit Sie aus der Dauerangst um ein krankes Kind herausfinden, müssen Sie *sachkundig* werden, müssen Sie fragen, reden und mitreden. Das ist die beste Basis für ein Umgehen mit Krankheit, das Raum läßt für Teilnahme am Leben, so wie es die Gesunden leben.

Wenn Ihr Baby im zarten Alter von wenigen Wochen oder Monaten von einer ›Kinderkrankheit‹ oder einer anderen Infektion befallen wird, so reicht es aus, wenn Sie es dem Arzt vorstellen und es seinen Anweisungen entsprechend behandeln. Sie sollten wissen, daß manche Krankheitsverläufe bei Säuglingen auf Erwachsene dramatischer wirken, als sie vom Kind selbst erlebt werden: Das Fieber ist hoch, das Baby rot oder bleich, apathisch und appetitlos, trotzdem braucht es sich, viel dösend und schlummernd, nicht allzu übel dabei zu fühlen. Anders ist es, wenn Symptome besonderer Art hinzukommen wie juckender Ausschlag, quälender Husten oder auch nur eine verstopfte Nase, die ja einem Baby das Saugen verwehrt. Auch eine Ernährungsstörung mit Durchfall ist schlimm – der Säugling muß mindestens einen Tag bei Tee fasten, was ihn hart ankommt. Setzen Sie deshalb einiges daran, das Baby gesund über sein erstes halbes Jahr zu bringen – danach ist es schon belastbarer, es saugt nicht mehr ausschließlich und kann trotz verstopfter Nase munter sein, und es wird nicht mehr so rasch durch die viele Infektionen begleitenden Durchfälle ausgezehrt. Entgegen landläufiger Ansicht ist Isolation des Neugeborenen *keine* Garantie für Gesundbleiben – das Kind muß sich sein eigenes Immunsystem aufbauen und braucht deshalb eine gewisse Auseinandersetzung mit Keimen, sonst reagiert es auf die erste schwache Anfechtung sofort mit Symptomen. Zur Vorbeugung sollten Sie folgendes tun: Stillen Sie das Kind möglichst lange, so retten Sie es mit größter Wahrscheinlichkeit dank der Immunstoffe in Ihrer Milch und dank der erstklassigen Verträglichkeit der Nahrung, an Infektionen und Darmstörungen vorbei über seine zarteste Lebensstrecke. Bringen Sie das Neugeborene viel an die frische Luft. Bewahren Sie es vor Ansteckung. Sie brauchen aber nicht jeden Verschnupften zu meiden. Sie werden merken, daß ein gestilltes Kind nicht mal *Ihren* Schnupfen oder grippalen Infekt bekommt (nebenbei: auch stillende Mütter scheinen während der Stillphase einen höheren Infektschutz zu genießen). Kontakte zu Dritten sollten also nur abgebrochen werden, wenn schwere Infektionen im Spiel sind. Die gefährlichste Krankheit im *Neugeborenenalter* ist *Keuchhusten* (= Pertussis). Ansteckung kann nur durch direktes Anhusten geschehen. Da die Impfung problematisch ist, bleibt Ihnen nichts anderes übrig, als Ansteckung zu verhindern. Gegen die ebenfalls sehr bösartige und ansteckende Säuglingstuberkulose ist eine gut wirksame Impfung in der ersten Lebenswoche möglich.

Die obligatorischen Erstimpfungen gegen Tetanus, Diphtherie und Kinderlähmung, die Sie nicht versäumen sollten, können Sie im 3. Lebensmonat des Kindes bei Gesundheitsämtern, Mütterberatungsstellen oder bei Ihrem Kinderarzt durchführen lassen. Die Impfungen sind nicht gefährlich, die Kinder reagieren nicht mit Quengligkeit oder gar Fieber – es passiert gar nichts.

Was nun die kleineren Malaisen betrifft wie leichte Erkältungen, Verdauungsstörungen, Verletzungen oder Erscheinungen auf der Haut: Im Neugeborenenalter müssen Sie alles ernst nehmen. Erkältungen können zu Ohrenentzündungen führen, Verdauungsstörungen durch Flüssigkeitsmangel zu Nierenschäden, Verletzungen Pforten für alle möglichen Erreger sein. Gehen Sie deshalb immer zum Arzt, damit Sie wissen, woran Sie sind.

Wenn Sie das dann wissen – seien Sie sparsam mit Medikamenten. Statt Fieberzäpfchen zu geben, machen Sie lieber Wadenwickel, statt Nasentropfen ein (mildes, vorsichtiges) Kamillendampfbad. Eine Fundgrube für (detailliert dargestellte) *Hausmittel* aller Art ist übrigens das ›Baby-Lexikon‹ (hierfür empfehlenswert).

Daß berufstätigen Eltern für die Pflege eines kranken Kindes je fünf Tage bezahlter Arbeitsfreistellung pro Jahr zustehen, wissen Sie wahrscheinlich.

Nach den Krisen, in die uns die Körperlichkeit (= Natur) treibt, komme ich jetzt zu den Problemen, die aus dem sozialen Zusammenleben entstehen.

Trübe Tage

Kinder, auch neugeborene, lernen aus den Verhaltensweisen der Erwachsenen, und das Wissen darum beeinflußt unsere Verhaltensweisen: Wir versuchen, ein Beispiel zu sein. Das verlangt auch das ›Elternbuch‹, es mahnt (S. 136):

> »[. . .] ebenso lernt Ihr Kind von Ihnen – falls Sie das tun –, daß man nach einem Streit wütend die Türen zuschlägt [. . .] Und das wollen Sie doch sicher nicht, oder?«

Das ›Elternbuch‹ rät zu sachlichem Gespräch über die Ursache des Ärgers – im Beisein des Babys. Es nimmt also an, daß die sachliche Erledigung einer Meinungsverschiedenheit eher ein ›Beispiel‹ ist als ein Temperamentsausbruch. Welcher Weg nun der bessere wäre und deshalb dem Kind vorgemacht werden sollte, braucht uns hier nicht zu kümmern, denn es geht mir darum, das ›Vormachen‹ überhaupt in Frage zu stellen. Erwachsene, die glauben, einem Säugling (natürlich auch einem älteren Kind) etwas vormachen zu sollen, machen sich und ihm etwas vor. Alles, was Kinder aus Verhaltensweisen, die als Beispiel gemeint sind, lernen, ist, daß sie sich ein Beispiel nehmen sollen, und das ist für sie, je nach Situation, ärgerlich, langweilig oder anstrengend; gut ist es für niemand. Kein Erwachsener ist imstande, seine Verhaltensweisen von heute auf morgen ins Beispielhafte zu verändern, nur weil er jetzt mit einem Kind lebt. Für sich selbst produziert er Krampf, und für das Kind produziert er Druck (das Beispiel nun aber auch anzunehmen). Damit Kinder einen Weg finden, Beispielangebote auszuschlagen, bedarf es bestimmter Bedingungen, von denen im nächsten Abschnitt die Rede sein wird. Wichtig ist, daß sie auch die Chance haben, zu *lernen,* indem sie *nicht* nachahmen, sondern Abstand nehmen.

Das gilt auch für das Neugeborene. Sie werden bald erleben, daß eine seiner stärksten mimischen Ausdrucksqualitäten die *Skepsis* ist. Das ist verständlich, schließlich ist es erst mal zum Sich-Wundern auf der Welt. Viele Dinge erscheinen ihm aber nicht wunderbar, sondern eher absonderlich. Dazu gehört manchmal das Verhalten seiner Erwachsenen. Wenn die ihm etwas vorspielen, z.B. ungetrübtes Glück, ewige Heiterkeit oder auch nur das Meistern jeder Situation durch nüchterne Überlegung (womöglich als Beispiel gemeint), kurz: heile Welt – dann wird es von Tag zu Tag skeptischer, vielleicht gar unwillig werden. Denn hier hätten wir einen ›höheren Zweck‹, der störend, quälend, trennend zwischen Kind und Erwachsene tritt. Das einzige, was das Neugeborene aus seiner verständlichen Reserve gegenüber einer sich türmenden, wüsten, bedrohlichen Umwelt lockt, ist die direkte, unverstellte Zuwendung des Körpers und des Gefühls, mit der seine Erwachsenen (und Mitkinder, aber denen fällt es ja leicht) sich ihm nähern – so wie sie sind. Und sie sind Produkte einer Welt, an der einiges kaputt ist. So wie sie sind, brauchen sie nicht zu bleiben, das Kind z.B. kann sie ändern, dazu gehört aber, daß sie nicht so tun, als hätten sie es nicht nötig. Auf das Kind zugehen, so wie sie sind – das heißt nun nicht, daß die Erwachsenen sich auf das Kind nicht einstellen sollen – Direktheit verträgt sich durchaus mit Ruhe und Zartheit, auch mit dem Maß an Selbstkontrolle, das die Rücksicht auf besondere Empfindlichkeit eines Neugeborenen erheischt. Knallen Sie also nicht gerade die Tür, wenn das Kind schläft. Inszenieren Sie aber erst recht nicht die große Unverwundbarkeit, nur um dem Baby dies und das zu ›ersparen‹. Ein Neugeborenes ist durchaus imstande, einen bedrückten Erwachsenen zu ertragen, sofern dieser nicht so tut, als ob alles in Ordnung sei. Wenn Sie verstimmt sind, versuchen Sie also nicht, dem Kind was vorzuspielen; die Situation würde dadurch für Sie noch belastender, und Sie würden versuchen, dem Kind aus dem Weg zu gehen, es häufiger als sonst allein lassen. Wahrscheinlich fällt Ihnen gerade an trüben Tagen auf, wie wenig das Würmchen tagsüber schläft.

In solchen Situationen ist es gut, wenn Sie mit dem Kind hinausgehen. Binden Sie es an Ihren Körper und machen Sie einen Besuch oder Spaziergang. Oder wiegen Sie es. Jede Art von Körpernähe und von Rhythmus tut wohl. Manche Leute mögen nicht reden, wenn sie verstimmt sind. Der Rhythmus (Ihrer

Schritte, des Wiegens, zur Not der Federung des Kinderwagens) ersetzt dem Kind die befriedende Wirkung Ihrer Stimme.

Aber was ist nun, wenn Sie *wegen* des Kindes verstimmt, bedrückt oder gar ärgerlich, zornig sind? Beispielsweise, weil es nicht trinken will oder weil es ausdauernd zetert, trotz mannigfacher Versuche Ihrerseits, etwas für sein Behagen zu tun?

Wenn Sie sehr ungeduldig oder gar zornig werden, dann muß ich Ihnen raten, *nicht* spontan zu zeigen oder auszudrücken, wie Ihnen zumute ist. Wenn Sie irgend können, verschonen Sie ein Neugeborenes mit Ausbrüchen des Ärgers oder Zorns gegen es selbst – denn es versteht Sie. Es versteht, daß es abgelehnt wird, und da es keinen Ausweg für es gibt, da es nicht einfach irgendwoanders hingehen und um Zuneigung werben kann, kommt Angst und setzt sich auf seine Brust. Im besseren Fall schreit es unglücklich, aber drängend: Es will wieder angenommen werden; im schlechteren Falle, wenn es häufiger zurückgewiesen wird, versteckt es sich in sich selbst.

Was aber sollen Sie mit Ihrem Zorn machen? Einfach runterschlucken ist ungünstig, da das Baby auch den verschluckten Zorn noch spürt, von Ihnen selbst ganz zu schweigen. Sie müssen den Zorn zunächst wegschaffen, dann aber irgendwie bearbeiten.

Zweierlei wäre vorzuschlagen: einmal eine pragmatische Sofortlösung in der Situation mit dem Kind, zum anderen ein auf längere Frist angelegter Versuch, herauszufinden, woher Ihr Zorn auf das Kind wirklich stammt und wie Sie sein Wiederauftauchen verhindern können.

In der Situation mit dem Kind sollten Sie, wenn Sie stärkere Ungeduld, Ärger, Zorn in sich aufsteigen fühlen, versuchen, aus der Situation auszusteigen, die Spannung zwischen Ihnen und dem Kind durchzuschneiden. Das kann so geschehen: Sie bitten eine andere Person herbei und drücken dieser das Kind in den Arm. Lassen Sie dann dem Freund, Mann, der Freundin, Schwester gegenüber Ihre Erregung raus und erzählen Sie, was Ihnen widerfahren ist mit diesem unmöglichen Kind. Wahrscheinlich hat der Säugling längst zu jammern aufgehört und lauscht Ihnen zufrieden: Das Durchschneiden der Spannung zwischen Ihnen beiden, das Aus-der-Situation-Steigen haben das bewirkt.

Wenn Sie *allein* sind, legen Sie das Kind – auch gegen seinen Protest – unverzüglich ins Bett oder auf eine Decke auf dem Boden, gehen Sie hinaus in einen Raum, in dem Sie es nicht hören und trinken einen Schnaps oder einen Kognak oder rauchen eine Zigarette. Oder machen Sie ein paar tiefe Atemzüge am offenen

Fenster – jede(r) hat eine eigene Methode, sein/ihr Blut mit dem einen oder anderen stimulierenden Stoff anzureichern. Dann gehen Sie zurück zum Kind und vollenden den Ausstieg aus der Situation: Sie gehen zusammen in einen anderen Raum oder hinaus aus dem Haus, vergessen die Mahlzeit, das mißglückte Spiel oder was immer das Problem war.

Es gibt Situationen, aus denen Sie nicht oder doch nur sehr schwer einfach aussteigen können, etwa wenn Sie gerade dabei sind, das Kind anzuziehen. Was ich Ihnen hierfür zu bedenken geben möchte, stellt einen Übergang dar zwischen der pragmatischen Sofortlösung und der längerfristigen Ursachensuche. Es gilt also auch für die abbrechbaren Situationen.

Ärger auf das Kind entsteht im Erwachsenen häufig, weil er sich von dem Affekt des Kindes anstecken läßt. Der Kummer des Kindes muß nicht, darf oft nicht unmittelbar auch Ihrer werden. Wie können Sie Trost und Zuspruch geben, wenn Sie ebenso bekümmert sind wie das Kind? Gegenüber einem zeternden, greinenden, klagenden Baby ist emotionale Unabhängigkeit die Voraussetzung für Zuwendung. *Sagen Sie sich also, daß der Kummer, der Ärger, der da im Raum ist, dem Baby gehört und nicht Ihnen, und versuchen Sie als ein Unbekümmerter behutsam, ihm seine Lage zu erleichtern.*

Wenn sich die Anlässe für den Ärger und der Ärger wiederholen, sollten Sie ein längeres Gespräch über das Problem mit anderen Erwachsenen führen, möglichst natürlich mit solchen, die auch mit dem Baby leben und es kennen. Erfahrung hat gezeigt, daß in der Folge solcher Gespräche oft Besserung eintritt, auch wenn gar keine positive Lösung gefunden worden ist. Als habe der Säugling an der Tür gehorcht und befriedigt konstatiert: Sie reden über mich, sie beschäftigen sich mit mir, es geht mir gut, ändert er in dem problematischen Punkt sein Verhalten, entspannt sich, trinkt, lacht wieder. Vielleicht überträgt sich auch die Entlastung, die die Erwachsenen durch ein solches Gespräch erfahren können und dann durch Unbeschwertheit ausdrücken, auf das Kind.

Das Stichwort ›Gespräch‹ führt uns nun zu unserem zweiten Vorschlag: Versuchen Sie, die Hintergründe für Ihren Zorn herauszufinden, besonders wenn Sie öfter zornig sind. Daß Mütter und Väter ihre Kinder keineswegs immer nur lieben, wie es das Klischee und die öffentliche Meinung wollen, das wissen auch unsere Leitfäden, und die progressiven unter ihnen sprechen es sehr deutlich aus:

»Versuchen Sie sich ehrlich über die Gefühle klar zu werden, die Sie Ihrem Kind entgegenbringen. Dazu gehören, wie in jeder menschlichen Beziehung, auch ablehnende Gefühle. [. . .] Erst wenn Sie Ihre negativen Gefühle erkennen, können Sie sich beherrschen und kontrollieren.«[10]

So richtig das nun ist, was das ›Elternbuch‹ hier schreibt, so wenig können der/die einzelne damit anfangen. »Im gegebenen Fall«, so mogelt sich das ›Elternbuch‹ (S. 94) aus der Affäre, »finden Sie Hilfe in einer Erziehungsberatungsstelle.«[10] Aber suchten Leser und Leserin nicht Hilfe in ihrem Leitfaden?

Ein bißchen mehr kann auch ein Buch – das ja den einzelnen Fall nicht berücksichtigt – zum Problem der ›negativen Gefühle‹ sagen. Ich versuche es im nächsten Kapitel, denn ich muß etwas weiter ausholen, als es der Horizont der ›Trüben Tage‹ verträgt.

Das Kind – ein Gast im Haus

Einer der wenigen brauchbaren guten Ratschläge, die ich (in diesem Fall von meinem Vater) so zugesteckt bekam, lautete: Wenn du irgendwo zu Gast bist, ob bei entfernten Bekannten, guten Freunden oder Verwandten – bleib nie länger als drei Tage.

Sie erinnern sich vielleicht an ein Zitat aus der Einführung zu diesem Buch: Der amerikanische Schriftsteller J. D. Salinger hat einmal geschrieben, daß ein Kind ein Gast im Hause sei – die Erwachsenen sollten es lieben und ehren, aber niemals besitzen.

Wenn wir nun das schöne Wort von Salinger vor dem Hintergrund des guten Rates lesen, ergibt sich ein Schwirreffekt: Das Kind mag ein Gast im Hause sein – oder sein sollen –, aber es ist ein *Dauergast*, es reist nicht nach drei Tagen ab. Die Schwierigkeiten, die viele Eltern damit haben, ihr Kind als einen Gast in ihrem Hause zu behandeln, nämlich mit *Anteilnahme und Distanz*, mit der Bereitschaft, sich seiner anzunehmen *und* es in Ruhe zu lassen, es zu lieben und zu ehren und mit Besitzergreifung, ob die sich in Befehlen oder Indoktrinationen äußert, zu verschonen – diese Schwierigkeiten rühren gewiß zum guten Teil aus der Tatsache her, daß das Kind nicht nach drei Tagen weiterzieht, also aus der gesellschaftlichen Organisation des familialen Zusammenlebens:

[10] Die anderen Leitfäden – falls sie den Punkt überhaupt berühren – sind hier natürlich nicht kühner.

Das Kind ist da *und bleibt*, es gibt für die Eltern kein Entrinnen vor ihm und für das Kind kein Entrinnen vor den Eltern. Man ist einander ausgeliefert – für ganze 14, wenn nicht 16, 20 oder mehr Jahre. Es versteht sich, daß das schwächste Glied die Hauptlast in diesen schwierigen Verhältnissen zu tragen hat, das Kind ist oft übel dran, geehrt wird es z. B. fast nie, aber man muß auch zugeben, daß die meisten Kinder keine Versuche machen (und wenig Veranlassung sehen), ihre Erwachsenen wie Gastgeber, mit Aufmerksamkeit und Rücksicht, zu behandeln.

Ich glaube trotzdem, daß beide Aufforderungen, die des guten Rates und die des Salinger-Zitates, ernst zu nehmen, und daß sie, im Falle des Lebens mit einem Kinde, sogar vereinbar sind. Man muß sie nur ein wenig interpretieren.

Wenn Eltern das Kunststück fertigbrächten, einen Dauergast wie einen Drei-Tage-Gast zu erleben, d. h., den Abstand zum Kind, der in der *Zeit* (»nach drei Tagen«) nicht herstellbar ist, durch den *Raum*, den sie dem Kind als einem autonomen Individuum freimachen, einhielten . . . Die Tatsache, daß das Kind nicht abreist, würde dann ausgeglichen dadurch, daß es in der gemeinsamen Wohnung und sozialen Nachbarschaft ›auf die Reise geht‹, um sich selbst und der Welt zu begegnen. Wo Kindern ein kontroll- und anspruchsfreier Entwicklungsraum zur Verfügung steht, können sie ›Gäste‹ sein – bis hin zu tatsächlichen öfteren Abreisen nach »drei Tagen«, wenn sie, größer geworden, Freunde und Anregungen woanders finden und die Eltern sie dorthin gehen lassen.

Wir haben uns jetzt vom Neugeborenen ein wenig entfernt, jedenfalls was die Fragen praktischer Organisation betrifft. Radikaler als ältere Kinder beansprucht der Säugling seine Erwachsenen Tag für Tag, an Abreise ist auch in metaphorischer Form nicht zu denken. Zu sehr ist das Neugeborene auf die Körper seiner Erwachsenen angewiesen, noch Teil von ihnen. Auch solche Mütter, die ihrerseits eine aktive Körperbeziehung zum Säugling herstellen, erleben die Permanenz das Aufeinanderverwiesenseins manchmal mit Angst. Ich las Geständnisse, die diese Angst abladen wollten, ich habe sie selbst gehabt – als schockartige Einsicht: Dieses Kind, das da gekommen ist, wird nicht wieder gehen, es wird nicht mal der Mutter einen kurzen Urlaub gönnen und für lumpige drei Tage dorthin verschwinden, woher es gekommen ist. Es ist da *und bleibt*, ganz so wie mein eigener Körper. Wieviel schöner könnte es sein, wäre es *als Gast* gekommen. Solche Anwandlungen, in denen die Erwachsenen wünschen, sie würden das Neugeborene wieder los (schon um mal einen ganzen Tag nichts anderes zu tun, als miteinander darüber zu reden, was sie im Leben mit dem Kind empfinden), sind manchen Müttern Quellen von Schuldgefühlen – dabei sind sie eine legitime Gegenwehr der Erwachsenenpsyche gegen totales Besetzt- und Umschlungenwerden von den Bedürfnissen und von der Hingabe des Säuglings, und sie – die Anwandlungen – entstehen überhaupt nur, weil die tödliche Kleinfamilie all die Formen abgeschafft oder doch äußerst reduziert hat, die die Großfamilie und andere soziale Gesellungen kannten, um ein Kind nach der Geburt für seine nächsten Erwachsenen zum Gast zu machen: abwechselnder fürsorglicher Umgang von Tanten, Geschwistern, Vettern, Vätern mit dem Neugeborenen. In der Kleinfamilie *ist* das Neugeborene *kein Gast* im Haus – ganz im Gegenteil, es hält ihr Haus *besetzt* und herrscht darin.

Wir wollten in diesem Abschnitt ›negative Gefühle‹ von Erwachsenen gegen ihr Neugeborenes erörtern, die Gründe solcher Gefühle und die Möglichkeiten, sie zu zähmen. Wir sind, wie Sie hoffentlich bemerkt haben, mitten dabei. Anders als beim älteren Kind ist einem Säugling schwerlich durch das Freimachen eines kontrollfreien Entwicklungsraumes der Gaststatus zu verleihen, dazu ist seine Entwicklung zu sehr an die unmittelbare Anteilnahme seiner Erwachsenen gebunden. Aber *für die einzelnen Erwachsenen* kann auch ein Neugeborenes Gast sein – indem *mehrere* für es da und die einzelnen so immer wieder für eine Weile (z. B. nach drei Tagen) frei von ihm sind. Meinen schon öfter unterbreiteten Vorschlag, das Leben mit einem Neugeborenen zu mehreren Erwachsenen (*mindestens beide* Eltern, möglichst noch zusätzliche Erwachsene) und/oder Kindern zu leben muß ich, obwohl ich weiß, daß er in der Praxis nicht immer leicht zu verwirklichen ist, hier in Gestalt einer dringenden Empfehlung wiederholen: Wenn Sie vermeiden wollen, daß Ihnen das Kind zu nahe rückt und dadurch Ihr Selbstbild als das eines autonom entscheidungs- und handlungsfähigen Individuums ernstlich trübt, daß dann die unausweichliche Konsequenz der ›negativen Gefühle‹ zum Kind über Sie und das Kind hereinbricht – dann sollten Sie alles daransetzen, das Kind frühzeitig mit anderen Erwachsenen zu teilen, ihm ein soziales Nest zu bauen, in dem es für die Erwachsenen und sich selbst schon als Neugeborenes Gast sein kann.

Diese Empfehlung geht insbesondere an Hausfrauen und Mütter, deren Männer arbeiten und die sich (noch) nichts dabei denken, tagaus, tagein mit ihrem Kind (ihren Kindern) allein im Haus zu bleiben. Die ja auch in ihren Leitfäden lesen, daß ein Kind nichts anderes brauche im ersten Lebensjahr als immer nur die Mutter. Nichts ist falscher. Lassen wir die Ausnahmen, zufrieden beieinanderlebende Mutter-Kind-Paare (oder -Gruppen), beiseite, die gibt es, wie überall, auch hier. Für die Masse der Mütter, für die, die einen Sack voller Probleme mit sich herumschleppen, scheint mir zu gelten, daß ein gut Teil ihrer ›negativen Gefühle‹ seinen Nährboden in der Mutter-Kind-Exklusivität findet. In vielen Familien sitzt das Kind im Kopf der Mutter wie ein einziger Gewissensdruck – was immer sie gerade tut, ein Teil ihrer Aufmerksamkeit und Innerlichkeit bleibt fixiert an ihr Kind –, *sie* ist immer ›verantwortlich‹. Kein Wunder, daß Mütter dann ein Kind auch ablehnen – was sie ablehnen, ist in Wirklichkeit die ›Zwangsanstalt‹, die unsere Gesellschaft aus der Mutterschaft gemacht hat. Kein Wunder, daß sie ›overprotective‹ sind – so wie unsere Gesellschaft die Mütter kontrolliert, kontrollieren dann die Mütter – liebend *und* schädigend – ihre Kinder. Leitfäden, die sonst als Propagandisten der Mutter-Kind-Exklusivität auftreten, reden ja auch von »schädlichen Haltungen der Mutter« – allerdings ohne eine Verbindung von schädlicher Haltung zur Exklusivität herzustellen. Wahrscheinlich sehen sie diese Verbindung selbst nicht. Sie können Müttern deshalb auch nichts Sinnvolles raten; das einzige, was ihnen einfällt, ist eine weitere Festigung der Exklusivität, womit ein Teufelskreis sich geschlossen hätte.

Die exklusive Mutter-Kind-Zweiheit, oder besser: Mutter-Kind-*Einsamkeit*, ein Fluch besonderer Art mit jüngerer Geschichte, ist einerseits die Ursache mütterlichen Fehlverhaltens, andererseits die Bedingung dafür, daß sich dieses Fehlverhalten so folgenreich auswirkt. Wäre das Kind der Mutter nicht so ausgeliefert, hätten ›negative Gefühle‹ der Mutter für beide keine so hohe Bedeutung. Aber der Vorteil einer *aufgelösten* Mutter-Kind-Fessel reicht weiter: Die ›negativen Gefühle‹ würden sich überhaupt schwächer oder gar nicht mehr einstellen. – Die Zweiheit als Organisationsform des Zusammenlebens ist nun nicht die einzige Bedingung für Fehlhaltungen. Es kommen eine Reihe anderer Faktoren hinzu, die allerdings alle irgendwo ihren Platz im Kleinfamilienschema finden: die ›Kontrolle der Gesellschaft‹, also die Verhaltenserwartungen, auf die die Mutter in Nachbarschaft und Verwandtschaft trifft, und denen sie sich oft auch dann – aus Angst vor Sanktionen – anpaßt, wenn sie selbst vielleicht manches anders machen möchte; die Bedeutung von Schwangerschaft und

Geburt in der individuellen Biographie der Frau, das – technisch ausgedrückt – ›timing‹ des Auftretens des Neugeborenen. Diese Faktoren ließen sich im Einzelfall immer weiter herausarbeiten – bis hin zu einer Art Modell des akuten Problems.

Die Wissenschaft kennt auch ihre Modelle oder besser: Typen von Fehlverhalten, ›negativen Gefühlen‹. Da wäre einmal die klassische Fehlhaltung ›overprotection‹, die ›Überbetreuung‹. Sie beginnt, schreibt das ›Baby-Lexikon‹, »meist schon im Säuglingsalter, durch bewußtes oder unbewußtes Verwöhnen des Kindes, bereitwilliges Herumtragen bei geringsten Regungen des Unbehagens, durch sofortiges Reagieren auf jeden Schrei des Kindes [. . .]«. »Im Säuglingsalter überbetreut gewesene Kinder machen bei der späteren Erziehung oftmals größte Schwierigkeiten, lernen es auch meist äußerst schwer, sich z. B. in die Gemeinschaft des Kindergartens oder der Schule einzufügen« (S. 226). Das ›Elternbuch‹, moderner und psychologisch höher gebildet, differenziert die ›overprotective mother‹ in die, die sich – aus versteckten »feindseligen Impulsen« – bis zur Erschöpfung für das Kind sorgt und in die unbefriedigte Frau, die vom Kind Entschädigung für versäumtes Glück erwartet. »Zu starke Verwöhnung von seiten der Mutter hält das Kind in künstlicher Abhängigkeit und verhindert, daß es einmal selbständig wird.« (S. 94) Das ›Elternbuch‹ zählt dann weitere ›schädliche Haltungen‹ auf: die kühle Mutter, die ihre Liebe nicht zeigen kann, die lieblose, die das Kind nicht gewollt hat, die »schwankende Mutter«, die ihr Kind mal verwöhnt, mal vernachlässigt. »Solch ein Kind kann sein ›Hin- und Hergerissensein‹ durch stundenlanges rhythmisches Schaukeln und Rollen des Kopfes ausdrücken.« (S. 94)

Nun gut, es gibt alle diese Fehlhaltungen, wahrscheinlich noch mehr, und es gibt die geschädigten Kinder. Es wäre auch seltsam, wenn's anders wäre, so wie die Bedingungen des Lebens mit Kindern beschaffen sind. Folgende Fehler machen die Leitfäden (vor allem das ›Baby-Lexikon‹) bei der Beschreibung des Übels: Sie reden von Verwöhnung, ohne zu erwähnen, daß *jede* Verwöhnung eine ›andere Seite‹ hat, die Vernachlässigung. Das heißt, die Ablehnung der Mutter macht sich nicht nur in kompensierter Form, als Verhätschelung, sondern auch in direkter Form, als Abweisung, als gezeigte Abneigung geltend. Das ist deshalb von Belang, weil das ›Baby-Lexikon‹ (und nicht nur dieser Ratgeber) das Stichwort ›overprotection‹ ausnutzt, um gegen sofortiges Reagieren auf Schreien des Neugeborenen u. ä. zu Felde zu ziehen, also in unverantwortlicher Weise zur Vernachlässigung auffordert. *Deren* Reflex in der Brust des Erwachsenen, das schlechte Gewissen, ist es dann erst, das Verwöhnungshandlungen auslöst. Sie betreiben also *keine* ›overprotection‹, wenn Sie die Bedürfnisse des Säuglings stets und sofort befriedigen, und Sie tun auch nichts gegen ›negative Gefühle‹, wenn Sie anfangen, sein Schreien zu überhören, sondern Sie ›überbetreuen‹ im Sinne der Wissenschaft und ihrer Popularisierer, der Leitfäden, nur dann, wenn Sie *Versäumtes* durch ein ›des Guten Zuviel‹ glauben nachholen zu können.

Was ist nun zu tun, damit Fehlhaltungen überhaupt vermieden werden?

Sie haben, lieber Leser, liebe Leserin, keine Garantie, aber doch eine gute Chance, um ›negative Gefühle‹ herumzukommen, wenn Sie schon vor der Geburt des Kindes Sorge tragen dafür, daß das Kind *unter Menschen* kommt und nicht in die Hände einer einzigen, dadurch total abhängig und in ihrer Lebensführung einseitig gemachten Frau gelegt wird. Zwar ist die Auflösung der Mutter-Kind-Zweiheit keine Patentlösung, sie kann auch Probleme verstärken, etwa dadurch, daß die Erwachsenengruppe sich zu uneinig ist. Und sie bleibt eine halbe Sache, solange sich die Normen und Erwartungen nicht ändern, die immer wieder reflexartig im Raum stehen, wenn irgendwo ein Kind auffällt. Das heißt, solange nicht das, was man unter ›Verantwortung für ein Kind‹ versteht, bereitwillig und selbstverständlich von dritten Erwachsenen übernommen und nicht mehr automatisch ›der Mutter‹ zugeordnet wird. Dazu gehört nun wieder, daß die Mutter fähig ist, ihr Kind anderen auch anzuvertrauen. Aber da sich nicht alle Bedingungen auf einen Schlag ändern lassen, muß man irgendwo anfangen und in Kauf nehmen, daß die Sache etwas Halbes an sich hat. Eine halbe Sache ist besser als keine, vor allem, wenn sie verspricht, eine ganze zu werden. Am besten beginnen Sie also, meine ich, mit der Organisation einer kleinen heterogenen sozialen Gruppe, die einen (oder zwei oder mehr) Säugling(e) gemeinsam erwartet und mindestens das erste Jahr mit ihm/ihnen zusammenlebt. Die kleinste Gruppe wären Mutter *und Vater* als *beide* bereit und von der Arbeitsorganisation her fähig, den Alltag mit dem Kind zu teilen.

Gesetzt aber jetzt den Fall, Sie haben ein soziales Nest für Ihr Kind nicht bauen können, Sie leben allein mit ihm und Sie schlagen sich mit dem Problem der ›negativen Gefühle‹ bereits herum. Was können Sie tun? (Eine Frage, die noch aus dem letzten Abschnitt in diesen herüberreicht.)

Versuchen Sie, sich den Satz von Salinger noch einmal vor Kopf und Sinn zu führen – nicht als Moralpredigt, sondern als Suggestion, als Vorstellung, die lebendig werden könnte. Versuchen Sie, die Farbe, den Geschmack, das ›feeling‹ der Situation auszumachen: das Kind – ein Gast im Haus. Merken Sie, daß Sie plötzlich, in Gedanken und Gefühlen, eine entlastende Distanz zum Kind herstellen können? Wenn Sie überkreuz mit ihm sind, wenn Sie sich eingestehen müssen, daß Sie nicht mit ihm fertig werden, dann machen Sie nicht den Fehler, ihm noch näher auf den Leib zu rücken – bewegen Sie sich in die Gegenrichtung, von ihm weg. Wenn Sie niemand haben, der Ihnen helfen könnte, dies praktisch, wörtlich durchzuführen, eine dritte Person also, die das Kind mal übernimmt, müssen Sie zu einem Ersatz greifen und *innerlich*, in Gedanken und Gefühlen, Abstand nehmen. Damit wir uns nicht mißverstehen: Sie sollen dem Kind nicht grollen, sondern ganz im Gegenteil fähig werden, ohne ›negative Gefühle‹ auf es zuzugehen. Dazu bedarf es eines Abstandes (eines Aus-der-Situation-Aussteigens im großen), den Sie am sichersten dadurch einhalten oder herstellen, daß Sie sich einer *anderen* Person oder Sache *zuwenden*. Machen Sie irgendwas, das mit dem Kind wenig oder nichts zu tun hat, besuchen Sie z. B. eine Veranstaltung oder, noch besser, werden Sie selbst initiativ und nageln Sie einen Zettel mit der Aufschrift: »Wer findet es genauso wichtig wie ich, daß hier in der Nachbarschaft eine Gruppe entsteht, die der Frage nachgeht, warum es so wenig und so schlechte Teilarbeitsplätze für Frauen gibt?« an einen Baum. Nach der ersten Resonanz oder schon nach dem Nageln werden Sie sich plötzlich klarer fühlen, Sie werden vielleicht, wenn Sie dem Kind sein Hemd zubinden, nicht »mein Schätzchen« sagen, sondern: »Wer bist du? Woher kommst du?« und es, der Höflichkeit halber, fragen, ob es nicht ein bißchen bleiben möchte.

Das Bild vom Gast im Haus kann dazu beitragen, das Kind – und sei es von Zeit zu Zeit – mit der Aura jener *Fremdheit* zu umkleiden, die Voraussetzung ist für eine von Respekt und Freundlichkeit getragene Beziehung, übrigens auch für das körperliche Begehren. Das Bild verweist die Erwachsenen auf ihr *eigenes Leben*. Es sagt, daß sie trotz aller Veränderungen ihr eigenes Leben weiterleben müssen, nachdem das Kind gekommen ist – um für sich selbst und das Kind von Interesse zu sein und um der Versuchung zu widerstehen, das Leben des Kindes mitzuleben, es ihm wegzuleben und so ihr eigenes *und* das des Kindes zu verfehlen.

Für eine gemischte Welt

Daß Großvater manch eine *Geschichte weiß* und daß die Kinder ihm gerne lauschen – das ist das Klischee. Man muß wohl darüber streiten, ob überhaupt noch was Wahres dran ist. – Daß kleine Kinder, besonders Säuglinge, etwas können, was wir fast alle verlernt haben, aber rückgewönnen, wenn wir uns trauten, bei einem Neugeborenen in die Schule zu gehen: *die Dinge zum ersten Mal anzusehen*, nichts selbstverständlich zu finden, das ist vielleicht theoretisch bekannt, aber praktisch spielt es kaum eine Rolle für das Verhalten der Generationen zueinander. Erwachsene haben im Umgang mit einem Kind, allemal einem Säugling, meist nur eins im Sinn: ihm den jungfräulichen Blick auf die Welt abzugewöhnen und ihm möglichst rasch die Brille ihrer eigenen Borniertheit zu verpassen. Die Kinder, eingeschüchtert, verstummt und ratlos – was sollen sie machen –, sie setzen die Brille auf. – Die Generationen lernen voneinander nicht.

Beim kaputten Klischee vom erzählenden Großvater sehen wir das besonders deutlich. Falls es heute überhaupt noch Großväter oder Großmütter gibt, die Geschichten erzählen wollen, so können sie allenfalls unter der sehr jungen Kinderschar auf ein flüchtiges Publikum hoffen – die größeren, die im ›Geschichtenalter‹, würden sich als Zuhörer nicht nur gelangweilt, sondern aggressiv verweigern. Kaum jemand ist weniger ›in‹ bei der Jugend als Oma und Opa. Und die mittlere Generation? Sie kommuniziert mit den beiden anderen, der nachwachsenden und der Alten-Generation, als erfülle sie eine lästige Pflicht: hastig, beiläufig, nervös. Es muß ja sein. Mutter hat ein Recht darauf, daß wir sie Weihnachten einladen und die Kinder, mein Gott, einmal im Jahr können wir uns schon aufraffen, mit ihnen Drachen steigen zu lassen. Es gibt keine Langmut, kein Sich-aufeinander-Einlassen, keine Neugier, dafür reichlich Anmaßung und Indolenz. Ich übertreibe und pauschaliere ein wenig, aber nur ein wenig. Die Generationen interessieren sich füreinander nicht. Sogar das zählebige Bedürfnis der Kinder, es ihren Eltern gleichzutun, beginnt zu schwinden. Auch die Jungen bleiben unter sich und orientieren sich aneinander.

Was da passiert ist und mit uns passiert, ist eine *Segregation der Generationen*, die in ihren Wirkungen noch bedrohlicher für das gesellschaftliche Leben zu sein scheint als die ältere Segregation der Geschlechter, die inzwischen teilweise einer erfreulichen Tendenz zur Mischung Platz macht. Es ist schwer zu sagen, ob die schwindende Bedeutung großväterlicher Geschichten und die mäßige Bereitschaft der Jugend, den älteren Generationen zuzuhören, ob die Ungeduld der mittleren Generation mit Kindern und Alten Produkt oder Produktionsbedingung der Segregationstendenz ist. Ein erster Blick kann nur konstatieren, daß die Segregationstendenz da ist, daß Mißtrauen zwischen den Generationen herrscht, und daß Mißtrauen und Segregation sich wechselseitig verstärken. Eine rigide Trennung der Generationen, was Ort, Zeit, Betätigungsfelder in den jeweiligen Alltagen betrifft, hat in Gesellschaften, in denen die mittlere Generation und die Fähigkeiten und Werte, die sie repräsentiert, unangefochten herrschen, zur Konsequenz, daß die beiden nichtmächtigen, ›belastenden‹ Generationen, die Alten und die Kinder, in Gettos gedrängt und entwürdigt werden. Die Alten gelten als schwach, die Kinder als unzurechnungsfähig, beide bestehen nur aus Problemen, die sie den Erwachsenen machen. Man muß sie irgendwie bändigen und einhegen, da sie noch nicht oder nicht mehr zur maßgebenden Generation gehören. Und während man die Alten und die Kinder gettoisiert, steht, ganz unversehens, die Restwelt der betriebsamen Erwachsenen ebenfalls als Getto da. Zwar ist es in ihm geräumiger und es gibt mehr Komfort – aber es begegnen sich auch hier die Angehörigen immer nur *einer* Generation.

Die Tendenz zur Segregation der Generationen hat schwerwiegende Folgen – für das einzelne Individuum sind diese Folgen mit Sicherheit tieferreichender als die z. B. der Trennung der Geschlechter, denn jener Bruch setzt sich, lebensgeschichtlich, im einzelnen fort. Der/die einzelne macht im Laufe eines Lebens ja verschiedene ›Generationsidentitäten‹ durch, er/sie reist durch die Generationen, und anstatt von der einen in die andere zu gleiten – und auf jeder Stufe der Gemeinschaft mit den anderen sicher zu sein, deshalb die schon gelebten niemals ganz verlierend –, wird er durch als Traumen nur erfahrbare Grenzübergänge geschockt und bleibt unsicher in seiner eigenen, aggressiv und mißtrauisch gegen die anderen Altersgruppen.

Eine Herrschaft (oder wenigstens gleichberechtigte Mitherrschaft) der Alten und der Kinder wäre wohl ersprießlicher für alle. Anstatt der langweiligen Leistungsfixiertheit der mittleren Erwachsenengeneration und ihrer genauso langweiligen Überheblichkeit würden die von ›archaischer Zeitwahrnehmung‹ geprägten Lebensstile der extremen Generationen zum Maß der Dinge: Die Alten, die alles mögliche Nichtige zu erwarten aufgehört haben, fangen an, ihre Zeit zu verschwenden – wie die Kinder, die so viel davon haben, daß Einteilung von Zeit und Geiz mit Zeit für sie sinnlos wäre. Bummelei und Spiel kämen in unsere Tage wie eine Brise von jenem Strand, der, wie man sagt, unter dem Pflaster liegt.

Es versteht sich, daß so eine Welt einem Neugeborenen besser täte als unsere. Aber das Neugeborene kommt auf unsere, für es nicht gemachte Welt, wir können sie, ihm zuliebe, nicht von heut auf morgen ›mischen‹. Um die Segregation *aufzuheben*, um eine (nicht nur für Kinder) förderliche *Mischung der Generationen* einzuleiten, bedürfte es größerer gesellschaftlicher Verschiebungen und Umschichtungen, die ihre Basis hätten in einer veränderten Gestalt der gesellschaftlichen Institutionen. Um die Richtung anzudeuten, in die ich denke: Damit sich die Generationen mischen, müßten die Herde der Segregation kaltgestellt werden, dazu gehören die Schulen, mit ihrer zwangsweisen Zusammenfassung Gleichaltriger, viele mächtige Arbeitsplatzkonglomerate wie z. B. Großraumbüros, in denen ganze Heerscharen von Damen zwischen 20 und 28 fronen, oder bestimmte Bereiche der Fertigung in der Industrie, in denen man ausschließlich Männer im besten Zupackalter antrifft, überhaupt die Berufsbilder mit ihrer meist starren Generations- (und Geschlechts-)gebundenheit. Es gibt viele andere gesellschaftliche Einrichtungen, manche neu, andere schon lange etabliert, die der Segregation zuarbeiten, darunter die Art des Wohnens: kleine funktionelle Wohnungen oder Häuser, in denen Vater und Mutter ihren Feierabend konsumieren; die Kinder sind möglichst ganztags in der Schule und abends im Bett oder bei ihren ›peer-groups‹. Ein anderes Beispiel, das in den Rahmen dieses Buches paßt, ist die immer wieder von den Autoritäten formulierte Aufforderung an die Frauen, ihre Kinder zwischen dem 22. und dem 28. Lebensjahr zu gebären. Eine solche Propaganda homogenisiert die Elterngeneration, deren Erziehungsstile und darüber dann die nachwachsende Generation. Die medizinischen Einwände gegen generationsgemischte Elternschaft, also gegen sehr junge und gegen ältere Mütter, sind zum großen Teil nicht stichhaltig. Was dahinter steckt und wirkt, ist die Segregationstendenz.

Von Altenheimen und Ledigen-Mütter-Asylen kann ich

schweigen. Aber die Krabbelstube oder die Kinderkrippe ist eine kritische Anmerkung wert: So unentbehrlich solcherlei Einrichtungen für manche (arbeitende) Mütter/Eltern sind, so problematisch ist doch die in ihnen im kleinen abgebildete Tendenz zur radikalen Altersstufenentmischung. Kindergruppen mit Säuglingen, Fünfjährigen und Zwölfjährigen sind vielleicht schwerer zu ›betreuen‹, aber sie entsprächen, solange immer auch innerhalb der jeweiligen Altersgruppen potentielle Gefährten sich finden können, besser den Bedürfnissen der Kinder.

Für das Leben mit einem Neugeborenen, dies sei hier in aller Kürze, aber mit Betonung gesagt, ist die Trennung der Generationen und Altersstufen ein großes Übel. Lassen wir die Mutter beiseite, der seit der Auflösung der Großfamilie sozusagen natürliche Entlastungsmöglichkeiten weggenommen worden sind. Konzentrieren wir uns auf das Neugeborene: Ist nicht das schnellfertige, smarte Effizienz-Gehabe durchschnittlicher moderner Angehöriger der Elterngeneration heute für diesen kleinen leidenschaftlichen Haufen Leben mit seinen allerfeinsten Nerven und Sinnen ein eher mangelhaftes Entwicklungsmilieu, und wenn seine Eltern es noch so liebhaben? Eltern sind heute, in der Regel, selbst Opfer der Segregation, also eingeschränkt in ihrem Wahrnehmungs- und Anregungsvermögen. Der Zauber des ersten Blicks auf alle Dinge wird von Kindern und Alten, von Persönlichkeiten mit Langmut und Phantasie oder auch nur einfach mit der Bereitschaft, die Dinge kommen zu lassen, sehr viel besser erspürt und beantwortet.

Obwohl es letztlich Umorientierungen ›im großen‹ sind, die eine langfristig stabile gemischte Welt schaffen und garantieren könnten, ist doch für die Einzelinitiative ein gewisser Spielraum geblieben. Wenn Sie für sich und das Neugeborene gute Bedingungen herstellen wollen, so versuchen Sie, wo immer es in Ihrer Macht steht, eine Mischung der Generationen in der sozialen Umwelt Ihres Kindes zu erreichen. Mit ›gemischter Welt‹ meine ich nun noch mehr, als daß drei Generationen unter einem Dach leben. Ich meine damit auch, daß die Generationen sich in Öffentlichkeit und ›Arbeitswelt‹ begegnen sollten. Gehen wir vom Neugeborenen aus: Würden Sie auf die Idee kommen, es mitzunehmen, wenn Sie, beispielsweise, eine Gerichtsverhandlung besuchen oder an Ihren Arbeitsplatz als Bankangestellte zurückkehren wollen? Wahrscheinlich nicht. Sie würden, zurecht, Verbote und Sanktionen fürchten. Wenn man sich das aber mal ausmalt oder gar ausprobiert: ein Säugling auf der Zuschauertribüne eines Gerichtssaals oder zwischen den Hängekarteien eines Bankschalters – Sie werden es nicht glauben, es geht. Es geht sogar unter Umständen für die Beteiligten, auch für die übrigen Erwachsenen, besser als vorher. Denn die Gegenwart eines Säuglings kann eine Veränderung des sozialen Klimas in Richtung auf mehr Rücksicht, Hilfsbereitschaft und Geduld bewirken.

Da kommt dann leicht der Einwand: für so ein Kind ist das doch nicht der rechte Ort – die Unruhe, die Bakterien. Haben Sie 'ne Ahnung, wieviel Spaß den Kleinen die Abwechslung macht und wie gut sie fähig sind, ›abzuschalten‹ und inmitten von Stimmengewirr und anderen Geräuschen zu schlafen, wenn sie genug geschaut haben. Und die Sache mit den Bakterien ist schlichtweg dummes Zeug. Aber dann kommt *der* Einwand, der eigentlich gemeint ist und den ›segregierten‹ Erwachsenen so recht am Herzen liegt: So ein Kind stört eben, es schreit.

Verehrte Damen und Herren, es schreit nur dann, wenn es *nicht* mitgenommen wird. Und sollte es doch hier einmal weinen – warum sind Sie unfähig, das für kurze Zeit zu ertragen? Sie lassen das Geheule unzähliger Automotoren, das Rattern und Knattern unzähliger Bau- und anderer Maschinen, das Gejaule von Flugzeuggeschwadern und viele andere Zivilisationskräche mehr über sich ergehen. Aber wenn ein neugeborenes Kind klagend seine Stimme erhebt, dann sind Sie sofort am Rande Ihrer Toleranz. Merkwürdig.

Lieber Leser, liebe Leserin, nehmen Sie Ihr neugeborenes Kind auf den Arm und gehen Sie mit ihm hinaus ›in die Welt‹. Mischen Sie sich drunter und mischen Sie sich ein.

Literatur

Braunmühl, E. v., Zeit für Kinder, Frankfurt/M. 1979 (FTB 6705)
Brückner, P., Zur Sozialpsychologie des Kapitalismus, Frankfurt/M. 1972
Bundeszentrale für gesundheitliche Aufklärung (Hg.), Das Baby. Ein
  Leitfaden für junge Eltern, Köln und Stuttgart 1977
Courage, Heft 2/1978 Berlin
Diekmeyer, U., Das Elternbuch, Hamburg 1978
Elias, N., Über den Prozeß der Zivilisation I, Bern und München 1969
Eltern, Heft 12/1978, München
Emma, Heft 9/1979, Köln
Frauenoffensive, Heft 7/1977, München
Häussler, Prof. Dr. med. S., Ärztlicher Ratgeber für werdende und junge
  Mütter (mit Vorworten von Bundesministern), München 1976
Hellbrügge, Th. (Hg.), Die ersten 365 Tage im Leben eines Kindes,
  München, Zürich 1977
Holt, J., Zum Teufel mit der Kindheit, Wetzlar 1978
Laermann, K., Alltagszeit, in: Kursbuch 41, Berlin 1975
La Leche League, Broschüre Nr. 105 (für Krankenschwestern)
Lang, R., Kinderkriegen ist keine Krankheit, Berlin o.J.
Leboyer, F., Der sanfte Weg ins Leben, München 1974
–, Sanfte Hände. Die traditionelle Kunst der indischen Baby-Massage,
  München 1979
Leiber, Prof. Dr. med. B./Schlack, Dr. med. H., Baby-Lexikon für Mütter,
  Stuttgart 1975
Lenzen, K.-D., Kinderkultur – die sanfte Anpassung, Frankfurt/M. 1978
  (FTB 3400)
Metzger, W., Psychologie, Darmstadt 1954
Mitchell, I., wir bekommen ein baby, Reinbek 1971
psychologie heute, Heft 6/1977, Weinheim
Odent, M., Die sanfte Geburt, die Leboyer-Methode in der Praxis,
  München 1979
Renggli, F., Angst und Geborgenheit, Hamburg 1974
Rochefort, Ch., Kinder, München 1977
Rosebury, Th., Der Reinlichkeitstick, Frankfurt/M. 1975 (FTB 1595)
Salinger, J.D., Raise High the Roof Beam, Carpenters, penguin books 1978
Spitz, R., Vom Säugling zum Kleinkind, Stuttgart 1976
Stark, E.-M., Geborenwerden und Gebären, München 1976
Stone, J./Church, J., Kindheit und Jugend, Stuttgart 1978
Vogt-Hägerbäumer, B., Schwangerschaft ist eine Erfahrung, die die Frau,
  den Mann und die Gesellschaft angeht, Hamburg 1977

Werner, H. L. (Red.), Mutter und Kind, Ärztlicher Ratgeber für werdende und junge Mütter (mit Vorwort von Bundesministerin Huber), Heidelberg 1978

Wilberg, G., Zeit für uns, München 1979 u. Frankfurt/M. 1981 (FTB 3307)

Namen- und Sachregister

Die **fettgedruckten** Ziffern verweisen auf Kapitel oder Unterkapitel, in denen das Stichwort ausführlich und im Zusammenhang behandelt wird.

Abneigung 174
Abpumpen **142**
Abstillen 113, **119**
Abtrocknen 186
Abwehrreaktionen 60
ad-libitum-Fütterung 79, 81
Ängstlichkeit 64f
Ärger 23, 71, 231f
Ärztlicher Rat 226
Aggression 95
Alkohol und Stillen 116
Allmachtsgefühle **29**
Altenheime 244
Angewohnheiten 131
Angriffslust 33
Angst, Ängste **39**, 72, 75, 78, 81,
    93, 95, 97, 123, 131f, 147, 153f,
    165, 170, 174f, 180, 194, 206f,
    209, **219**, 235
Angsterlebnisse 41
Angstgefühle 68
Angstneurosen 44
Anklammerungsreflex 40, 48
Anpassungsleistungen 133
Anregung 34f, 131
Anregungspotentiale 34
Ansprüche 46
Anstrengungen 133, 156
Antibiotika 181
Arbeit 156ff, 161, 213
Arbeitsgegenstände 165
Arbeitsplatz 123f, 127f, 244
Arbeitswelt 244
Arbeitszeug **163**
Arendt, W. 22
Atemübungen 205
Atmung 207
Aufbewahren 147
Aufeinanderverwiesensein 235
Aufklärung 220

Aufklärungsliteratur 27f
Aufmerksamkeit 141
Aufstoßenlassen 67
Augenreiben 70
Augenwaschungen 172
Ausdrucksformen 49
Ausdrucksvermögen 34
Ausgeliefertsein 72
Auskochen 122
Ausscheidungen 68, **180**, 183, 188,
    194
Autorität 27, 45
Autoritätsgläubigkeit 10

Babybadewanne 200
Babyjahr 126
Babykörper 194
Babykost 83
Babymöbelindustrie 149
Babynagelschere 200
Babynahrung 89, 127
Babypflege 163
Babyschlafsack 150
Babyschwimmen 162
Babytragebett 152
Babytragetasche 152, 199
Babywaage 119
Babywelt, künstliche 197
Bad/Baden 36, 158, 160, 173, 192
Badethermometer 37
Badewanne 192 (siehe auch
    Babybadewanne)
Badewasser 175, 191
Bäuerchen 139f
Bakterien 180, 193, 245
Bakterienangst 170
Ball 168
Bauchlage 66
Bauchlagen-Trainingsprogramm
    161

Bauchweh 47, **61**, 97, 139 f
Bauchwehgeschrei 66
Bauklötze 163, 168
Befriedigung 132
Bedrohung 78
Bedürfnisse 32, 50, 69, 78, 81, 86,
    132 f, 149, 235, 238
Bedürfnisregulation 179
Begabung 28
Beißring 68
Belastbarkeit 46, 54
Bereitschaft 45
Berufstätigkeit der Frau, der
    Mutter 46, 91, 123, 147
Besichtigungen 157
Bespitzelung 38
Bett 56, 149, 152 (siehe auch
    Kinderbett)
Bettstattkind 49
Bett als Kindergefängnis **146**
Bett, gemeinsames für Neu-
    geborene und Eltern **135**
Bewegung 67
Bewegungsdrang 34
Bewegungsspiele 161
Bilderbücher 33, 168
Bilirubinwert 215
Bindehautentzündung 194
Blähungen 62, 66 f
Braunmühl, E. v. 44, 132
Brei 120 f
Breitwickelmethode 185 f
Brückner, P. 164, 201
Brust 75 f, 82, 85 ff, 88, 92 ff, 97,
    99 ff, 102 ff, 105 ff, 115, 118 f,
    121, 123, 125, 128, 130, 139,
    142 ff, 152, 154 f, 158, 214
Brustentzug 70
Brusternährung 119, 142
Brustkind 85, 117, 142, 181
Brustsuchen 59
Brustwarzenentzündung
    (Mastitis) 110
Brustpflegetrieb 15

Charakter 28 f
Charakterstärke 41
Church, J. 55, 66, 81 f, 95, 131
Cremen 186

Dammschnitt 204
Darmstörungen 228
Dauergeschrei 41
Dauernuckler 59
Daumenlutschen 55
Dentinox 68
Desinfektionsmittel 180, 200
Deutsche Gesellschaft für Ernäh-
    rung 90, 120
Diekmeyer, U. 22
Diphtherie 229
Distanz 36, 38
Domestizierung 17
Dreimonatskolik 62 ff, 67
Dressur 27
Druckschmerz 62
Duckmäuser 33
Durchblutung 190
Durchfall 66, 117, 228
Durchschlafen 42, 132, 134
Durst **57**, 113
Durstschreien 61

Easy Rider 53
Eifersucht 78, 93
Einfühlung 27
Einschlafzeit 155
Einschlafzeremoniell 154
Elias, N. 136
Eltern-Kinder-Gruppen 221
Eltern-Säuglings-Gruppen 83
Elternteilurlaub 217
Emanzipation 91, 122, 125
Emotion 202
Empfindlichkeit 231
Empfindsamkeit 196
Empfindungsarbeit 158
Entbindungskliniken 204 f, 210,
    214
Entbindungspraxis 215
Entdeckertemperament 156
Entkrampfung 207
Entspannen 158
Entspannungsmöglichkeit 160
Enttäuschungserlebnis 71
Entwicklung des Säuglings **219**
Entwicklungschancen 32
Entwicklungsförderung 28, 34,
    36 f, 161 f

Entwicklungskalender 220 f
Entwicklungsmöglichkeiten 29
Entwicklungsprogramm 35
Entwicklungsprozeß 67
Entwicklungspsychologie 28
Entwicklungsreize 34
Entwicklungssprünge 160
Erbfaktoren 28
Erfahrungen 132
Erinnerungen 132
Erkältungen 229
Ernährung 19 f, 83 f, 112, 152
Ernährung der Frau 111
Ernährungsstörungen 85, 117, 228
Ernährungswissenschaft 112
Ersatzformen (Surrogate) 55
Erschrecken 69 f
Erstausstattung 197
Erstimpfungen 229
Erwachsenenkörper 50
Erziehung der Erzieher 19, 27
Erziehung zu Pünktlichkeit und
    Regelmäßigkeit 80
Erziehungsansprüche 35
Erziehungsberatungsstellen 233
Erziehungsfunktion 177
Erziehungsurlaub 218

Familienlager 136
Familienstruktur 30
Fencheltee 59, 61, 67
Fernsehen 30
Fertigwindeln 184
Festbinden 150
Fieber 225, 228 f
Fieberzäpfchen 229
Fingeraktivität 160
Fingerfertigkeitstraining 168
Flasche, Fläschchen 79, 82, 91,
    94 ff, 118 ff, 121, 142 ff, 146, 199
Flaschegeben 89, 94
Flaschenernährung 82, 84, 86
Flaschenfütterung 142, 199
Flaschenhalter 48
Flaschenkinder 85, 87, 181
Flüssigkeit 61
Flüssigkeitsmangel 61, 229
Flüssigkeitsumsatz in der Stillzeit
    113

Focke, K. 22
Förderungsbemühungen 29
Frauenarbeitsplätze 124
Frauengruppen 83
Frauenmilch 82, 117, 130, 146 (sie-
    he auch Muttermilch)
Frauenmilchernährung 142
Freizeitgestaltung 34
Freundlichkeit 14
Frotteehandtücher 198
Fruchtsaft 61
Fruchtwasser 135
Früherkennung 222
Frühtherapie 222
Fuchteln 50
Füttern, Fütterung 43, 47, 79 f, 95,
    136, 142 f, 183
Füttern nach Bedarf 131
Füttern nach Plan 81 f
Fütterungsschema 79
Fütterungstechnik 81
Fütterungszeiten 40, 98

Gaumenspielzeug 159
Gebären 76
Gebärfabriken 83, 204, 215
Geborgenheit 48, 53, 104, 135
Geborgenheit am Körper 47, 51
Geburt 75, 91, 97, 133
Geburtserlebnis 208
Geburtshelfer 203 f, 209
Geburtshilfe 93
Geburtskliniken 40, 98, 219
Geburtspraxis 209, 212
Geburtsschmerz 206
Gedeihen des Kindes 111, 143
Gedeihklima 189
Geduld 23, 60, 245
Gegenteil-Effekt 132
Gemeinsamkeit 97
Gerüche 68
Gesang 60
Geschlechterrollenklischee 33
Geschlechtsakt 94, 100
Geschrei 57, 60 f, 68, 79, 134, 155,
    189
Gesellschaftsstrukturen 30
Gestaltungsinitiativen 45
Gesundheitsämter 111, 222, 229

Gewichtszunahme 58
Gewohnheiten 132
Gier 132
Gitterbett 151
Glücksgefühl 15
Greifen 160, 163 f
Greifreflex 224
Großfamilie 235, 244
Güte 14
Gummihöschen 182
Gummiumhüllung 184
Gymnastik 205

Häussler, S. 22
Haß 131
Hausgeburt 204, 213 f, 219
Hausmittel 229
Hauterkrankungen 190
Hautfreundlichkeit 185
Hautkontakt 48, 76, 104, 171, 181
Hautreizungen 181
Hauttemperatur 190
Hautwärme 41
Hautweichheit 41
Hebammen 99 f, 115, 126, 184, 190, 204 f, 215 f, 221
Heilmittel 85
Heiterkeit 132
Hellbrügge, Th. 163, 220
Herumfahren 59
Herumtragen 59
Herzton-Wehenschreiber 204
Hilfsbereitschaft 245
Hörarbeit 158
Höschenwindeln 185
Holt, J. 157, 196
Hormonübertragung 190
Hospitalismus-Schäden 212
Huber, A. 22
Hunger, 47, 57, 79, 105, 132, 135, 145, 155, 183
Hungergeschrei, Hungerschreien 57, 61, 64, 98, 183
Husten 68, 228
Hygiene 20, 101, 165 f, 170
Hygienedrill 174
Hygiene-Isolationswall 170
Hypogalaktie 91 ff, 95

Individualität 45
Industriemilch 95 (siehe auch Kunstmilch)
Immunstoffe 85
Infektion 66, 68, 138, 173, 190, 228
Infektschutz 143
Innenwelt 28
Intelligenz 34
Intimität 79

Kälte 68
Kältereize 69
Kalorienumsatz in der Stillzeit 113
Kaltsterilisierungsmethode 122
Kamillendampfbad 229
Keuchen 50
Keuchhusten (Pertussis) 229
Kinderarzt/-ärztin 190, 219, 222, 229
Kinderbett 23, 48, 56, 198 f (siehe auch Bett)
Kinderhaut 189
Kinderkliniken 173, 227
Kinderkrankheiten 225
Kindergrippe 30, 244
Kinderlähmung 229
Kinderpflege 177
Kinderpsychologie 9, 27
Kinderstube 30
Kinderstuhl 150
Kinderwagen 48, 52, 54, 56, 149, 155, 194, 198 f, 231
Kinderwanne 192
Kinderzimmer 50, 151
Kindesmißhandlung 172
Klagen 61
Kleinfamilie 9
Kleinkind 19
Kleinkindalter 153, 165
Klinikgeburt, ambulante 214, 219
Kletterbaum 161
Knochenbildung 195
Körperbau 147
Körperbedürfnisse 48
Körperberührung 200
Körperbewußtsein 88
Körperbeziehung 13, 15, 18 f, 212, 235
Körperempfindungen 191

250

Körperfeindlichkeit 13, 83
Körperfremdheit 13
Körperfunktion 129, 211
Körperhaltung 148
Körperhygiene 172
Körperkontakt 16, 48 f, 51, 53, 55, 76, 86, 137, 150, 200
Körperlichkeit 50, 190, 229
Körperlust 79, 88, 95, 177, 184
Körpernähe 135, 211, 231
Körperpflege 109
Körperproduktionen 177
Körpertragen 51, 53 f
Körperverschränkung 19, 50, 93, 212
Körperwärme 135
Körperzittern 71
Koliken 62, 64 ff
Kommunikation, nachbarschaftliche 9
Konsequenz 27
Kontaktbedürfnis 34
Kontrollbedürfnis 83
Kontrolle 33, 95
Korb auf Rädern 149 f, 198 f
Korporal, M. 83
Kosen 157 f
Krabbelalter 156, 166
Krabbeln 161, 225
Krabbelstube 244
Kränken 225
Krankheit 62, 227
Krankheiten des Kindes 225
Krankenhauspersonal 226
Krankenschwestern 126
Krankheitserreger 180
Krisen 203
Kummer 72
Kunstmilch 117, 121, 142 f, 145
Kunstmilchfütterung 121, 146
Kunstmilchhersteller 91

Lachen 157
Lächeln 158
Laermann, K. 80
La-Leche-League (Milch-Liga) 83, 111, 114
Lallen 50
Lamaze, F. 205

Lang, R. 203, 210
Langmann, E. 83
Laufstall 151
Laukut-Rogowik, Ch. 108
Leboyer, F. 74 f, 95, 105, 133, 135, 159, 191 f, 203, 208, 210, 214
Ledigen-Mütter-Asyl 244
Leiber, B. 22
Leibwickel 66
Lenzen, K.-D. 164
Lernen 156
Liebe 14, 35 f, 65, 78, 96 f, 108, 131, 209, 211
Liebesakt 74 f
Liebeslust 108
Liebkosungen 131, 153, 173 f, 212, 214
Liedertexte 33
Liegling 49
Lügen 29
Luft 182, **189**, 228
Luftkontakt 69
Lust 76 f, 88, 94, 103 ff, 124, 159, 202
Lustgefühle 77 f
Lustquelle 103
Lustsuche 38

Mahlzeiten 103, 119 f, 131, 140, 143, 182 f, 192, 232
Milch 18, 34, 41, 61 (siehe auch Frauenmilch, Industriemilch, Kunstmilch, Muttermilch)
Milchbildung 91, 93 f, 97, 107, **111**, 115 f, 119
Milchbrei 120
Milchfluß 114
Milchkrampf 98
Milchmangel der Brust 92
Milchrückgang 96, 144
Milchzucker 59
Mischung der Generationen 243
Mitchell, I. 205
Mitgefühl 81
Mitleiden 37
Moro-Reflex 223
Motorik 33, 55
Müdigkeit 47, 70, 154
Müdigkeitsschreien 70
Mütterberatung 111, 121

251

Mütterberatungsstellen 11, 222, 226, 229
Mullwindeln 182, 184 f
Musikalität 28
Muskelreize 48
Mutter-Kind-Beziehung (-Exklusivität, -Zweiheit) 210 f, 236 ff
Mutterglück 208
Mutterleib 56, 75, 135
Muttermilch 59, 68, 76, 84 f, 95 f, 106, 117, 120 ff, 127, 143, 228 (siehe auch Frauenmilch)
Mutterrolle 88
Mutterschafts-Gesetz 216
Mutterschaftsgeld 216
Mutterschaftsideologie 23
Mutterschaftsurlaub 123, **216**
Mutterschoß 48

Nabelwunde 192
Nachtfütterung 131
Nachtschlaf 134 f
Nacktheit, Nacktsein 188, 194
Nähe 73
Nähren 79, 153, 159, 189
Nährzeiten 39
Nässe **68**
Nahrung 83, 86, 158
Nahrungsaufnahme 80, 94, 104, 192
Nahrungsbedarf 120
Nahrungsquelle 103
Nah-Signale 49
Nasentropfen 229
Neugeborenen-Gelbsucht 85, 215
Neugier 33, 72 f
Neugierverhalten 38
Niedlichkeit 196
Niemals-Schreien-Lassen-Methode 43
Nierenschäden 229
Nikotingenuß beim Stillen 117
Normentwicklung 221

Odent, M. 203
Ohrenentzündungen 229

Panik 61
Peinlichkeitsgefühle 68

Pflege 14, 20, **170**, 175, 189 ff, 197, 199 f
Pflegekurs 184
Plan 17
Probleme **203**
Pudern 186
Puppe 168

Rachitisprophylaxe 195
Rassel 163 f, 169
Rationalismus 83
Read, G. D. 205, 207
Realitätsdimension 32
Regelmäßigkeit 42
Regressionsmöglichkeit 134 f
Reinigungsmittel 191
Reinlichkeitsbedürfnis 170
Reinlichkeitsdiktat 174
Reinlichkeitsrituale 179
Reizarmut 159
Renggli, F. 48, 137, 183
Rochfort, Ch. 39, 78, 108, 176
Rötungen 190
rooming-in-Station 98 f, 116, 212 ff
Rosebury, Th. 170, 174
Rücksicht 231, 245
Ruhe 231

Sättigung 79, 132, 136
Sättigungserleben 58 f
Säugen 75, 78
Säuglinge 102, 112, 115, 123 f, 130, 132, 135 f, 147, 149 ff, 153, 155 f, 189 f, 192, 195 f, 201, 220, 224, 226 ff, 232 f, 235, 244
Säuglingsalter 153
Säuglingsbekleidung 196
Säuglingsernährung 76, 88, 94
Säuglingsgruppe 83, 151
Säuglingsgymnastik 161
Säuglings-Massage 159
Säuglingsmedizin 9, 82, 221
Säuglingsnahrung 123
Säuglingspädagogik 56
Säuglingspflege 13, 47, 56, 93, 172, 175 f, 178, 182
Säuglingspflegekurse 177
Säuglingspflegestil 40, 49

Säuglingsschwestern 40, 100, 184, 189, 192
Säuglingstuberkulose 229
Säuglingswäsche 198
Säuglingszeit 19
Salinger, J. D. 26, 234, 239
Sattheit 104
Sauberkeit 172, 193
Sauberkeitserziehung 179
Sauberkeitsnormen 69
Saugen 58 f, 103, 115, 158, 223 f, 228
Sauger 94, 121 f, 143, 146, 199 (siehe auch Schnuller)
Sauglust 107
Saugreflex 40
Saugtätigkeit 223
Saugtrieb 57, 104, 154
Schamgefühle 65, 68
Schauarbeit 158
Schaukeln 135, 149, 154
Schedule-feeding 79, 81
Scherzen 157
Schlack, H. 22
Schlaf 79, 143, 152 ff, 155, 194 f
Schlafbedürfnis 136, 151
Schlafbereitschaft 152
Schlafdefizit 134
Schlafen 20, 129, 135, 138 f, 151, 197, 245
Schlafenlegen 80, 189
Schlaferwartung 154
Schlafgewohnheiten 137
Schlafmangel 133
Schlafrhythmus 141, 155
Schlafstörungen 132
Schlafverhalten 141
Schmerz 61, 207, 223
Schmusen 157
Schnaufen 50
Schnuller 55 f, 59, 70 f, 159 (siehe auch Sauger)
Schnullersaugen 66, 154
Schnupfen 68, 85, 194, 228
Schrecken 61
Schreckreaktion (Moro-Reflex) 223
Schreien 20, 39, 49 ff, 68, 70, 80, 141, 223, 238

Schreienlassen 39, 59, 131
Schrei-Intoleranz 44
Schreikinder 41, 43
Schreistunden 72
Schreiursachen 59
Schüssel zum Baden 192, 200
Schuldgefühle 28, 29, 44, 63, 65, 78, 235
Schultz, Ch. M. 170
Schutzmittel 85
Schwangerschaft 75, 82, 91, 111, 113 f, 116, 122, 205, 215
Schwangeren-Gruppe 13
Schwangerschaftsgymnastikkurs 205 f
Schwimmen 162
Schwimmenlernen 29
Schwimmtier 168
Segregation der Generationen 242 f
Seife 190, 192
Selbstkontrolle 231
Selbstvorwürfe 31
Severing, H. J. 22
Sexualität 50, 75 ff, 79, 83, 88, 91, 93, 95 ff, 100 f, 104, 124 f, 171, 175, 177 f, 209
Sexualangst 14, 93
Sexualfeindschaft 14
Sexualtabu 14, 83, 94, 104
Sexual-Tabu-These 82
Sicherheit 165
Sicherheitsschlafsack 150
Singen 155
Sinnesempfindungen 158
Sinnesneugier 158
Sinnesnerven 37
Sinnlichkeit 38, 78, 176 f, 196
Sitzen 161, 225
Sitzversuche 160
Sonne 189
Spiele 154, 155
Spielkameraden 162
Spielplatz 30
Spielzeug 163
Spielzeugindustrie 164
Spielzeugmarkt 33
Spinat 112
Spitz, R. 49, 56, 62 ff, 66
Spontaneität 36, 38

253

Stabilität 32
Stark, E.-M. 76, 203, 210
Stehversuche 160
Sterilisierung 122, 170
Stillakt 104, 106, 145
Stillbereitschaft 96
Stilldiät 113
Stilleinlagen 110
Stillen 19 f, 52, 57 ff, **74**, 90 ff, 93 ff,
  98 ff, 101 ff, 104 ff, 108, 110, 114,
  117 ff, **122**, 136, 138 ff, 142, 144,
  146, 152, 155, 159, 190, 199, 211,
  213, 215 f, 228
Stillen, Technik des **99**
Stillende Frau 45, 54, 66
– und ihr Schlaf **142**
Stillfähigkeit 92, 128
Stillhäufigkeit 94
Stillhindernisse 91, 96
Stillhygiene **108**
Stillpausen 127 f
Stillperiode 102
Stillprobe 96
Stillregeln 107
Stillrückgang 97
Stillsituation 49, 105
Stillstellungen 101
Stillunfähigkeit 93
Stillschwierigkeiten **90**
Stillzeit 68, 98, 104, 109 f, 112 ff,
  116
Stirnrunzeln 50
Störbarkeit 152
Störungen 189
Stofftier 168
Stoffwindeln 180, 184 ff
Stone, J. 55, 66, 81 f, 95, 131
Strampeln 55, 158 f
Strecken 50
Streicheln 155, 158, 160
Stubenwagen 56, 198
Stundenrhythmus 42

Tag-Nacht-Rhythmus 133
Tapferkeit 41
Tee 59, 61, 67, 69 (siehe auch Fencheltee)
Teilnahmslosigkeit 67
Temperament 28

Temperatur 69, 85, 135
Tetanus 229
Textiles **189**
Therapiemaßnahmen 226
Tiefensensibilität 48
Toben 157
Toleranz 27, 45
Tränen 61
Tragebett 182
Tragesitz 52 f, 148, 152, 198 f
Tragetasche 198
Tragetuch 52, 147 f, 152, 198 f
Traglinge 48 f, 140, 223
Traubenzucker 59, 67
Trieb 48 f, 77
Triebbedürfnisse 201
Trinkakte 106, 143
Trinken 58, 100 f, 140, 183, 192
Trinkkrämpfe 60, 62
Trinkmengen 83, 107, 118
Trinkpause 61
Trinkverhalten 118
Trinkzeiten 59
Trockenlegen 68 f, 117
Trockenstellen 190
Tröstungen 131

Überbetreuung (overprotection)
  237
Überernährung 84
Überlegung 156
Umarmung 15
Umweltfaktoren 28
Unabhängigkeit 232
Unbehagen 46 f
Unbeschwertheit 233
Unersättlichkeit 81
Ungeduld 231
Unheimlichkeiten 72
Unlustäußerungen 63 f
Unruhe 51
Unsauberkeit 181

Veilchenwurzel 68
Verarmung 45
Verdauung 18, 62, 117, 143
Vedauungsstörungen 66, 229
Verdauungssystem 63, 66
Verdrängen 101

Vergessen 16, 101
Vergnügen 161 f
Verhätschelung 238
Verhaltensstörungen 45
Verkrampfen, Verkrampfung 62, 158, 206
Vermeidungsrituale 13
Verniedlichung 201
Versagung 44, 46, 168
Versagungserlebnis 71
Versorgungspraktiken in den Krankenhäusern 97
Verstopfung 66, 117
Vertrauen 156
Verunheimlichung 45
Verwöhnen, Verwöhnung 51, 81, 238
Verwöhnungsreaktionen 131
Vogt-Hägerbäumer, B. 82 f, 98, 203, 210
Vorbeugungsmaßnahmen 226
Vorgeburtliche Medizin 9
Vorsorgeuntersuchungen auf Krankenschein 221 f

Waage 200
Wachen, 20, 79, **129**, 135, 153, 197
Wachsein **155**
Wachzustand 161
Wacker, I. 83
Wadenwickel 229
Wärme 104
Wärmehaushalt 190
Wärmereize 69
Waschen 171, 186
Wasser **189**
Wasserhaushalt 190
Wasserscheu 37, 162
Weglegen des Babys 48, 51, 72, 139, 147 ff, 158, 182, 196 f, 199
Wegwerfwindeln 184 f
Wehgeschrei 61
Weinen 71 f, 154, 158, 245
Werner, H.-L. 22
Wickeln 47, 52, 55, 80, 139 f, 153, 160, 181, 183, 189, 198
Wickeln als Liebkosung **182**
Wickelanweisungen 184
Wickelkinder 9

Wickelkommode 187, 200
Wickelplatz 187 f, 198
Wickelrituale 179
Wickeltechnik 18, 182 ff, 186
Wickelzeiten 39
Wiedenmann, M. 87
Wiegen (zum Schaukeln) 55 f, 59 f, 66, 118, 135, 149 f, 154 f, 198 f
Wiegen (Waage) 96, 118 f
Wilberg, G. 203, 205, 210
Windeln 34, 68, 117, 181, 184, 198 (siehe auch Fertig-, Höschen-, Mull-, Stoff-, Wegwerf-, Zell-stoffwindeln)
Windeleimer 200
Wischrituale 179
Wissenschaftsgläubigkeit 10
Wochenbettdepression 215
Wöchnerinnenzeit 213
Wundschmerz 62
Wundsein 68, **180**, 183, 185, 190, 194
Wutausbrüche 71

Zähne 67
Zäpfchen 229
Zärtlichkeit 14 f, 37, 76, 97, 105, 141, 171 f, 189, 201
Zahnen 23, 67 f
Zahnkrämpfe 23
Zahnschmerz 62
Zappeln 50, 55, 159
Zartheit 196, 231
Zellstoffwindeln 185
Zentralnervensystem 60
Zeugung 94
Zigaretten beim Stillen 116
Zivilisationsprozeß 48
Zorn 23, 32, 46 f, **70** f, 231 ff
Zufriedenheit 147
Zufütterung 96
Zugreifen 223 f
Zukunft des Kindes 29
Zungenspielzeug 159
Zuspruch 60, 131, 153
Zutrauen 33, 132
Zuwendung 14 f, 34 ff, 81 f, 97, 131, 154, 168, 189, 232
Zweckgerichtetheit 156

Ratgeber: Leben mit Kindern

Eine Auswahl

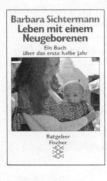 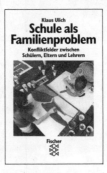 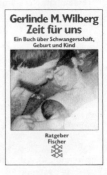

Mary MacCracken
Charlie, Eric und das ABC des Herzens
Außenseiter im Klassenzimmer
Band 3273
Lovey
Die Therapie eines schwierigen Kindes
Band 3274

Bettina Schubert
Erziehung als Lebenshilfe
Individualpsychologie und Schule
Ein Modell
Band 11314

Jutta Schütz
Ihr habt mein Weinen nicht gehört
Wie man suizidgefährdeten Jugendlichen helfen kann
Band 11964

B. Sichtermann
Leben mit einem Neugeborenen
Ein Buch über das erste halbe Jahr
Band 3308

Klaus Ulich
Schule als Familienproblem
Konfliktfelder zwischen Schülern, Eltern und Lehrer
Band 11723

Gerlinde M. Wilberg
Zeit für uns
Ein Buch über Schwangerschaft, Geburt und Kind
Band 3307

Dietmar M. Woesler
Spiele, Feste, Gruppenprogramme
Band 3011

Hans Zulliger
Heilende Kräfte im kindlichen Spiel
Band 42328

Necha Zupnik
Janina ist nicht wie die anderen
Band 11325

Fischer Taschenbuch Verlag

fi 8 / 18 b